Thieme

Arzneimitteltherapie

Wirksamkeit – Sicherheit – Praktische Anwendung

Gerd A. Kullak-Ublick
Timo Siepmann
Wilhelm Kirch

14 Abbildungen
10 Tabellen

Georg Thieme Verlag
Stuttgart · New York

Impressum

Bibliografische Information
der Deutschen Nationalbibliothek

Die Deutsche Nationalbibliothek verzeichnet diese Publikation in der Deutschen Nationalbibliografie; detaillierte bibliografische Daten sind im Internet über http://dnb.d-nb.de abrufbar.

Rüdigerstraße 14
70469 Stuttgart
Deutschland
Telefon: +49/(0)711/8931-0
Unsere Homepage: www.thieme.de

Printed in Germany

Zeichnungen: Andrea Schnitzler, Innsbruck
Umschlaggestaltung: Thieme Verlagsgruppe
Umschlagfoto: © japolia – Fotolia.com
Redaktion: Susanne Meinrenken, Bremen
Satz: SOMMER media GmbH & Co. KG, Feuchtwangen
gesetzt aus Arbortext APP-Desktop 9.1 Unicode M180
Druck: L.E.G.O. s.p.A., Lavis (TN)

ISBN 978-3-13-165761-9 1 2 3 4 5 6
Auch erhältlich als E-Book:
eISBN (PDF) 978-3-13-165771-8

Wichtiger Hinweis: Wie jede Wissenschaft ist die Medizin ständigen Entwicklungen unterworfen. Forschung und klinische Erfahrung erweitern unsere Erkenntnisse, insbesondere was Behandlung und medikamentöse Therapie anbelangt. Soweit in diesem Werk eine Dosierung oder eine Applikation erwähnt wird, darf der Leser zwar darauf vertrauen, dass Autoren, Herausgeber und Verlag große Sorgfalt darauf verwandt haben, dass diese Angabe **dem Wissensstand bei Fertigstellung des Werkes** entspricht.
Für Angaben über Dosierungsanweisungen und Applikationsformen kann vom Verlag jedoch keine Gewähr übernommen werden. **Jeder Benutzer ist angehalten**, durch sorgfältige Prüfung der Beipackzettel der verwendeten Präparate und gegebenenfalls nach Konsultation eines Spezialisten festzustellen, ob die dort gegebene Empfehlung für Dosierungen oder die Beachtung von Kontraindikationen gegenüber der Angabe in diesem Buch abweicht. Eine solche Prüfung ist besonders wichtig bei selten verwendeten Präparaten oder solchen, die neu auf den Markt gebracht worden sind. **Jede Dosierung oder Applikation erfolgt auf eigene Gefahr des Benutzers.** Autoren und Verlag appellieren an jeden Benutzer, ihm etwa auffallende Ungenauigkeiten dem Verlag mitzuteilen.

Vorwort

„Il n'y a qu'une chose qui fonde les véritables sociétés,
qui élève l'homme, c'est la science.“
Léon Gambetta

Im vorliegenden Buch werden unter Berücksichtigung des aktuellen wissenschaftlichen Dokumentationsstandes relevante Informationen zur Arzneitherapie in Praxis und Klinik vermittelt. Die theoretischen Grundlagen der Pharmakokinetik, Pharmakodynamik und Pharmakogenetik, welche den praktischen Empfehlungen in den folgenden Monografien zugrunde liegen, sind in einem einleitenden Kapitel beleuchtet. Da der Arzt bei der Verordnung von Arzneimitteln zunehmend in ein Spannungsfeld zwischen Wirksamkeit, Sicherheit und Wirtschaftlichkeit gerät, werden der Arzneimittelsicherheit vier Kapitel des Buches gewidmet, welche den aktuellen Umgang mit unerwünschten Arzneimittelereignissen aufzeigen. Die Analyse der Arzneiverordnungen ist eine zentrale Aufgabe der Pharmakoepidemiologie, zumal es immer häufiger zu Marktrücknahmen auf der Grundlage von „post-marketing safety“-Daten kommt und Arzt sowie Apotheker eine entscheidende Rolle als Überwacher der Sicherheit wahrnehmen müssen (Pharmakovigilanz). Auch der Pharmakoökonomie ist ein eigenes Kapitel gewidmet, welches die rationale Anwendung von Arzneimitteln unter zunehmendem Kostendruck beleuchtet. Gerade die neu zugelassenen biologischen Therapien, z.B. in der Hämatoonkologie und Rheumatologie, stellen unsere Gesundheitssysteme vor ungeahnte finanzielle Herausforderungen. Schließlich werden die modernen Möglichkeiten elektronischer Verschreibungshilfen und internetbasierter Expertensysteme dargestellt, die dem praktisch tätigen Arzt und dem Apotheker eine erwünschte Hilfestellung bei der Patientenbetreuung bieten können.

Während der Allgemeine Teil des Buches die Grundlagen der klinischen Pharmakotherapie in prägnanter Weise darlegt, werden im Speziellen Teil die jeweils bedeutendsten Vertreter der derzeit verfügbaren Arzneistoffgruppen monografisch abgehandelt. In den Substanzmonografien findet der Leser in Stichpunkten auf einen Blick die wichtigsten Informationen zu Indikationen, Wirkung, Pharmakokinetik, Dosierung auch bei Nieren- oder Leberinsuffizienz, zur Arzneimittelgabe während Schwangerschaft und Stillzeit sowie unerwünschten Wirkungen und Interaktionen. Da angesichts der demografischen Entwicklung und der damit verbundenen Zunahme von Komorbiditäten bzw. Multimorbidität die Ansprüche an den behandelnden Arzt bezüglich der kombinierten Gabe mehrerer Pharmaka kontinuierlich zunehmen, sind neben den Arzneimittelwechselwirkungen auch geeignete Wirkstoffkombinationen bei den Substanzmonografien aufgeführt. Das stichpunktartige Design der Monografien ermöglicht dem Leser eine zügige Nutzen-Risiko-Bewertung des zu verordnenden Pharmakons. Die Auswahl der monografisch abgehandelten Arzneimittel basiert auf ihrer Bedeutung im Behandlungsalltag. Es werden nur Medikamente aufgeführt, die ausführlich untersucht und durch publizierte Studiendaten genügend charakterisiert sind. Auf die umfassende Abhandlung möglichst vieler Wirkstoffe wird zugunsten einer kompakten, praxisnahen Darstellung der Leitsubstanzen verzichtet.

Am Ende des Buches findet sich eine alphabetische Auflistung der im Buch genannten Wirkstoffe mit je 1–3 Beispielen der im Handel verfügbaren Präparate. Zusammenfassend soll das vorliegende Buch Arzt und Apotheker, die tagtäglich mit Medikamentenverordnung und -verteilung befasst sind, eine übersichtliche und kompakte Hilfestellung bieten. Das Buch eignet sich aber ebenso für Studenten und in Weiterbildung befindliche Kollegen, um auf die Grundlagen der Arzneitherapie in kompakter Form zugreifen zu können.

Unser besonderer Dank gilt allen Autoren des vorliegenden Buches, die mit ihrem Fachwissen und mit der Fokussierung auf die wesentlichen Inhalte dieses innovative Konzept ermöglicht haben.

Zürich, Boston, Dresden
im November 2011

Gerd A. Kullak-Ublick
Timo Siepmann
Wilhelm Kirch

Danksagung

Frau Holzer und Frau Schnaufer vom Thieme Verlag danken wir für die vielfältigen Hilfen bei der Fertigstellung des vorliegenden Buches und die freundliche konstruktive Zusammenarbeit.

Anschriften

Dr. med. Natascia Corti
Klinik für Klinische Pharmakologie
und Toxikologie
UniversitätsSpital Zürich
Rämistrasse 100
8091 Zürich
SCHWEIZ

Dr. med. Ivanka Curkovic
Klinik für Klinische Pharmakologie
und Toxikologie
UniversitätsSpital Zürich
Rämistrasse 100
8091 Zürich
SCHWEIZ

Dr. med. MBA Marco Egbring
Klinik für Klinische Pharmakologie
und Toxikologie
UniversitätsSpital Zürich
Rämistrasse 100
8091 Zürich
SCHWEIZ

Lisa Goltz
Medizinische Fakultät
der TU Dresden
Institut für Klinische Pharmakologie
Fiedlerstr. 27
01307 Dresden

Dr. Ben Illigens
Center for Autonomic and Peripheral
Nerve Disorders
Beth Israel Deaconess Medical Center
Harvard Medical School
One Deaconess Road
02215 Boston
USA

Matthias Kahnt
Medizinische Fakultät
der TU Dresden
Institut für Klinische Pharmakologie
Fiedlerstr. 27
01307 Dresden

Dr. Dr. Florian W. Kiefer
Brigham and Women's Hospital
Harvard Medical School
Avenue Louis Pasteur 77
02115 Boston
USA

Prof. Dr. Dr. Wilhelm Kirch
Institut für Klinische Pharmakologie
Medizinische Fakultät
der TU Dresden
Fiedlerstr. 27
01307 Dresden

Dipl. pharm. Regina Krattinger
Klinik für Klinische Pharmakologie
und Toxikologie
UniversitätsSpital Zürich
Rämistrasse 100
8091 Zürich
SCHWEIZ

Prof. Dr. med. Gerd A. Kullak-Ublick
Klinik für Klinische Pharmakologie
und Toxikologie
UniversitätsSpital Zürich
Rämistrasse 100
8091 Zürich
SCHWEIZ

PD Dr. Edgar A. Müller
Institut für Klinische Pharmakologie
Medizinische Fakultät
der TU Dresden
Fiedlerstr. 27
01307 Dresden

Prof. Dr. David Pittrow
Institut für Klinische Pharmakologie
Medizinische Fakultät
der TU Dresden
Fiedlerstr. 27
01307 Dresden

PD Dr. med. Stefan Russmann
Adjunct Associate Professor of
Expidemiology Boston University, USA
Klinik für Klinische Pharmakologie
und Toxikologie
UniversitätsSpital Zürich
Rämistrasse 100
8091 Zürich
SCHWEIZ

PD Dr. med. Christoph Schindler
Institut für Klinische Pharmakologie
Medizinische Fakultät
der TU Dresden
Fiedlerstr. 27
01307 Dresden

Dr. Jane Schröder
Institut für Klinische Pharmakologie
Medizinische Fakultät
der TU Dresden
Fiedlerstr. 27
01307 Dresden

Prof. Dr. Martin Siepmann
Institut für Klinische Pharmakologie
Medizinische Fakultät
der TU Dresden
Fiedlerstr. 27
01307 Dresden

Dr. Timo Siepmann, M.D.
Center for Autonomic and Peripheral
Nerve Disorders
Beth Israel Deaconess Medical Center
Harvard Medical School
One Deaconess Road
02215 Boston
USA
jetzt:
Klinik und Poliklinik für Neurologie
Universitätsklinikum Carl Gustav
Carus
der TU Dresden
Fetscherstr. 74
01307 Dresden

Dr. Rosemarie Sift-Carter
Swissmedic
Schweizerisches Heilmittelinstitut
Hallerstrasse 7
3000 Bern 9
SCHWEIZ

Rudolf Stoller
Swissmedic
Schweizerisches Heilmittelinstitut
Arzneimittelsicherheit
Erlachstrasse 8
3000 Bern
SCHWEIZ

Prof. Dr. Karl-Heinz Zurborn
Reha-Klinik Ahrenshoop GmbH
Abteilung Onkologie/Hämatologie
Dorfstraße 55
18347 Ahrenshoop

Inhaltsverzeichnis

I Allgemeiner Teil 1

1 Definitionen, Kinetik, Dynamik, Genetik, Interaktionen 2
T. Siepmann

1.1 Definitionen 2

1.2 Pharmakokinetik 5

1.3 Pharmakodynamik 12

1.4 Pharmakogenetik 16

1.5 Wechselwirkungen 19

2 Pharmakoökonomie 23
M. Egbring

3 Arzneimittelsicherheit 27
S. Russmann und G. A. Kullak-Ublick

3.1 Unerwünschte Arzneimittelwirkungen 32
R. Sift Carter, R. Stoller und S. Russmann

3.2 Arzneimittelsicherheit in klinischen Studien 35
S. Russmann

3.3 Pharmakovigilanz 38
R. Sift Carter, S. Russmann und R. Stoller

3.4 Pharmakoepidemiologie 42
S. Russmann

3.5 Clinical Decision Support Systems 49
M. Egbring, S. Russmann und G. A. Kullak-Ublick

II Spezieller Teil 53

4 Arzneitherapie kardiovaskulärer Erkrankungen 54
C. Schindler und W. Kirch

4.1 Hochdruckbehandlung 54

4.2 Therapie der Koronaren Herzkrankheit 54

4.3 Herzinsuffizienzbehandlung 58

5 Arzneitherapie bronchopulmonaler Erkrankungen 90
L. Goltz

5.1 Stufentherapieschemata 90

6 Arzneitherapie gastrointestinaler Erkrankungen ... 104
E. A. Müller und R. Krattinger

6.1 Magen-Darm-Medikamente – Allgemeines 104

6.2 Behandlung der gastroösophagealen Refluxkrankheit .. 104

6.3 Helicobacter-pylori-Eradikation 105

7 Arzneitherapie endokrinologischer Erkrankungen . 124
F. W. Kiefer

7.1 Hypothalamus- und Hypophysenhormone 124

7.2 Schilddrüsenhormone 129

7.3 Adrenokortikoide 135

7.4 Knochenstoffwechselregulierende Substanzen 140

8 Arzneitherapie des Diabetes mellitus und metabolischer Störungen ... 147
J. Schröder und D. Pittrow

8.1 Diabetes mellitus ... 147

8.2 Fettstoffwechselstörungen ... 165

8.3 Hyperurikämie/Gicht ... 170

9 Arzneitherapie hämatoonkologischer Erkrankungen ... 174
K.-H. Zurborn und M. Kahnt

9.1 Therapeutisches Vorgehen ... 174

10 Schmerztherapie und Lokalanästhetika ... 228
I. Curkovic und G. A. Kullak-Ublick

10.1 Schmerztherapie – Einführung ... 228

11 Arzneitherapie von Erkrankungen des Nervensystems ... 247
M. Siepmann

11.1 Parkinsonmittel ... 247

11.2 Antiepileptika ... 254

12 Arzneitherapie in der Psychiatrie ... 265
M. Siepmann

12.1 Antidepressiva ... 266

12.2 Phasenprophylaktika ... 274

12.3 Antipsychotika ... 277

12.4 Tranquillizer/Hypnotika ... 281

12.5 Antidementiva ... 285

13 Antiinfektive Therapie ... 289
M. Siepmann und T. Siepmann

13.1 Antibiotikatherapie ... 289
T. Siepmann

13.2 Antimykotikatherapie ... 313
M. Siepmann

13.3 Virustatikatherapie ... 316
M. Siepmann

13.4 Antituberkulotische Therapie ... 323
M. Siepmann

13.5 Antimalariamittel ... 328
M. Siepmann

14 Arzneitherapie immunologischer und allergologischer Erkrankungen ... 333
B. Illigens

14.1 Therapieempfehlungen ... 333

15 Intensivmedizinische Arzneitherapie ... 359
N. Corti

15.1 Sedativa ... 359

15.2 Analgetika ... 363

15.3 Inotropika und Vasoaktiva ... 368

16 Anhang ... 372

17 Sachverzeichnis ... 390

I Allgemeiner Teil

1 Definitionen, Kinetik, Dynamik, Genetik, Interaktionen

T. Siepmann

1.1 Definitionen

Die adäquate Pharmakotherapie setzt eine umfassende Kenntnis des Gesundheitszustands des Patienten und die korrekte Diagnosestellung voraus. Die Auswahl des optimalen Pharmakons erfolgt unter Berücksichtigung der für das Arzneimittel spezifischen Eigenschaften. Im Folgenden werden Grundbegriffe der Pharmakotherapie erläutert, deren Kenntnis zur gezielten Pharmakotherapie unabdingbar ist.

1.1.1 Dosierung

Herstellerangaben zur Dosierung von Arzneimitteln beziehen sich in der Regel auf gesunde Erwachsene mit einem Körpergewicht von 70 kg. Beeinträchtigungen der Verteilung, Verstoffwechslung oder Ausscheidung der Substanzen durch krankhafte Zustände oder Komedikation werden dabei nicht berücksichtigt. Die Dosierungen von Pharmaka mit geringer therapeutischer Breite werden an individuelle Merkmale des Patienten (z. B. Körpergewicht, Nierenfunktion) angepasst, um das Auftreten von Nebenwirkungen zu vermeiden. Empfohlene **Dosierungsintervalle** berücksichtigen die Ausscheidungshalbwertzeit sowie galenische Merkmale im Fall von Zubereitungen zur verzögerten Wirkstofffreisetzung (**Retardierung**). Verlängerte Dosierungsintervalle sind der **Einnahmecompliance** zuträglich, bedingen aber eine geringe Flexibilität in der **Steuerbarkeit** der physiologischen Zielparameter (z. B. Blutdruck, Herzfrequenz). Der Einsatz von Retardpräparaten spielt daher insbesondere eine Rolle bei chronischer Arzneimittelgabe, während Präparate mit sehr kurzer Halbwertzeit in der Intensiv- und Notfallmedizin bedeutsam sind. Verlaufskontrollen sind bei chronischer Arzneimittelgabe erforderlich, um ggf. auf Veränderungen der Patientensituation reagieren zu können und um den Erfolg der Pharmakotherapie zu überwachen. Pharmaka mit langer Ausscheidungshalbwertzeit werden nach dem Therapiebeginn mit einer hohen **Initialdosis** auf eine geringere **Erhaltungsdosis** reduziert.

Drug Monitoring (Medikamentenüberwachung) ist die Messung der Wirkstoffkonzentration des verabreichten Pharmakons im Blutserum oder Blutplasma. Diese Form der Therapieüberwachung kann für Medikamente erfolgen, bei denen die Korrelation von Serum- oder Plasmaspiegel und therapeutischem Effekt bekannt ist. Der Einsatz von Drug Monitoring erhöht die Sicherheit und die Präzision des Dosierungsverhaltens und findet klinische Anwendung bei der Gabe von Substanzen mit geringer therapeutischer Breite (wie Aminoglykoside oder Digoxin), bei eingeschränkter Nieren- oder Leberfunktion, in der Vergiftungsdiagnostik sowie zur Überwachung der Einnahmecompliance (z. B. bei Psychopharmakagabe). In der klinisch-pharmakologischen Forschung ist die Messung von Arzneistoffkonzentrationen zur Bestimmung pharmakokinetischer Medikamenteneigenschaften (z. B. Resorptions- und Eliminationsverhalten) von großer Bedeutung.

1.1.2 Unerwünschte Arzneimittelwirkungen

Arzneimittel werden verabreicht, um krankhaften Zuständen symptomatisch oder ursächlich entgegen zu wirken. Da die Wirkstoffe zumeist nicht spezifisch auf den jeweiligen pathophysiologischen Zielmechanismus bzw. den erkrankten Zellverband wirken, kommt es zu für die Substanz charakteristischen Nebenwirkungen, die unerwünschte Effekte auf den Zustand des Patienten bedingen können. Die Möglichkeit unerwünschter Arzneimittelwirkungen sollte stets im Rahmen einer **Risiko-Nutzen-Bewertung** vor Therapiebeginn erwogen werden. Allergische **Unverträglichkeitsreaktionen** können prinzipiell bei jedem Medikament auftreten. Eine bekannte Unverträglichkeit gegenüber einer Substanz gilt als Kontraindikation für die erneute Verabreichung. Etwa 80% aller unerwünschten Arzneimittelwirkungen sind dosisabhängig und durch Anpassung der Dosis an die individuelle Patientensituation vermeidbar. Seltener sind angeborene oder erworbene Überempfindlichkeiten durch enzymatische Defekte. Dieser Nebenwirkungstyp, auch als **Idiosynkrasie** bezeichnet, wird meist nicht vor der Zulassung eines Medikaments, sondern erst beim Einsatz in größeren Populationen ersichtlich.

1.1.3 Arzneimittelwechselwirkungen

Unter dem Begriff Arzneimittelwechselwirkung versteht man die quantitative oder qualitative Veränderung der Arzneistoffwirkung durch Verabreichung eines zweiten Pharmakons oder von weiteren Substanzen. Grundsätzlich werden pharmakodynamische von pharmakokinetischen Interaktionen unterschieden, wobei **pharmakodynamische Interaktionen** zu Veränderungen der Substanzwirkung auf den Organismus führen und **pharmakokinetische Interaktionen** Veränderungen der Prozesse bewirken, denen ein Arzneistoff im Körper unterliegt (z.B. Resorption und Ausscheidung). Beide Interaktionstypen können die Arzneistoffwirkung verstärken oder abschwächen. Die Beachtung von potenziellen Interaktionen ist von besonderer Bedeutung beim Einsatz von Substanzen mit geringer therapeutischer Breite und bei multimorbiden Patienten, deren häufig komplexe Multimedikation eine schwer zu überschauende Anzahl von Arzneimittelwechselwirkungen verursachen kann.

1.1.4 Darreichungsform

Viele Medikamente können in Abhängigkeit von den individuellen Anforderungen an Wirkeintritt, Wirkdauer, Wirkort und Gesundheitszustand des Patienten in verschiedenen Darreichungsformen appliziert werden. Zur oralen Applikation geeignete Arzneiformen können nach Aggregatzustand der pharmazeutischen Zubereitung in fest (z.B. Tablette, Pille, Kapsel), halbfest (z.B. Suspension, Emulsion), flüssig (z.B. Lösung, Saft, Sirup, Tee) und aerosolförmig (Inhalat) untergliedert werden. Neben dem peroralen Applikationsweg stehen u.a. pharmazeutische Zubereitungen zur intravenösen (z.B. Infusionslösung), transdermalen (z.B. Wirkstoffpflaster), epikutanen (z.B. Salbe), subkutanen/intramuskulären (z.B. Injektionslösung), pernasalen (z.B. Spray) oder analen (z.B. Zäpfchen) Anwendung zur Verfügung.

Die Mehrzahl der gebräuchlichen Medikamente wird in Form von industriell hergestellten **Fertigarzneimitteln** verwendet, nur in Ausnahmen ist eine individuelle Arzneimittelfertigung durch den Apotheker erforderlich (z.B. an die Hautverhältnisse des Patienten angepasste dermatologische Creme- oder Salbenkompositionen). Fertigarzneimittel mit Warenzeichen-geschütztem Handelsnamen werden als **Originalpräparate** bezeichnet. Nach dem Ablauf des Patentschutzes können die Medikamente von Konkurrenzfirmen repliziert und als preisgünstige **Generika** angeboten werden. Der Generikaeinsatz setzt eine gleichwertige Wirksamkeit und Sicherheit im Vergleich zum Originalpräparat (**Bioäquivalenz**) voraus. Die Reglementierungen für die Anerkennung eines Generikums als bioäquivalent sind Gegenstand aktueller Diskussionen. Grundsätzlich werden klinische Studien bei Patienten zur Dokumentation der therapeutischen Gleichwertigkeit gefordert (Bioäquivalenzstudien). **Kombinationspräparate** beinhalten mehrere Wirkstoffe in einer pharmazeutischen Zubereitung. Sie werden eingesetzt, wenn ein therapeutischer Vorteil gegenüber der Verabreichung mehrerer **Monopräparate** besteht (z.B. Förderung der Einnahmecompliance durch Reduktion der Tablettenanzahl in der Tagesmedikation).

1.1.5 Patientenspezifische Faktoren

Bei der Planung einer Pharmakotherapie müssen patientenabhängige Faktoren berücksichtigt werden. Die Geschwindigkeiten von Metabolisierungs- und Eliminationsvorgängen im **Neugeborenen- und Säuglingsalter** unterscheiden sich von den Verhältnissen beim Erwachsenen. Die Dosis verabreichter Medikamente muss daher bei Neugeborenen und Säuglingen über die bei Kindern erforderliche Anpassung an das geringere Körpergewicht hinaus an die unterschiedlichen physiologischen Bedingungen adaptiert werden. Für viele Pharmaka stehen Umrechnungstabellen zur Dosiskalkulation zur Verfügung; Medikamente, bei denen die optimale Dosierung im postnatalen Alter nicht bekannt ist, sollten nicht an Neugeborene und Säuglinge verabreicht werden.

Im **höheren Alter** ist die Verteilung von wasser- und fettlöslichen Arzneistoffen durch Abnahme des Körperwassers und Zunahme des Körperfetts verändert. Zudem können erhöhte Wirkstoffkonzentrationen im Blut durch eine altersbedingte Reduktion von Leber- und Nierenfunktion und eine altersbedingt verminderte Plasmaeiweißbindung eine Dosisanpassung erforderlich machen. Die Abnahme der glomerulären Filtrationsrate im höheren Alter ist individuell unterschiedlich und erfordert daher die Bestimmung der Kreatinin-Clearance zur Berechnung der individuellen Dosierung.

Der Einsatz von Medikamenten in der **Schwangerschaft** bedarf einer sorgfältigen Risiko-Nutzen-Bewertung unter Berücksichtigung teratogener und/oder fetotoxischer Effekte. In der **Stillzeit** müssen Muttermilchgängigkeit und potenzielle konsekutive Wirkungen auf das Kind in die Risiko-Nutzen-Bewertung einbezogen werden, ggf. ist Abstillen erforderlich.

Der **gegenwärtige Gesundheitszustand** des Patienten ist für die Pharmakotherapie insbesondere hinsichtlich Erkrankungen bedeutsam, die in einer Nieren- oder Leberinsuffizienz resultieren, da diese Zustände die pharmakokinetischen Eigenschaften eines Arzneistoffs verändern. Für eine Vielzahl von Substanzen ist eine Dosisanpassung bei eingeschränkter Nieren- oder Leberfunktion erforderlich.

1.2 Pharmakokinetik

Die Pharmakokinetik beschreibt die Wirkung des Organismus auf den verabreichten Arzneistoff. Das pharmakokinetische Profil eines Arzneistoffs bestimmt den Verlauf der Konzentrationen des Wirkstoffs und seiner Stoffwechselprodukte in Flüssigkeiten und Geweben des Körpers. Pharmakokinetische Eigenschaften lassen sich nach dem **LADME-Prinzip untergliedern:**

- **L:** Liberation (Freisetzung aus der Verabreichungsform)
- **A**: Absorption (auch „Resorption", Aufnahme vom Applikationsort in die Blutbahn)
- **D**: Distribution (Verteilung in den Kompartimenten des Körpers)
- **M**: Metabolismus (Verstoffwechslung)
- **E**: Exkretion (Ausscheidung aus dem Organismus)

1.2.1 Liberation

Die Freisetzung (Liberation) des Arzneistoffs aus seiner Darreichungsform (insofern nicht in bereits aufgelöster Form verabreicht) ist zumeist der geschwindigkeitsbestimmende Aspekt im LADME-Vorgang. Die pharmazeutische Technologie befasst sich mit der Produktion von Darreichungsformen mit Liberationseigenschaften, die spezifischen Therapieanforderungen gerecht werden. Die Wirkstofffreisetzung kann durch Wahl der Applikationsart und durch spezielle Herstellungsverfahren beeinflusst werden (z. B. kontrollierte Wirkstofffreisetzung bei retardierten Medikamenten durch galenische Modifizierung eines Tablettenüberzugs).

1.2.2 Absorption (Resorption)

Die Aufnahme (Resorption) eines Pharmakons vom Applikationsort in die Blutbahn ist für Medikamente relevant, die nicht direkt in das Gefäßsystem verabreicht werden. Unter dem Begriff **Resorptionsgeschwindigkeit** versteht man die Aufnahme der Arzneistoffmenge pro Zeiteinheit. Die Resorption von peroral verabreichten Substanzen kann in Abhängigkeit von den chemischen Substanzeigenschaften durch die Schleimhäute aller Abschnitte des Verdauungstrakts erfolgen. Lipophile, nicht als Ionen vorliegende Substanzen können durch die **intraorale Schleimhaut** resorbiert werden. Dieser Verabreichungsweg ist geeignet für Medikamente, die in niedrigen Dosen wirksam sind (keine First-pass-Metabolisierung) und bei denen die Passage durch das gastrointestinale System (z. B. wegen hoher Vulnerabilität gegenüber Verdauungsenzymen) ungeeignet ist. Die gängigste Applikationsform ist die perorale Gabe (z. B. von Tabletten oder Kapseln) mit konsekutiver Aufnahme des Arzneistoffs über den **Gastrointestinaltrakt.** Umfang und Geschwindigkeit der Resorption im Magen-Darm-Trakt wird durch die Eigenschaften der Substanz und deren pharmazeutischen Zubereitung sowie durch die individuellen physiologischen und anatomischen Gegebenheiten des Patienten bestimmt. Mit Ausnahme von retardierten Medikamenten, die in größerem Umfang im Dickdarm resorbiert werden, wird der Großteil der peroral verabreichten Pharmaka im Dünndarm resorbiert. Nach enteraler Resorption gelangt die aufgenommene Substanz über die V. portae in die Leber, bevor sie posthepatisch der V. cava zugeführt wird.

Einige Arzneistoffe werden im Rahmen dieser ersten Leberpassage extensiv verstoffwechselt (**First-pass-Metabolismus**), sodass nur ein geringer Teil der verabreichten Substanzmenge in die systemische Zirkulation gelangt. Studien zeigten, dass in geringerem Umfang auch bereits in der Darmschleimhaut ein intestinaler First-pass-Metabolismus durch intraenterozytische Cytochrom-P-450-Enzyme erfolgen kann. Sowohl der hepatische als auch der intestinale First-pass-Metabolismus wird durch Enzyme vermittelt. Die Expression dieser Enzyme unterliegt hohen interindividuellen Schwankungen, die oftmals ursächlich sind für interindividuelle Unterschiede in der Arzneimittelwirkung. Neben der präsystemischen Metabolisierung spielt auch die durch **P-Glykoprotein vermittelte präsystemische Elimination** eine Rolle bei enteral aufgenommenen Substanzen. Der Effluxtransporter P-Glykoprotein transportiert in den Enterozyten aufgenommene Substanzen zurück in das Darmlumen. Neben der enterozytären Form kommt P-Glykoprotein in den Zellen verschiedener Tumoren vor und kann dort eine Resistenz gegenüber zytostatischen Substanzen (**Multi-Drug-Resistance**) bewirken. P-Glykoprotein wird zudem durch einige Arzneistoffe induziert oder gehemmt. Wichtige Substrate, Induktoren und Inhibitoren des P-Glykoproteins sind in Abb. 1.**1** dargestellt. Die gleichzeitige Aufnahme von Nahrung und peroral applizierten Medikamenten kann die Resorption beeinträchtigen. Die gleichzeitige Einnahme mehrerer peroral applizierter Pharmaka kann in Abhängigkeit von ihren chemischen Eigenschaften und/oder ihren Wirkmechanismen zu präsystemischen Arzneimittelwechselwirkungen führen.

Die **rektale Applikation** eignet sich, wenn die orale Verabreichung z. B. durch Übelkeit oder Schluckbeschwerden erschwert ist.

Die Resorption über **Schleimhäute außerhalb des Verdauungssystems** spielt eine Rolle bei der Entstehung systemischer Nebenwirkungen von lokal applizierten lipophilen Substanzen z. B. in der ophthalmologischen Pharmakotherapie (z. B. Augentropfen) oder in der HNO-ärztlichen Arzneitherapie (z. B. Nasenspray). Die Resorption über die Haut ist angesichts der Hornepithelbarriere eingeschränkt im Vergleich zur Aufnahme über Schleimhautepithel. Die langsame kutane Resorption ermöglicht lange Dosierungsintervalle bei der Anwendung von Depotpflastern (z. B. Fentanylpflaster).

Die **i. v.-Verabreichung** eines Arzneistoffs führt dazu, dass die gesamte Wirkstoffmenge dem Organismus unmittelbar zur Verfügung steht. Da die Resorption somit umgangen wird, ist der Verlauf der Wirkstoffkonzentration im Blut nach i. v.-Gabe lediglich durch Prozesse der Verteilung und Ausscheidung bestimmt. Die i. v.-Medikamentengabe ist erforderlich, wenn ein schnel-

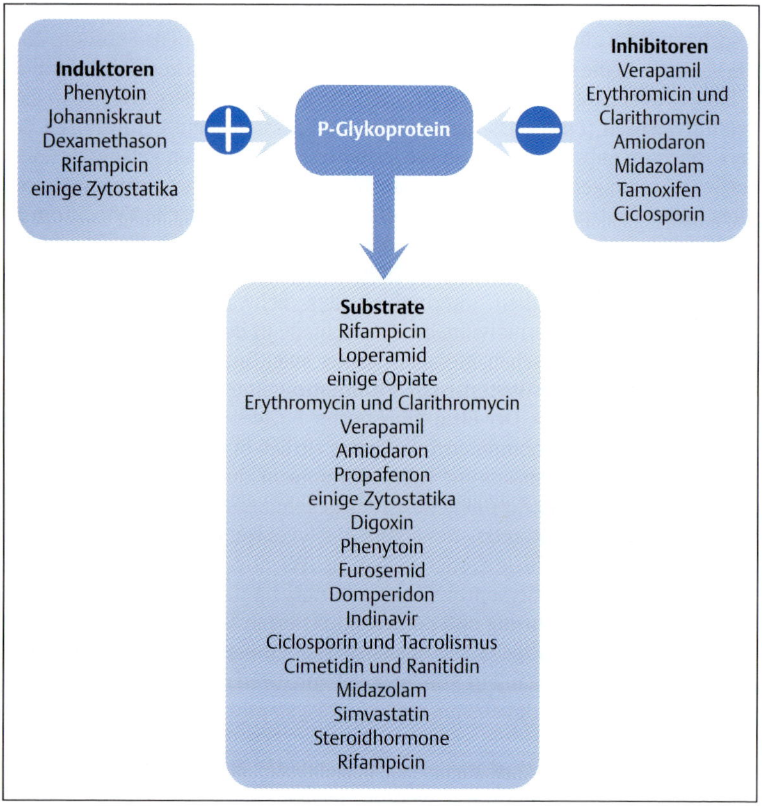

Abb. 1.**1** Einfluss von Arzneistoffen auf die präsystemische Elimination über das P-Glykoprotein.

ler Wirkeinsatz erwünscht ist, der Arzneistoff in zu geringem oder nicht kalkulierbarem Umfang enteral resorbiert wird oder ein ausgeprägter First-pass-Metabolismus vorliegt. Die **intraarterielle Applikation** umgeht ebenfalls die Verzögerung der systemischen Arzneistoffverfügbarkeit durch Resorptionsmechanismen und wird angewendet, um Substanzen in umschriebene Zielgebiete zu bringen (z.B. Kontrastmittelgabe, Zytostatikagabe in tumorversorgenden Arterien).

Extravasale Injektionen (z.B. intramuskuläre oder subkutane Injektion) unterliegen einer Verzögerung der systemischen Arzneistoffverfügbarkeit, da die Substanz durch Diffusion aus dem Gewebe abtransportiert werden muss, um in das Blutsystem zu gelangen. Die s.c.- oder i.m.-Injektion von Substanzen mit hoher Lipophilie und geringer Wasserlöslichkeit erzielt einen Depoteffekt.

Nach **inhalativer Applikation** von Medikamenten, die als Aerosol vorliegen, kann es zu einer Resorption über die Atemwegsschleimhäute kommen. Die pulmonale Resorption zeichnet sich angesichts der großen Gasaustauschoberfläche der Lunge und kurzer Diffusionswege durch eine hohe Geschwindigkeit aus.

1.2.3 Distribution (Verteilung)

Die Verteilung eines Arzneistoffs im Organismus ist die Gesamtheit aller Prozesse, die ein dynamisches Gleichgewicht zwischen den Kompartimenten des Körpers einstellen. Nach Aufnahme eines Arzneistoffs in die Blutbahn durch Resorption oder intravasale Verabreichung erfolgt die Verteilung der Substanz in den durch Membranen voneinander getrennten Flüssigkeitsräumen (**Kompartimente**) des Organismus. Klinisch bedeutsame Kompartimente sind:

- der Intravasalraum,
- das Interstitium und
- der intrazelluläre Raum.

Die Aufteilung der zugeführten Substanzmenge auf die verschiedenen Kompartimente hängt vom **physikochemischen Löslichkeitsverhalten** des Pharmakons ab. **Hydrophile Substanzen** werden nach oraler Gabe schlecht resorbiert, weisen jedoch eine gute Kapillarendothelpassagefähigkeit auf. Sie verteilen sich vorzugsweise im Extrazellulärraum. **Lipophile Substanzen** können ebenfalls den intravasalen Raum rasch verlassen und reichern sich vermehrt in Körperfett und Membranstrukturlipiden an. **Amphiphile Substanzen** bestehen aus lipophilen und hydrophilen Molekulanteilen und weisen daher z.T. ambivalente distributive Eigenschaften auf.

Zusätzlich zum physikochemischen Löslichkeitsverhalten hängt die Verteilung von den Eigenschaften der jeweils zu passierenden **Kompartimentschranke** ab. Viele dieser Barrieren weisen eine selektive Durchlässigkeit oder Undurchlässigkeit für verschiedene Pharmaka auf. **Die Blut-Liquor-Schranke** stellt durch ihre ausgeprägte Lipophilie eine Diffusionsbarriere für hydrophile Substanzen dar und verfügt zudem über ein hochselektives Transportsystem für Moleküle, die aufgrund ihrer Eigenschaften nicht in den Liquorraum diffundieren können, für den Hirnstoffwechsel jedoch benötigt werden. Weitere Kompartimentschranken mit selektiven Eigenschaften sind z.B. die Blut-Retina-Schranke und die Blut-Plazenta-Schranke.

Viele Arzneistoffe verteilen sich unregelmäßig im Körper, weil sie einer **Proteinbindung** unterliegen. Die Bindung eines Pharmakons an Proteine im Blutplasma oder in Zellbestandteilen führt zu einer Verteilung der Substanz, die nicht der (entsprechend Arzneistoff- und Kompartimentschrankeneigenschaften) erwarteten Distribution entspricht. Zudem verändern sich Molekülgröße und Polarität des Arzneistoffs nach Bindung an Blutplasmaproteine. Dies führt zu einer Veränderung der Passagefähigkeit des Pharmakons für die verschiedenen Kompartimentschranken. Die gleichzeitige Verabreichung von Substanzen, die um Bindung an die gleichen Plasmaproteine konkurrieren, kann zu einer **Verdrängung** eines Arzneistoffs aus seiner Plasmaproteinbindung führen.

Ein weiterer die Verteilung bestimmender Faktor ist die **Hämodynamik**. Nach Aufnahme eines Arzneistoffs in den Intravasalraum kommt es initial zu einer Verteilung in den am stärksten durchbluteten Bereich des Körpers. Im weiteren Verlauf kommt es zu einer **Umverteilung** durch den Ausgleich des hämodynamisch bedingten Konzentrationsgradienten.

1.2.4 Elimination

Die Elimination eines Arzneistoffs aus dem Organismus ist die Gesamtheit aller Prozesse, die zur Verringerung der Substanzmenge im Körper beitragen. Ein Arzneistoff kann durch chemische Umwandlung (**Biotransformation**) oder durch organvermittelte Ausscheidung (z.B. über die Nieren oder die Galle) eliminiert werden. Die Biotransformation findet überwiegend in der Leber statt. Häufig erfolgt eine enzymatische Erhöhung der Hydrophilie (durch Erhöhung der molekularen Polarität), um die Ausscheidungsfähigkeit zu verbessern. Die Biotransformation unterliegt einem sequenziellen Ablauf von enzymatisch katalysierten Reaktionen, sie lässt sich in 3 Phasen unterteilen:

- **Phase-I-Reaktionen** verändern den Molekülbau der Substanz, z.B. durch Oxidation, Reduktion oder Hydrolyse. Phase-I-Reaktionen resultieren in dem Einbau einer neuen funktionellen Gruppe in das Molekül oder in der Veränderung der bestehenden funktionellen Gruppe. Sie werden daher auch als Funktionalisierungsreaktionen bezeichnet.
- **Phase-II-Reaktionen** resultieren in der Kopplung der Substanz an ein zumeist stark hydrophiles Substrat (z.B. Glukuronsäure, Schwefelsäuren, Aminosäuren), um die Ausscheidungsfähigkeit über den Harn zu verbessern.
- **Phase-III-Reaktionen** beinhalten den Transport des Metaboliten aus der Zelle und die dafür notwendigen Substanzmodifikationen.

Die biotransformative Metabolisierung einer Substanz unterliegt einer Vielzahl von einflussnehmenden Faktoren, z.B. Lebensalter, Geschlecht, Ernährungsgewohnheiten, zirkadianer Rhythmik oder Krankheit. Darüber hinaus kann die Verstoffwechslung eines Arzneistoffs durch **Induktion oder Hemmung des metabolisierenden Enzyms** beeinträchtigt werden. Für Enzyminduktion und Enzymhemmung im Rahmen von Arzneimittelinteraktionen ist das Cytochrom-P-450-Enzymsystem von Bedeutung.

Die Ausscheidung eines Arzneistoffs in unveränderter oder in biotransformierter Form (**Exkretion**) erfolgt zum größten Teil über die Nieren. Substanzen mit geringer molarer Masse werden glomerulär filtriert, zu 99% erfolgt während der weiteren Nephronpassage eine **tubuläre Rückresorption**. So wird ein Konzentrationsgradient für den Arzneistoff zwischen Tubuluslumen und Interzellularraum geschaffen, der eine passive Diffusion der Substanz ins Interstitium ermöglicht. Im proximalen Tubulus erfolgt zudem der aktive (ATP-verbrauchende) Transport von organischen Säuren und Basen entgegen derer Konzentrationsgradienten. Der wichtigste Nierenfunktionsparameter ist die **glomeruläre Filtrationsrate** (GFR). Sie entspricht dem Primärharnvolumen, das von der Gesamtheit aller Glomeruli beider Nieren pro Zeiteinheit filtriert wird. Bei einem normotensiven Menschen werden ungefähr 120 ml pro Minute, bzw. 170 l pro Tag gefiltert. Die GFR sinkt mit zunehmendem Alter sowie bei krankhaft oder toxisch (z. B. medikamentös) bedingter Nierenfunktionsbeeinträchtigung.

Die GFR ist der klinisch bedeutsamste Nierenfunktionsparameter, sie kann durch Bestimmung der **Kreatinin-Clearance** annäherungsweise ermittelt werden. Zur Bestimmung der Kreatinin-Clearance ist das Sammeln von Urin über einen definierten Zeitraum (zumeist 24 h) erforderlich. Der Sammelurin wird auf Volumen (V) und Kreatininkonzentration ($C_{\text{Krea, Harn}}$) hin analysiert. Darüber hinaus wird die Blutplasmakonzentration des Kreatinins ($C_{\text{Krea, Plasma}}$) bestimmt. Die Kreatininplasmakonzentration entspricht der Kreatininkonzentration im glomerulären Filtrat ($C_{\text{Krea, Filtrat}}$). Die Berechnung der Kreatinin-Clearance setzt voraus, dass die glomerulär abfiltrierte Kreatininmenge pro Zeit (t), gleich der in der gleichen Zeit im Endharn ausgeschiedenen Kreatininmenge ist (dies gilt nur für Substanzen, die nicht tubulär sezerniert oder rückresorbiert werden, wie Kreatinin oder Inulin):

$$\frac{n_{Krea,\,Harn}}{t} = \frac{n_{Krea,\,Filtrat}}{t}$$

Da sich die Stoffmenge n auch als Quotient aus Konzentration C und Volumen V ausdrücken lässt und die Kreatininkonzentration in Blutplasma und glomerulären Filtrat identisch sind, gilt:

$$\frac{C_{Krea,\,Plasma} \times V_{Filtrat}}{t} = \frac{C_{Krea,\,Filtrat} \times V_{Filtrat}}{t}$$

Diese Formel lässt sich wie folgt umstellen, um die glomeruläre Filtrationsrate zu berechnen:

$$GFR = \frac{V_{Filtrat}}{t} = \frac{C_{Krea,\ Harn} \times V_{Harn}}{t \times C_{Krea,\ Plasma}}$$

Eine genauere Berechnung kann durch Einbeziehung der Körperoberfläche als korrigierender Faktor erzielt werden.

Neben der GFR sind folgende pharmakokinetische Parameter klinisch relevant:

- **Arzneistoff-Clearance**: Anteil des Gesamtblutvolumens, das pro Zeiteinheit zu 100% von dem Arzneistoff befreit wird; Einheit: ml/min.
- **Verteilungsvolumen**: Volumen, in dem sich die zugeführte Arzneistoffmenge unter der Annahme einer ubiquitär gleichen Konzentration verteilen würde, geteilt durch das Körpergewicht, Einheit: l/kg.
- **Eliminationshalbwertzeit:** Zeit, in der sich die Plasmakonzentration eines Arzneistoffs um 50% verringert hat; Einheit: h.
- **Bioverfügbarkeit:** Geschwindigkeit und Ausmaß, in dem ein Arzneistoff nach Applikation dem systemischen Kreislauf zur Verfügung steht; per definitionem ist die Bioverfügbarkeit einer Substanz nach i.v.-Verabreichung 100%.
- **Extrarenale Dosisfraktion = Qo Wert:** Anteil der nicht durch die Niere ausgeschiedenen Arzneistoffmenge. Ein Qo von 1 bedeutet, dass 100% der Arzneistoffmenge außerhalb der Nieren eliminiert wird; ein Qo von 0 bedeutet, dass 100% renal ausgeschieden werden.

1.3 Pharmakodynamik

Pharmakodynamik ist die Lehre der Wirkungen von Arzneistoffen auf den Organismus. Sie beschreibt die Korrelation von Gewebs-, bzw. Plasmakonzentrationen einer Substanz mit der Ausprägung der pharmakologischen Effekte. Relevante Termini der Pharmakodynamik sind Wirkprofil, Wirkmechanismus und Dosis-Wirkungs-Beziehung (bzw. Konzentrations-Wirkungs-Beziehung).

1.3.1 Wirkprofil

Das Wirkprofil beschreibt die Art und den Ort der Arzneistoffwirkung. Darüber hinaus gibt es die **Strukturspezifität** eines Pharmakons an. Strukturunspezifische Pharmaka wirken aufgrund ihrer physikalischen Eigenschaften auf den Ort der Applikation; die Funktionalität ihres molekularen Aufbaus ist nicht von Bedeutung (z. B. osmotisch wirksame Laxanzien). Die Mehrzahl der erhältlichen Arzneimittel wirkt strukturspezifisch. Ihre Wirkung ist von der molekularen Struktur der Substanz abhängig. Die physikochemischen Eigenschaften des Moleküls, bzw. der funktionellen Gruppen des Moleküls ermöglichen eine gezielte Wirkung an einem definierten Ort.

1.3.2 Wirkmechanismus

Die die Wirkung vermittelnden Interaktionsvorgänge zwischen Pharmakon und Organismus werden durch den Wirkmechanismus beschrieben. Wesentliche Wirkmechanismen sind die Folgenden:

Rezeptorinteraktionen

Rezeptoren sind intrazelluläre (im Zytoplasma oder Karyoplasma befindliche) oder membranständige Moleküle, die durch Bindung mit einem gemäß Schlüssel-Schloss-Prinzip geeigneten Liganden einen Signalvorgang auslösen, der in einem Wirkungseffekt resultiert. Das Ausmaß der Rezeptorbindung ist von der Affinität des Arzneistoffs zum Rezeptor abhängig, vermittelt wird die Bindung durch hydrophobe Interaktionen, Ionenbindungen, Molekülbindungen, Wasserstoffbrückenbindungen und van-der-Waals-Kräfte. Die Bindung eines Pharmakons an einen Rezeptor führt entweder zu dessen Stimulation (**Agonismus**) oder Inhibition (**Antagonismus**). **Kompetitive Antagonisten** konkurrieren mit dem Rezeptoragonisten um die gleiche Bindungsstelle und schwächen so die Wirkung des Agonisten ab. **Nichtkompetitive Antagonisten** binden an eine separate Bindungsstelle. Die Bindung des nichtkompetitiven Antagonisten führt zu einer Änderung der Rezeptorkonformation und somit zu veränderten Bindungsbedingungen für den Agonisten. In der Folge kommt es zu einer Wirkabschwächung des Agonisten. Agonisten lassen sich anhand ihrer **intrinsischen Aktivität** einteilen (Maß für die dem korrespondierenden physiologischen Signalstoff entsprechenden Aktivität). **Reine Agonisten** haben eine hohe intrinsische Aktivität, **partielle Agonisten** haben eine niedrige intrinsische Aktivität.

Eine Rezeptorbindung kann **reversibel** (umkehrbar) oder **irreversibel** (persistierend bis zum Abbau des Arzneistoff-Rezeptor-Komplexes durch den Organismus) sein. Die chronische Arzneimittelgabe führt häufig zur **Rezeptor-Down-Regulation** (verminderte Rezeptorsynthese) mit konsekutiver **Toleranzentwicklung** (Zunahme der notwendigen Arzneistoffdosis zur Erzielung der gleichen Wirkung). Die chronische Gabe eines Antagonisten führt hingegen zur **Rezeptor-Up-Regulation** (vermehrte Rezeptorsynthese). Die Up-Regulation der Rezeptorquantität kann eine überschießende agonistische Reaktion nach dem Absetzen des Arzneistoffs (**Rebound-Phänomen**) bedingen.

Beeinflussung von Ionenkanälen

Die Leitfähigkeit einer Zellmembran für verschiedene Ionen wird vom Zustand transmittergesteuerter oder spannungsgesteuerter Ionenkanäle bestimmt. Die resultierende Verteilung von Anionen und Kationen im Intra- und Extrazellularraum bestimmt den Polarisierungsgrad der Membran. Das Membranpotenzial wiederum determiniert die Erregbarkeit einer Zelle. Es gibt Arzneistoffe, die den Zustand der Ionenkanäle modifizieren können, um so die Erregbarkeit von z. B. Muskel- oder Nervenzellen zu verändern. Beispiel für Pharmaka mit den Ionenkanal modifizierender Wirkung sind Antiarrhythmika und Lokalanästhetika.

Beeinflussung von Enzymen

Viele Pharmaka nehmen Einfluss auf biochemische Prozesse im menschlichen Körper durch Inhibition oder Aktivierung der katalysierenden Enzyme. Ein Beispiel ist die Gruppe der Hemmer des Angiotensin-Converting-Enzyms (ACE-Hemmer).

Beeinflussung von Mikroorganismen

Eine Vielzahl von antiinfektiven Arzneistoffen wirken durch eine Störung der biosynthetischen Erregerreproduktion. β-Lactam-Antibiotika hemmen z. B. die bakterielle Zellwandsynthese, Makrolide inhibieren die bakterielle Eiweißsynthese.

Beeinflussung von Transportsystemen

Mechanismen der Resorption, Exkretion und Inkretion der Substrate biochemischer Vorgänge im menschlichen Organismen beinhalten aktive (energieverbrauchende) sowie passive (die Diffusion erleichternde) Transportvorgänge. Beispiele für Pharmaka, die Transportsysteme beeinflussen, sind Protonenpumpeninhibitoren und Schleifendiuretika.

1.3.3 Dosis-Wirkungs-Beziehung

Die Korrelation von der verabreichten Dosis eines Arzneistoffs und dem Ausmaß der erzielten Wirkung wird als Dosis-Wirkungs-Beziehung bezeichnet. Die Kenntnis über die Dosis-Wirkungs-Beziehung eines Pharmakons ist Voraussetzung zur Findung der Dosis, die den größtmöglichen Therapieeffekt bei geringstmöglichem Auftreten von Nebenwirkungen ermöglicht. Die Dosis-Wirkungs-Beziehung lässt sich in folgenden pharmakologischen Kenngrößen ausdrücken:

- **ED_{50}:** Die geringste Einzeldosierung, mit der 50% der Maximalwirkung erzielt wird.
- **LD_{50}:** Geringste Dosierung, die im Tierversuch in 50% der Fälle zum Exitus letalis führt.
- **TD:** Empirisch festgestellte therapeutisch wirksame Tagesdosis.
- **ED:** Empirisch festgestellte therapeutisch wirksame Einzeldosis.
- **TMD:** Empirisch festgestellte maximale Tagesdosis.
- **EMD:** Empirisch festgestellte maximale Einzeldosis.

Der Quotient **LD_{50}/ED_{50}** gibt Auskunft über die **therapeutische Breite** einer Substanz. Verlaufen die Dosis-Wirkungs-Beziehung und die Dosis-Letalitäts-Beziehung parallel zueinander, gilt: je größer LD_{50}/ED_{50} ist, desto größer ist die therapeutische Breite und desto sicherer ist die Verabreichung des Pharmakons. Eine genauere Aussage über die Arzneimittelsicherheit ermöglicht der **therapeutische Index**: **LD_5/ED_{95}** (geringste Dosierung, die im Tierversuch in 5% der Fälle zum Exitus letalis führt/geringste Einzeldosierung, mit der bei 95% der Probanden die Maximalwirkung erzielt wird).

1.4 Pharmakogenetik

Die Pharmakogenetik beschreibt die genetisch bedingte Variabilität in pharmakodynamischen und pharmakokinetischen Vorgängen. Die pharmakogenetische Forschung befasst sich mit der Identifikation von krankheitsursächlichen Genen und Genprodukten, die als Ansatzpunkte für pharmakologische Wirkmechanismen in der Arzneistoffentwicklung dienen können. Ein weiterer Fokus der aktuellen Pharmakogenetikforschung ist die Identifikation von polymorphen Genen. Unter dem Begriff **Genpolymorphismus** versteht man das Auftreten unterschiedlicher Genvarianten (Allele) in mehr als 1% der Individuen einer Population. Polymorphismen von Genen, die für die Pharmakodynamik oder Pharmakokinetik eines Arzneistoffs relevante Genprodukte kodieren, können die Disposition und Wirkung eines Pharmakons entscheidend beeinträchtigen.

1.4.1 Genetisch begründete Variabilität der Pharmakokinetik

Pharmakogenetische Veränderungen der Arzneistoffkinetik sind auf Polymorphismen jener Gene zurückzuführen, die für die Enzyme der Phasen I–III der Biotransformation kodieren.

Phase-I-Variabilität

Bei der Beeinflussung von Phase-I-Enzymen durch genetische Polymorphismen kommt den Isoenzymen des biokatalytisch aktiven Hämproteins **Cytochrom P450** die größte Bedeutung zu. Es handelt sich um Monooxygenasen, die für die oxidative Metabolisierung einer Vielzahl verfügbarer Medikamente verantwortlich sind. Cytochrom-P450-Isoenzyme sind überwiegend in der Leber lokalisiert, kommen aber auch in extrahepatischen Geweben vor. Es gibt eine Vielzahl verschiedener Cytochrom-P450-Isoenzyme, dennoch werden mehr als 90% aller metabolisierenden Arzneistoffoxidationen von einigen wenigen Isoenzymen katalysiert. Die wichtigsten Vertreter sind CYP3A4, CYP2D6 und CYP2C9.

Das Isoenzym **CYP3A4** allein vermittelt die oxidative Verstoffwechslung von über 50% aller Pharmaka. Beispiele für CYP3A4-Substrate sind u.a. verschiedene Immunsuppressiva (z.B. Tacrolimus), Chemotherapeutika (z.B. Cyclophosphamid), Makrolide (z.B. Erythromycin), Statine (z.B. Simvastatin), trizyklische Antidepressiva (z.B. Amitryptilin), selektive Serotonin-Wiederaufnahmehemmer (z.B. Citalopram), Opioide (z.B. Codein), Benzodiazepine (z.B. Diazepam), Kalzium-Antagonisten (z.B. Verapamil), Antipsychotika (z.B. Haloperidol).

CYP2D6 gehört zu den am besten untersuchten Cytochromen. Die Aktivität des Enzyms unterliegt einer hohen interindividuellen Variabilität. Prinzipiell lassen sich drei phänotypische Klassen unterscheiden: **Slow-Metabolizer**, **Rapid-Metabolizer** und **Ultra-Rapid-Metabolizer**. CYP2D6-Substrate sind u.a. verschiedene Antipsychotika (z.B. Clozapin), trizyklische Antidepressiva vom Desipramin- und Imipramin-Typ, selektive Serotonin-Wiederaufnahmehemmer (z.B. Fluoxetin), Antiarrhythmika (z.B. Flecainid), β-Blocker (z.B. Propanolol), Antihypertensiva (z.B. Clonidin), Nicotin, Phenacetin. Beispiele für CYP2D6-Substrate sind in Tab. 1.**1** aufgeführt.

CYP2C9 spielt insbesondere bei der Behandlung mit oralen Antikoagulanzien vom Warfarin- und Phenprocoumon-Typ eine Rolle. Die Metabolisierung dieser Substrate unterliegt einer hohen interindividuellen Variabilität. Darüber hinaus verstoffwechselt CYP2C9 u.a. die Antidiabetika Tolbutamid, Glibenclamid, Glimepirid, das Antiepileptikum Phenytoin, das Schleifendiuretikum Torasemid, verschiedene nichtsteroidale Antirheumatika und den AT1-Antagonisten Losartan.

Phase-II-Variabilität

Hereditäre Varianten der N-Acetylierung von Isoniazid sind ein bedeutendes Beispiel für pharmakogenetische Phase-II-Variabilität. Die Mehrheit der ostasiatischen Bevölkerung weist eine beschleunigte Acetylierung des Medikaments im Sinne eines Rapid-Metabolizing auf. Ursächlich ist eine Variation des für die N-Acetyltransferase kodierenden Gens.

Phase-III-Variabilität

Durch genetische Variationen bedingte, abweichend konfigurierte Transportsysteme verursachen interindividuelle Unterschiede in der Arzneistoffdisposition. Hiervon betroffen sind die durch Transporter vermittelte Resorption, Verteilung und Exkretion von Arzneistoffen. Eine besondere Bedeutung kommt hier dem für das Auftreten von Multi-Drug-Resistance verantwortlichen P-Glykoprotein zu.

Tab. 1.1 Beispiele für Substrate des Cytochrom-P450-Isoenzyms CYP2D6.

Medikamentengruppen und Beispiele		
Herz-Kreislauf-Medikamente		
Antihypertensiva	*β-Blocker*	*Antiarrhythmika*
Clonidin Indoramin	Propranolol Metoprolol Timolol Alprenolol Labetalol Pindolol Oxprenalol	Propafenon Flecainid Chinidin Encainid
ZMS-Pharmaka		
Antidepressiva	*Neuroleptika*	
Amitriptylin Nortriptylin Clomipramin Imipramin Desipramin Fluoxetin Paroxetin Maprotelin Mianserin	Haloperidol Risperidon Chlorpromazin Clozapin Zuclopenthixol Perphenazin Thioridazin Fluphenazin	
Weitere Substanzen		
Nikotin Codein Phenacetin		

1.4.2 Genetisch begründete Variabilität der Pharmakodynamik

Interindividuelle Unterschiede der Wirkung eines Arzneistoffs am Wirkort können entweder durch Variationen der molekularen Zielstruktur, an der das Pharmakon angreift, oder durch die Variation des Milieus, in dem das Pharmakon seine Wirkung entfaltet, entstehen. Varianten des für **Apolipoprotein E** kodierenden Gens (ApoE-Lokus auf Chromosom 10) sind verantwortlich für die Ausprägung der familiären Form der Alzheimer-Demenz sowie für das Ausmaß der therapeutischen Wirkung antidementiver Arzneistoffe. Zudem ist das Auftreten einiger ApoE-Allele mit einem guten Ansprechen auf HMG-CoA-Reduktase-Inhibitoren (Statine) im Sinne rascher LDL-Senkung vergesellschaftet (APoE2). Das Apo-E4-Allel hingegen bedingt einen geringen therapeutischen Erfolg bei Statingabe. Einige Studien weisen auf einen Zusammenhang zwischen dem Auftreten von strukturellen **5-HT-$_{2A}$-Rezeptor-**Polymorphismen und der Wirksamkeit des atypischen Neuroleptikums Clozapin hin. Eine Polymorphie des für das **Angiotensin-Converting-Enzym** (ACE) kodierenden Gens kann eine veränderte Wirksamkeit von ACE-Hemmern bedingen.

Die kongenitale Verlängerung der QT-Zeit basiert auf Mutationen der für bestimmte **Ionenkanäle** (Natrium und Kalium) kodierenden Gene. Das Vorhandensein von Natrium-oder Kaliumkanalvarianten ist vermutlich mit einer erhöhten Anfälligkeit für das Auftreten von Long-QT-Syndromen assoziiert, die durch Arzneistoffe verursacht werden. Polymorphismen des für den β_2-Rezeptor kodierenden Gens beeinflussen nicht nur die klinische Ausprägung des Asthma bronchiale, sondern auch das Ansprechen auf die β_2-sympathomimetische antiasthmatische Pharmakotherapie.

1.5 Wechselwirkungen

Bei der gleichzeitigen Verabreichung mehrerer Substanzen muss vor Therapiebeginn das Risiko für Interaktionen abgewogen und in die Risiko-Nutzen-Bewertung zum Einsatz der jeweiligen Einzelsubstanzen mit einbezogen werden. Arzneimittelwechselwirkungen lassen sich in pharmakodynamische und pharmakokinetische Interaktionen untergliedern. **Pharmakodynamische Interaktionen** bedingen Veränderungen der Substanzwirkung auf den menschlichen Organismus (z. B. Wirkabschwächung durch gegensinnige Wirkmechanismen oder Wirkverstärkung durch gleichsinnige Wirkmechanismen). **Pharmakokinetische Interaktionen** bewirken Veränderungen der Prozesse, denen ein Arzneistoff im Körper unterliegt (z. B. Resorption, Verstoffwechslung, Ausscheidung, Verteilung). Beide Interaktionstypen können die Arzneistoffwirkung verstärken oder abschwächen. Pharmakokinetische Interaktionen können zudem die Geschwindigkeit des Wirkeintritts oder der Wirkdauer beeinflussen. Unerwünschte Interaktionseffekte sind insbesondere bei Medikamenten mit geringer therapeutischer Breite zu berücksichtigen. Die Kenntnis von additiven Wirkeffekten verschiedener Substanzklassen wird in integrativen Pharmakotherapieschemata genutzt (z. B. antihypertensiver Synergismus durch gleichzeitige Gabe von ACE-Hemmern und Diuretika). Die gleichzeitige

Verabreichung einer Vielzahl verschiedener Arzneistoffe (**Polypharmakologie**), wie häufig bei multimorbiden geriatrischen Patienten notwendig, erfordert eine genaue Prüfung der potenziellen Interaktionen.

1.5.1 Pharmakokinetische Wechselwirkungen

Pharmakokinetische Wechselwirkungen resultieren in Veränderungen der pharmakokinetischen Arzneistoffeigenschaften. Dies kann die gastrointestinale Resorption, die Plasmaeiweißbindung, den hepatischen Metabolismus sowie die renale Elimination betreffen. Beispiele für **intraintestinale Wechselwirkungen mit konsekutiver Resorptionsbeeinträchtigung** sind chemieadsorptive Interaktionen von Arzneistoffen mit Antazida, Bindung von Arzneistoffen durch Ionenaustauscher und Komplexbildung zwischen Tetrazyklinen und Eisen- oder Kalziumionen.

Eine bedeutsame, die Verteilung beeinträchtigende Interaktion ist die **Verdrängung** von Medikamenten aus ihrer Plasmaeiweißbindung. So reduziert z. B. Indometacin die Proteinbindung von Phenprocoumon. Die gleichzeitige Verabreichung der beiden Substanzen kann demzufolge zu einer Erhöhung der Phenprocoumon-Serumspiegel führen.

Den hepatischen Metabolismus beeinträchtigende Wechselwirkungen können sowohl durch Hemmung als auch durch Induktion von biotransformativen Enzymen vermittelt werden. Hier spielt insbesondere das Cytochrom-P450-Enzymsystem eine wichtige Rolle. Die gleichzeitige Verabreichung von Substraten, Induktoren und/oder Inhibitoren desselben Cytochrom-P450-Isoenzyms kann je nach Konstellation zu erhöhten oder erniedrigten Serumkonzentrationen der betreffenden Arzneistoffe führen. CYP3A4 wird z. B. durch Rifampicin induziert, Ranitidin hemmt CYP3A4 und Midazolam ist CYP3A4-Substrat. Die gleichzeitige Verabreichung von Rifampicin und Midazolam kann daher in verminderten Midazolamplasmaspiegeln resultieren und die gleichzeitige Verabreichung von Ranitidin und Midazolam kann in erhöhten Midazolam-Plasmaspiegeln resultieren.

Zusätzlich zu durch Cytochrom vermittelten Interaktionen durch die gleichzeitige Gabe verschiedener industriell hergestellter Arzneistoffe ist eine beträchtliche Anzahl von Arzneimittelinteraktionen mit phytopharmakologischen Substanzen und Nahrungsmitteln bekannt (z. B. Wechselwirkungen infolge von Cytochrom-P450–3A4-Induktion durch Johanniskraut, Ingwer, Knoblauch, bzw. infolge Cytochrom-P450–3A4-Hemmung durch Grapefruitsaft, Ginseng, Baldrian). Weitere Substrate, Induktoren und Inhibitoren wichtiger Cytochrom-P450-Isoenzyme sind in Tab. 1.**2** aufgeführt.

Tab. 1.**2** Substrate, Induktoren und Inhibitoren bedeutsamer Cytochrom-P450-Isoenzyme.

Isoenzym	Substrat	Induktor	Hemmstoff
CYP1A2	Verapamil, Propranolol, Mexiliten, Theophyllin, Imipramin, Haloperidol, Clozapin, Tamoxifen, Coffein	Omeprazol	Verapamil, Fluorchinolone (z. B. Enoxacin), Cimetidin, Fluvoxamin, Floroxamin
CYP2C8	Verapamil, Diclofenac, Diazepam, Tolbutamid	Rifampicin	Verapamil
CYP2C9	Diclofenac, Ibuprofen, Piroxicam, Carbamazepin, Phenytoin, Warfarin, Torasemid, Cyclophosphamid, Tamoxifen, Tolbutamid	Rifampicin	Verapamil, Valproinsäure, Fluconazol, Isoniazid
CYP2C19	Omeprazol, Lansoprazol, Diazepam, Mephenytoin, Proguanil	Rifampicin, Prednison, Phenobarbital	Valproinsäure, Cimetidin
CYP2D6	Propafenon, Flecainid, trizyklische Antidepressiva, die Mehrzahl der erhältlichen SSRIs und Neuroleptika, Tropisetron, Codein		Fluoxetin, Paroxetin, Chinidin
CYP2E1	Ethanol, Theophyllin, Paracetamol, Halothan, Enfluran	Ethanol, Isoniazid	Disulfiram

Fortsetzung nächste Seite

1.5.2 Pharmakodynamische Wechselwirkungen

Relevante Wechselwirkungstypen mit Beeinträchtigung der pharmakodynamischen Arzneistoffeigenschaften sind Interaktionen auf Rezeptorebene, gegensinnige Wirkmechanismen und synergistische Wirkmechanismen. Die gleichzeitige Gabe eines β-Sympathomimetikums und eines β-Rezeptorenblockers kann zu einer Wirkabschwächung beider Substanzen im Sinne einer **pharmakodynamischen Interaktion auf Rezeptorebene** führen. Ein Synergismus liegt vor, wenn die Verabreichung mehrerer Substanzen mit gleichsinnigen Wirkmechanismen einen additiven Effekt erzielt. Man unterscheidet additive und überadditive Synergismen. Ein **additiver Synergismus** besteht, wenn die Gesamtwirkung der verabreichten additiv wirkenden Substanzen der Summe der Einzelwirkungen entspricht. Ein überadditiver Synergismusführt zu einer amplifizierten Gesamtwirkung, die die Summe der Einzelwirkungen übersteigt (z.B. bei der Simultangabe von Substanzen aus den antihypertensiven Pharmakagruppen ACE-Hemmer, Diuretika, β-Blocker, Kalziumkanalblocker).

Tab. 1.**2** (Fortsetzung).

Isoenzym	Substrat	Induktor	Hemmstoff
CYP3A4	verschiedene Kalziumkanalblocker (Verapamil, Nifedipin, Felodipin, Amlodipin, Nitrendipin, Diltiazem), Amiodaron, verschiedene trizyklische Antidepressiva (Amitryptilin, Imipramin, Clomipramin), verschiedene SSRIs (Fluoxetin und Norfluoxetin, Sertralin, Citalopram, Escitalopram), Venlafaxin, verschiedene Benzodiazepine (Diazepam, Clonazepam, Alprazolam, Midazolam, Triazolam, Pimozid, Flunitrazepam), Buspiron, verschiedene Antipsychotika (Haloperidol, Risperidon, Aripripazol, Ziprasidon), Carbamazepin, Propafenon, Terfenadin, verschiedene Antimykotika (Ketoconazol, Clotrimazol, Itraconazol), verschiedene HMG-CoA-Reduktasehemmer (Simvastatin, Atorvastatin, Lovastatin), Ethinylöstradiol, Astemizol, verschiedene Opiate (Codein, Fentanyl, Methadon, Alfentanyl), verschiedene Chemotherapeutika (Tamoxifen, Cyclophosphamid, Vinblastin, Doxorubicin, Etoposid, Erlotinib, Gefitinib, Vindesin), verschiedene Immunsuppressiva (Ciclosporin, Tacrolimus, Sirolimus), verschiedene PDE-5-Hemmer (Sildenafil, Tadalafil), verschiedene Makrolidantibiotika (Erythromycin, Clarithromycin)	Rifampicin, Carbamazepin, Phenytoin, Barbiturate, Johanniskraut, Ingwer, Knoblauch, Lakritze	Verapamil, Amiodaron, Nefazedon, Valproinsäure, Ranitidin, Cimetidin, verschiedene Antimykotika (Fluconazol, Ketoconazol, Itraconazol), verschiedene Proteasehemmer (Indinavir, Ritonavir, Nelfinavir), Aprepitan, Chloramphenicol, verschiedene Makrolide (Erythromycin, Clarithromycin, Telithromycin), Bergamottin in Grapefruitsaft, Baldrian, Gelbwurzel, Ginseng
CYP4B1	Testosteron	Clofibrat	

1.5.3 Pharmazeutische Wechselwirkungen

Pharmazeutische Wechselwirkungen sind Arzneimittelinteraktionen, die vor der Applikation, also ex vivo, auftreten. Pharmazeutische Interaktionen mit konsekutiver Wirkabschwächung können durch unsachgemäße Aufbewahrung (z. B. Licht- oder Wärmeexposition bestimmter Salben) oder Vermengung inkompatibler Substanzen (z. B. Zugabe von Penicillin zu alkalischen Infusionslösungen) oder durch Wirkstoffadsorption an Oberflächen (z. B. Adsorption organischer Nitrate durch bestimmte Kunststoffe) bedingt sein.

2 Pharmakoökonomie

M. Egbring

Das Kapital, welches eine Gesellschaft für ihre Gesundheit ausgeben möchte, ist begrenzt. Gemäß OECD verwenden die europäischen Staaten zwischen 7 und 12% ihrer gesamten Wirtschaftsleistung für das Gesundheitswesen. Von diesem Budget werden 10–30% alleine für Arzneimittel ausgegeben. Die individuelle Rationalität unterscheidet sich hier von der kollektiven Rationalität. Die Einzelperson erwartet unbegrenzte Leistungen für die eigene Gesundheit. Die Pharmaökonomie strebt danach, den Therapiekosten einen quantifizierbaren Nutzwert gegenüberzustellen. Mit dieser Information können die Therapien mit dem größtmöglichen Gewinn an Gesundheit für ein limitiertes Budget ausgewählt werden. Das Planen und Gestalten des Gesundheitswesens einer Gesellschaft wird damit rationaler und nachvollziehbarer.

Die Herausforderung in der Pharmaökonomie ist es, den medizinischen Resultaten und Ergebnissen eine vergleichbare wirtschaftliche Dimension zu verleihen. Um dieses Ziel zu erreichen, können unterschiedliche Methoden der Analyse angewendet werden.

Bei der **Kosten-Effektivitäts-Analyse (CEA)** wird eine Vergleichbarkeit hinsichtlich biologischer Parameter geschaffen. Diese Methode ist einer klassischen medizinischen randomisierten kontrollierten Studie zwar ähnlich, allerdings ist die Studienpopulation heterogener. Eine fiktive Studie vergleicht ein Antihistaminikum A der ersten Generation mit einem Antihistaminikum B der zweiten Generation. Die Behandlungskosten betragen pro Jahr für A 1000,00 € und für B 1500,00 €. Die Patienten haben im Durchschnitt an 180 Tagen Symptome. Zielkriterium sind die Tage ohne allergische Symptome pro Jahr. Wir nehmen an, dass beide Studienarme zur kompletten Symptomfreiheit führen. Die inkrementelle Kosten-Effektivitäts-Ratio (ICER) berechnet den Preis für einen weiteren Tag ohne Symptome. Sie beträgt für A 5,56 € und für B 8,33 € gemäß 1000,00 € bzw. 1500,00 € für 180 Tage. Damit ist A für diese Betrachtungsweise kosteneffektiver hinsichtlich der Tage ohne Symptome. Allerdings wurde unter A deutlich häufiger über Müdigkeit berichtet, und diese Einschränkung der Gesundheit wird für diese Betrachtungsweise nicht berücksichtigt.

Bei der **Kosten-Nutzen-Analyse (CUA)** wird neben der Effektivität einer Therapie auch die Lebensqualität des Patienten einbezogen. Ein Lebensjahr von hervorragender Qualität wird mit 1 und kein Lebensjahr, also Tod, mit 0 bewertet. Dieses Maß **QALY** ist die Abkürzung für „Quality Adjusted Life Year“ und kann auf unterschiedliche Weisen gemessen werden. Diese Vorgehensweise ist aber immer nur eine Annäherung. Einfache Methoden, wie die visuelle Analogskala, bewerten die Lebensqualität, aber diese hängen vom Untersucher ab. Standardisierte Fragebögen wie der EQ-5d werden direkt vom Probanden ausgefüllt und generieren anhand von Fragen zu Mobilität, Pflege, Aktivitäten, Schmerzen und Depression einen Wert, welcher anhand von Standards für das jeweilige Land kalibriert werden kann. In unserem Beispiel hat ein Patient aufgrund seiner Allergie ohne Behandlung für 6 Monate eine auf 60% reduzierte Lebensqualität. Dies entspricht einem QALY von 0,8 für das Jahr ohne Behandlung, da 6 Monate zu 0,6 und 6 Monate zu 1,0 bewertet werden. Durch B heben wir das Jahr auf 1 QALY, da keine Symptome für das Jahr auftreten, und gewinnen somit 0,2 QALY. Durch A ist die Lebensqualität für das gesamte Jahr aufgrund der Müdigkeit auf 0,9 reduziert und wir gewinnen nur 0,1 QALY. Vergleicht man A mit B, gewinnen wir netto 0,1 QALY. Damit erhalten wir mit B für die Therapiekosten von 7500,00€ den zusätzlichen Nutzen von 1 QALY gemäß 1500,00€/0,2 QALY und liegen damit vom inkrementellen Kosten-Effektivitäts-Ratio (ICER) günstiger als A mit 10000,00€ pro QALY (Tab. 2.**1**).

Nun stellt sich die Frage, ob die Gesellschaft überhaupt bereit ist, diesen Preis für 1 QALY zu bezahlen. In der Literatur wird häufig ein Wert von 35000,00€ als Schwellenwert für die inkrementelle **Kosten-Effektivitäts-Ratio (ICER)** für die Frage verwendet, ob Behandlungen noch erstattet werden. Der reale volkswirtschaftliche Nutzen und die Konsequenzen einer solchen Entscheidung für die Gesellschaft werden damit nicht abgebildet.

Bei der **Kosten-Nutzwert-Analyse (CBA)** wird der gesamte volkswirtschaftliche Nutzen einer Therapie in Relation zu den gesamten Kosten über die Zeit für eine Gesellschaft betrachtet. Diese Betrachtung kann auch außerhalb des Gesundheitswesens zur effizienten Allokation von Ressourcen verwendet wer-

Tab. 2.**1** Ableitung der inkrementellen Kosten-Effektivitäts-Ratio (ICER).

	Ohne Therapie	**Therapie A**	**Therapie B**
Kosten	0	1000,00€	1500,00€
Σ Zeit × Qualität = QALY	0,5×0,6+0,5×1,0 = **0,8**	1×0,9 = **0,9**	1 x 1,0 = **1,0**
Standard – Option = Δ QALY	0,8–0,8 = **0,0**	0,9–0,8 = **0,1**	1,0–0,8 = **0,2**
Kosten/Δ QALY = ICER		1000€/0,1 QALY = **10000,00€ pro QALY**	1500,00/0,2 QALY = **7500,00€ pro QALY**

den. Aus Sicht des Humankapitals muss neben den medizinischen Kosten auch der wirtschaftliche Produktionsausfall berücksichtigt werden. In unserem Beispiel wäre es der durchschnittliche Tagessatz der Patienten multipliziert mit den Krankheitstagen wegen allergischer Symptome. Aus Sicht des Zahlungswillens („will to pay", WTP) wäre es der Betrag, den man bereit ist, für die Therapie zu bezahlen. Dies berücksichtigt den immateriellen Nutzen einer besseren Gesundheit, die Vermeidung von zukünftigen Kosten (z.B. Desensibilisierung) und mögliche Steigerungen der Produktivität. Bei den Kosten gilt es alle auch nichtmedizinischen Kosten zu erfassen, welche im Zusammenhang mit einer Maßnahme anfallen. Wenn Kapitalbeträge über mehrere Jahre anfallen, muss der Betrag zu einem Zinssatz R abgezinst werden. Der Netto-Kapitalwert (NPV) einer Maßnahme mit einem Ertrag von (Kapital) 1000,00 € in 3 Jahren (a) und einer Inflation (R) von 3% erhöht den aktuellen Wohlstand einer Gesellschaft nur um 915,00 €.

Abzinssatz:

$$NPV = Kapital \times \frac{1}{(1+R)^a} = 1000{,}00\,€ \times \frac{1}{(1+0{,}03)^3} = 915{,}00\,€$$

Als Grundlage der Daten für die Analysen können randomisierte Studien, Versicherungsdaten oder epidemiologische Datenbanken verwendet werden. Häufig fehlen in den Datensätzen konkrete Wahrscheinlichkeiten insbesondere über die Zeit, weshalb Entscheidungsanalysen wie Markov-Modelle oder Monte-Carlo-Simulationen angewendet werden. In einem Markov-Modell werden verschiedene Gesundheitszustände definiert und mit Übertrittswahrscheinlichkeiten belegt. Dadurch können Veränderungen über einen längeren Zeitraum bzw. mehrere Zyklen modelliert werden. Monte-Carlo-Simulationen sind stochastische Verfahren, welche Annahmen zu analytisch nicht fassbaren Situationen liefern.

Bei allen drei Analysen werden z.T. grobe Annahmen gemacht, weshalb ein Intervall möglicher Annahmewerte betrachtet werden muss. Für das oben genannte Beispiel müsste eine Sensitivitätsanalyse für den Therapiepreis oder der Ansatz des durchschnittlichen Tageslohns vorgenommen werden. Wenn die Aussagen über das Intervall gültig bleiben, gelten die Annahmen als robust.

Die Gesundheitsökonomie betrachtet das gesamte Gesundheitswesen, wobei die Pharmakoökonomie auf die Pharmakotherapie fokussiert. Die Pharmakoökonomie ist die Schnittmenge dreier unterschiedlicher Fachbereiche. Ein Pharmaökonom kann aus allen drei Bereichen stammen (Abb. 2.**1**).

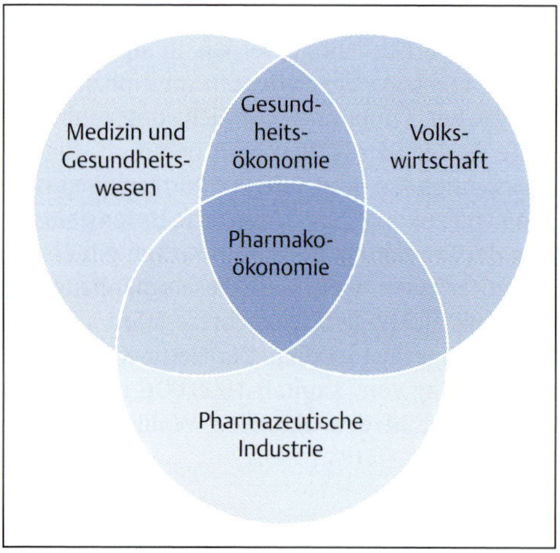

Abb. 2.**1** Drei Bereiche der Pharmakoökonomie.

3 Arzneimittelsicherheit

S. Russmann und G. A. Kullak-Ublick

Neben der therapeutischen Wirksamkeit und der pharmazeutischen Qualität ist die Sicherheit das dritte entscheidende Kriterium, über das sich ein Medikament bei der Zulassung und anschließend in der täglichen klinischen Anwendung bzw. auf dem Markt behaupten muss.

Aus historischer Sicht sind dabei zwei Entwicklungen besonders erwähnenswert, welche die Rolle von **unerwünschten Arzneimittelwirkungen (UAWs)** sowohl bei Patienten und behandelnden Ärzten als auch bei Arzneimittelbehörden und der pharmazeutischen Industrie stark beeinflusst haben. Zunächst gewann die Arzneimittelsicherheit ab den 1960er Jahren mit den durch Thalidomid verursachten schweren Missbildungsfällen deutlich an Beachtung. Dies hat u.a. obligatorische präklinische Toxizitätstests und die Etablierung weltweiter Pharmakovigilanzsysteme stark gefördert. Ab den 1980er Jahren haben sich dann mit der zunehmenden elektronischen Datenerfassung von Patienteninformationen inklusive Arzneimittelverschreibungen neue Möglichkeiten ergeben, automatisierte Datenbanken aufzubauen. Diese haben die Grundlage für die systematische und effiziente Beurteilung der Arzneimittelsicherheit im klinischen Alltag mittels Durchführung moderner pharmakoepidemiologischer Studien geschaffen. Die Marktrücknahme von zahlreichen Medikamenten in den letzten 10 Jahren inklusive einiger besonders umsatzstarker „Blockbuster" ist daher auch eine Folge davon, dass Sicherheitsaspekte bei der Beurteilung von Medikamenten zunehmend stärker berücksichtigt werden. Zudem werden unter dem steigenden ökonomischen Druck, dem Gesundheitssysteme heute weltweit ausgesetzt sind, auch die durch UAWs bedingten hohen Kosten vermehrt wahrgenommen.

Während die Beurteilung der Wirksamkeit praktisch ausschließlich auf den Ergebnissen prospektiver klinischer Studien basiert, werden für die umfassende klinische Sicherheitsbeurteilung drei grundlegend verschiedene Informationsquellen berücksichtigt:

- Klinische Studien,
- Einzelfallberichte bzw. die darauf aufbauenden Pharmakovigilanzsysteme, und
- pharmakoepidemiologische Studien.

Damit wird auch garantiert, dass die Sicherheitsbeurteilung nicht mit der Marktzulassung abgeschlossen ist, sondern ein während der gesamten Lebenszeit eines Medikaments andauernder Prozess ist. Dieser verlangt daher auch regelmäßige Berichte mit einer weltweiten Risikoanalyse des betroffenen Arzneistoffs in Form von so genannten **Periodic Safety Update Reports (PSUR)** von den Herstellern an die Zulassungsbehörden.

Zudem erfolgt die Beurteilung der Arzneimittelsicherheit, ob nun im klinischen Alltag aus der Sicht von Arzt und Patient oder im regulatorischen Zusammenhang aus der Sicht von Herstellern und Zulassungsbehörden, unter Berücksichtigung der erwarteten Wirksamkeit und ist somit immer eine Risiko-Nutzen-Abwägung. Diese grundlegenden Prinzipien der Arzneimittelsicherheit sind in Abb. 3.**1** dargestellt.

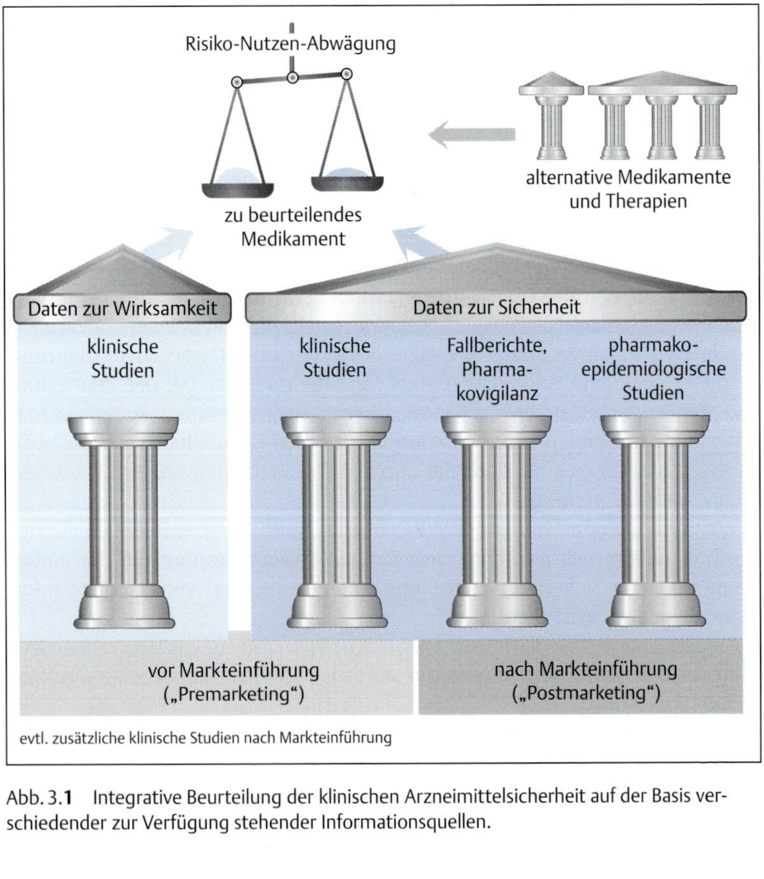

Abb. 3.**1** Integrative Beurteilung der klinischen Arzneimittelsicherheit auf der Basis verschiedender zur Verfügung stehender Informationsquellen.

Informationen aus verschiedenen Quellen müssen also integrativ beurteilt werden, sie können aber aufgrund ihrer unterschiedlichen Natur nicht direkt quantitativ miteinander verglichen werden. Die Zusammenarbeit verschiedener Expertengruppen mit pharmakologischer, klinischer, epidemiologischer und regulatorischer Erfahrung hat daher eine zentrale Bedeutung für die komplexe Beurteilung der Arzneimittelsicherheit und für sich daraus allenfalls ergebende Maßnahmen. Dabei muss insbesondere berücksichtigt werden, dass jede Informationsquelle zur Arzneimittelsicherheit ihre spezifischen Stärken und Limitationen hat. Diese sind in Tab. 3.**1** vergleichend zusammengefasst und werden dann in den entsprechenden folgenden Kapiteln weiter dargestellt.

Kommt die Risiko-Nutzen-Abwägung zu einem negativen Ergebnis, so kann dies zu einer Verweigerung bzw. zu einer Rücknahme der Marktzulassung

Tab. 3.**1** Typische Merkmale verschiedener Informationsquellen für die Beurteilung der Arzneimittelsicherheit.

	Kontrollierte klinische Studien	**Fallberichte, Pharmakovigilanz**	**Pharmakoepidemiologische Studien**
Identifikation von seltenen UAWs	0	++	+
Berechnung von absolutem und relativem Risiko von UAWs	++[1]	0	++
Zuordnung der Kausalität von Medikamenten zu unerwünschten Ereignissen	++	0 / ++[2]	+
Schnelle Identifikation bzw. Abklärung von UAWs	0	++	+
Repräsentative Abbildung der Arzneimittelsicherheit im klinischen Alltag	0	++	++
Beurteilung von Risikofaktoren für UAWs	0	+	+
Ethisch unproblematisch	0	++	++
Kostengünstig	0	+	+

[1] *Gilt nur für häufige UAWs*

[2] *Große Variabilität von Fall zu Fall, abhängig u. a. von Vollständigkeit der durchgeführten Diagnostik und vorhandenen Informationen, Möglichkeit spezifischer diagnostischer Abklärung, Hintergrundrisiko, Latenzzeit*

oder zu speziellen Einschränkungen und Auflagen bei der Anwendung führen. Zusätzlich kommt es bei dem heute zunehmend proaktiven Vorgehen in der Arzneimittelsicherheit auch immer häufiger vor, dass die Zulassung eines neuen Medikaments nur unter der Auflage gewährt wird, dass bereits zum Zeitpunkt der Zulassung die Durchführung weiterer Sicherheitsstudien verbindlich zugesagt wird und entsprechende Studienprotokolle als Teil der Zulassungsdokumentation eingereicht werden. Solche Studien können insbesondere pharmakoepidemiologische Studien oder besonders große, einfach gestaltete klinische Studien (so genannte Large Simple Trials) mit sicherheitsrelevanten Endpunkten sein.

Die relevanten Ergebnisse der umfangreichen Sicherheitsbeurteilungen und Informationen zu spezifischen UAWs werden dann letztendlich in der Fachinformation und der Patienteninformation eines Medikaments dokumentiert. Leider ist damit aber noch nicht garantiert, dass die dort enthaltenen Informationen und Empfehlungen zur sicheren Anwendung eines Medikaments auch im klinischen Alltag berücksichtigt werden. Auf der Suche nach Möglichkeiten für eine sicherheitsoptimierte Arzneimittelverschreibung im klinischen Alltag werden daher insbesondere elektronische Expertensysteme, so genannte **Clinical Decision Support Systems (CDSS)**, mit im Idealfall direkter Integration in eine elektronische Medikamentenverschreibung, entwickelt und eingesetzt (Abb. 3.**2**). Diesen wird prinzipiell großes Potenzial zur Vermeidung von UAWs eingeräumt, gleichzeitig besteht aber auch das Problem, dass aktuelle Systeme oft eine hohe Anzahl automatisch generierter Warnmeldungen und Empfehlungen von nur begrenzter klinischer Relevanz generieren (so genanntes „Overalerting"). Dies kann deren Benutzerfreundlichkeit und somit Akzeptanz im Alltag limitieren, bis hin zur vollständigen Ignorierung auch eindeutig relevanter Hinweise („Alert fatigue"). Inwiefern das vorhandene Potenzial von CDSS effektiv umgesetzt werden und zu einer messbaren Vermeidung von UAWs und damit verbundenen Kosten führen kann, wird sich erst in den kommenden Jahren durch die systematische Evaluation weiterentwickelter CDSS unter Alltagsbedingungen zeigen.

Abb. 3.**2** Beitrag von elektronischer Medikamentenverschreibung und Clinical Decision Support Systems (CDSS) zur effektiven Verbesserung der Arzneimittelsicherheit im klinischen Alltag. ►

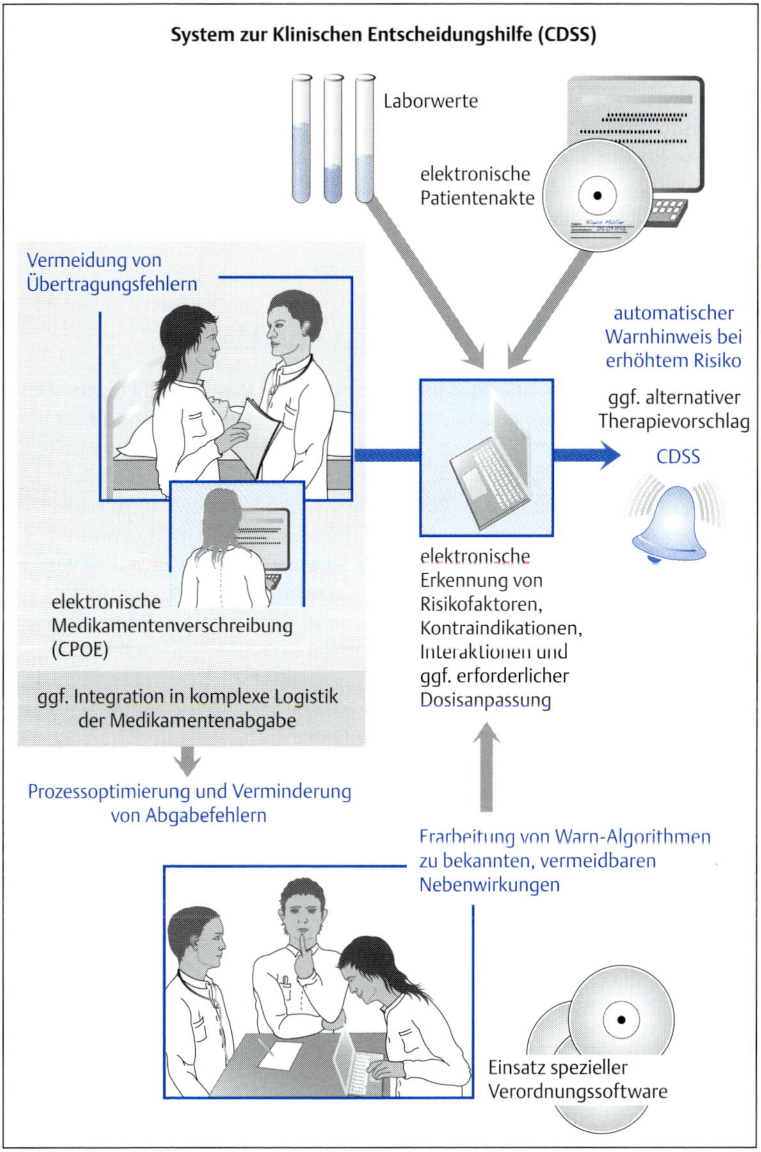
System zur Klinischen Entscheidungshilfe (CDSS)
Laborwerte
elektronische Patientenakte
Vermeidung von Übertragungsfehlern
automatischer Warnhinweis bei erhöhtem Risiko
ggf. alternativer Therapievorschlag
CDSS
elektronische Medikamentenverschreibung (CPOE)
elektronische Erkennung von Risikofaktoren, Kontraindikationen, Interaktionen und ggf. erforderlicher Dosisanpassung
ggf. Integration in komplexe Logistik der Medikamentenabgabe
Prozessoptimierung und Verminderung von Abgabefehlern
Erarbeitung von Warn-Algorithmen zu bekannten, vermeidbaren Nebenwirkungen
Einsatz spezieller Verordnungssoftware

Abb. 3.**2**

3.1 Unerwünschte Arzneimittelwirkungen

R. Sift Carter, R. Stoller und S. Russmann

Unerwünschte Arzneimittelwirkungen (UAW) sind schädliche und unbeabsichtigte Effekte, die auch bei bestimmungsgemäßem Gebrauch eines Arzneimittels auftreten können. Im erweiterten Sinne werden auch Unwirksamkeit, Abhängigkeit, Medikationsfehler und schwerwiegender Missbrauch als UAW angesehen.

3.1.1 Häufigkeit und Kosten von UAW

Die meisten UAW sind Beeinträchtigungen im Sinne von Befindlichkeitsstörungen, welche das Risiko-Nutzen-Verhältnis eines Arzneimittels kaum beeinflussen. Am häufigsten betroffene Organklassen sind der Gastrointestinaltrakt, die Haut, der Körper als Ganzes und der Elektrolythaushalt. Die Häufigkeit auch von schweren UAW und deren Bedeutung werden allerdings oft unterschätzt. UAW betreffen in Abhängigkeit von Definitionen, Schätzmethoden und Studienpopulation 2–14% der Patienten und sind für 5–9% der Krankenhauskosten verantwortlich. Das Risiko tödlich verlaufender UAW wird auf ca. 0,3% geschätzt, und UAW als Todesursache liegen in den USA nach Herzerkrankungen, Tumorerkrankungen, Schlaganfall, Lungenerkrankungen und Unfällen an sechster Stelle.

In Deutschland ist mit mindestens 200 000 schwerwiegenden UAW und 16 000–25 000 Todesfällen durch UAW pro Jahr zu rechnen, und etwa 3% aller Krankenhauseinweisungen wurden auf UAW zurückgeführt. Die Häufigkeit von UAW ist auch deshalb alarmierend, da mehr als die Hälfte aller UAW durch unsachgemäße Anwendung, d.h. fehlende Berücksichtigung von korrekter Dosierung, Kontraindikationen und Interaktionen bedingt und somit prinzipiell vermeidbar sind. Dabei verursacht eine schwerwiegende UAW im Schnitt 2250,00€ Kosten und einen Krankenhausaufenthalt von durchschnittlich 9 Tagen. Auf das gesamte Bundesgebiet hochgerechnet kosten schwerwiegende Nebenwirkungen das Gesundheitswesen jährlich über 400 Mio. €.

3.1.2 Mechanismen und Klassifizierung von UAW

UAW können auf der Basis von verschiedenen Kriterien wie Mechanismus, Art der unerwünschten Effekte, Häufigkeit, Latenzzeit, oder Schweregrad eingeteilt werden. Eine häufig verwendete Unterteilung unterscheidet zumindest teilweise dosisabhängige, reproduzierbare und somit auch zu einem gewissen Grad vorhersehbare UAW (Typ A), von seltenen und weitgehend dosisunabhängigen UAW (Typ B).

Typ-A-UAW („augmented effects") sind auf die pharmakologischen Eigenschaften eines Arzneimittels zurückzuführen. Sie können oft schon vor Markteinführung in klinischen Studien beobachtet werden. Zu diesem Nebenwirkungstyp gehören z.B. durch Insulin verursachte Hypoglykämien, durch β-Blocker hervorgerufene Bradykardie, Haarausfall unter Zytostatika, Blutungen unter Antikoagulanzien oder Mundtrockenheit unter anticholinergen Antidepressiva. Typ-A-UAW machen etwa 80% aller Nebenwirkungen aus. Andererseits sind sie bei entsprechender Dosisreduktion typischerweise vermeidbar bzw. reversibel und stellen daher ein besonders geeignetes Ziel für präventive Maßnahmen dar (Kap. 3.5).

Die **Typ-B-Nebenwirkungen** („bizarre effects") sind hingegen unerwartete Reaktionen, die auch bei bestimmungsgemäßem Gebrauch eines Arzneimittels auftreten. Wegen ihrer Seltenheit können sie in klinischen Studien kaum identifiziert werden, sondern zeigen sich typischerweise erst nach Marktzulassung bei der Anwendung im größeren Rahmen unter Alltagsbedingungen. Mechanismus für Typ-B-UAW sind oft allergische Reaktionen im eigentlichen Sinn, denen eine Sensibilisierung des Immunsystems zugrunde liegt. Das klassische Beispiel ist die Anaphylaxie auf Penicilline, aber auch arzneimittelinduzierte Autoimmunreaktionen, z. B. auf Halothan, zählen dazu. Immunologisch vermittelte Typ-B-Nebenwirkungen betreffen oft mehrere Organe. Sie können an den Atemwegen als Alveolitis, Pneumonitis, an der Haut als Lyell- und Stevens-Johnson-Syndrom, als hämatologische UAW (Hämolyse, Agranulozytose, Thrombozytopenie, Panzytopenie), als Hepatitis, Nephritis und andere schwerwiegende Komplikationen auftreten. Die Pseudoallergien ohne immunologische Sensibilisierung imitieren klinisch allergische Soforttypreaktionen. Dazu gehören z. B. pseudoallergische Reaktionen auf jodhaltige Röntgenkontrastmittel oder auf nichtsteroidale Entzündungshemmer.

Typ-B-UAW sind kaum vorhersehbar und der genaue Mechanismus und Risikofaktoren bleiben oft unbekannt. Aufgrund ihrer Seltenheit sind Spontanerfassungssysteme (Kap. 3.3) und ggf. auch spezielle Register, z. B. für Hautreaktionen oder Teratogenität, die wichtigsten Instrumente für ihre Identifikation. Bei gehäuftem Auftreten von lebensbedrohenden Fällen können strenge Anwendungseinschränkungen oder sogar die Marktrücknahme erforderlich werden.

Über die Einteilung in UAW der Typen A und B hinaus wurden auch noch weitere Kategorien vorgeschlagen, welche z. B. Tumorentstehung nach jahrelanger Einnahme, Rebound-Effekte nach Absetzen oder Therapieversagen beschreiben: Typ C für „chronic effects", D für „delayed effects", E für „end of treatment effects“ und F für „failure of therapy“. Weitere, z.B. streng nach Mechanismus oder betroffenem Organsystem eingeteilte Klassifikationen, kommen je nach Bedarf ebenfalls zum Einsatz.

3.1.3 Risikofaktoren für UAW

Aus der Seltenheit von UAW lässt sich direkt ableiten, dass Risikofaktoren eine zentrale Rolle für ihr Auftreten spielen, und diese stehen in enger Verbindung mit dem Mechanismus. Insbesondere bei Typ-A-UAW stellen aufgrund ihrer Dosisabhängigkeit – neben hoher Dosis und langer Therapiedauer – pharmakokinetische Faktoren, welche die Konzentration erhöhen, wichtige Risikofaktoren dar. Dies sind insbesondere eingeschränkte Nierenfunktion, genetische Polymorphismen, welche eine verminderte Metabolisierung bedingen (insbesondere des Cytochrom-P450-Enzymsystems), oder pharmakokinetische Interaktionen mit anderen Medikamenten. Sowohl notwendige Dosisanpassungen an eingeschränkte Nierenfunktion als auch Interaktionen werden in der Praxis allerdings oft nicht ausreichend beachtet. Beispiele sind vermeidbare Epilepsien durch relative Überdosierung von Cefepim bei Niereninsuffizienz, respektive der Rückzug des Lipidsenkers Cerivastatin wegen zahlreicher Fälle von Rhabdomyolyse bei unbeachteter Interaktion mit Fibraten.

Bei immunologisch vermittelten Typ-B-UAW können insbesondere genetische Varianten des Major Histocompatibility Complex (MHC) mit einem erhöhten Risiko von UAW assoziiert sein. Eine so starke Assoziation, dass sich daraus die universelle Empfehlung zum genetischen Screening vor Therapiebeginn ergibt, ist bisher allerdings nur für die Variante HLA-B*5701 und Hypersensitivität auf Abacavir etabliert. Somit bleibt bei Typ-B-UAW die aktive Anamneseerhebung auf frühere Unverträglichkeiten die wichtigste präventive Maßnahme.

Eine große Anzahl weiterer Faktoren ist zwar nicht die direkte Ursache für ein erhöhtes Risiko von UAW, sie sind aber mit den eigentlich ursächlichen Faktoren oder besonders schwerem Verlauf von UAW assoziiert und haben daher im klinischen Alltag als einfach identifizierbare Risikoindikatoren eine wichtige Bedeutung. Dazu gehören insbesondere hohes Alter, eingeschränkte Compliance, weibliches Geschlecht, Polymorbidität und Polypharmazie. Diese Faktoren können mit erhöhtem Risiko für eingeschränkte Nieren- und Leberfunktion, veränderter Pharmakodynamik im Sinne von verstärktem Ansprechen, pharmakokinetischen und pharmakodynamischen Interaktionen oder eingeschränkten Kompensationsmechanismen von UAW in Verbindung stehen.

Darüber hinaus sind im erweiterten Sinne auch systembedingte Risikofaktoren erwähnenswert. Dazu gehören z.B. Bedingungen, welche Übertragungsfehler, Verwechslungen, unsachgemäße Einnahme oder Mehrfachverschreibungen ermöglichen. Diese Risikofaktoren können und müssen durch Systemänderungen verhindert werden (Kap. 3.5).

3.2 Arzneimittelsicherheit in klinischen Studien

S. Russmann

Die Grundlagen zur Sicherheit klinischer Studien sind in den Prinzipien der **Good Clinical Practice-Richtlinien (GCP-Richtlinien)** festgeschrieben. Deren Umsetzung wird insbesondere durch die zuständigen Ethikkommissionen und Arzneimittelbehörden überwacht, denen alle klinischen Studien, in denen Arzneimittel angewendet werden, zur Prüfung vorgelegt werden müssen. Auch die GCP-Richtlinien bauen auf dem eingangs vorgestellten Prinzip der Risiko-Nutzen-Abwägung auf, und eine klinische Studie sollte demnach nur begonnen und weitergeführt werden, wenn der erwartete Nutzen das Risiko rechtfertigt. Somit müssen also bereits vor Beginn einer klinischen Studie umfangreiche sicherheitsrelevante Informationen aus präklinischen Versuchen und ggf. klinische Erfahrungen aus der Anwendung vergleichbarer Substanzen dokumentiert und bewertet werden. Risiken sollten dabei sowohl für das Individuum als auch für die Gesellschaft gegen den erwarteten Nutzen gewichtet werden. Gleichzeitig wird in den GCP-Richtlinien aber auch klargestellt, dass die Sicherheit und Rechte der Studienteilnehmer die höchste Priorität haben und über die Interessen von Gesellschaft und Wissenschaft gestellt sind. Versuchsteilnehmer müssen demnach über zu erwartende Risiken aufgeklärt werden und dies in der Einverständniserklärung schriftlich bestätigen. Auch die Studienärzte müssen in der so genannten Investigator's Brochure über alle relevanten Sicherheitsaspekte und insbesondere über erwartete UAW informiert werden. Sowohl die jeweils verantwortlichen Studienärzte als auch die Patienten selbst können jederzeit unabhängig einen Studienabbruch einzelner Patienten aus Sicherheitsgründen veranlassen.

Die Erfassung und fortlaufende Beurteilung der Sicherheit einer klinischen Studie einschließlich Erstellung von Zwischenberichten sind bereits im Studienprotokoll festzulegen und unterliegen a priori der Verantwortung des Studiensponsors. Das Studienprotokoll muss dementsprechend spezifische Informationen zu Sicherheitsparametern enthalten, welche vor und während der Studie zu bestimmen sind. Diese können z. B. die wiederholte Messung von Leberwerten, Nierenfunktion, Blutbild, EKG und vollumfängliche klinische

Untersuchungen beinhalten. Weiterhin müssen auch Methoden und Zeitplan für die Evaluation der erhobenen Sicherheitsparameter sowie von unerwünschten Ereignissen inklusive Art und Dauer von deren geplanter Nachverfolgung im Protokoll beschrieben sein. Zudem sollte ein in seiner Beurteilung vom Sponsor unabhängiges Gremium zur Sicherheitsüberwachung eingerichtet werden (**Safety Monitoring Board**). Neue, sich während der Durchführung ergebende sicherheitsrelevante Informationen müssen zeitnah an die Ethikkommission, die Arzneimittelbehörden, das Safety Monitoring Board und an alle betroffenen Untersucher weitergeleitet werden. Insbesondere bei multizentrischen Studien ist dies wichtig, damit alle Untersucher fortlaufend über Sicherheitsprobleme informiert werden, welche evtl. in anderen Zentren der Studie aufgetreten sind oder aus anderen Quellen stammen.

Für die Erfassung von unerwünschten Ereignissen gilt in klinischen Studien eine standardisierte Nomenklatur. Eine **unerwünschte Arzneimittelwirkung (adverse drug reaction, ADR)** meint in Zulassungsstudien alle schädlichen und unerwünschten Ereignisse, bei denen ein kausaler Bezug mit einem Medizinprodukt zumindest möglich erscheint. Ein **unerwünschtes Ereignis (adverse event, AE)** im Rahmen einer klinischen Studie impliziert hingegen lediglich einen zeitlichen Zusammenhang zwischen einem unerwünschten medizinischen Ereignis und der Studienmedikation, wohingegen die Frage nach dem kausalen Zusammenhang hier explizit ausgeklammert wird. Die Unterscheidung zwischen adverse events und adverse drug reactions erscheint auf den ersten Blick umständlich, die Erfassung aller unerwünschten Ereignisse ist aber notwendig, damit auch UAW, welche zunächst nicht als solche erkannt wurden, erfasst und dokumentiert werden.

Bei allen unerwünschten Ereignissen erfolgt die erste Beurteilung eines evtl. kausalen Zusammenhangs mit der Studienmedikation durch den Studienarzt. Zusätzlich nimmt der Sponsor anschließend eine eigene Beurteilung vor; da diese aber von Interessenkonflikten des Sponsors beeinflusst sein könnte, muss auch die ursprüngliche Beurteilung durch den Untersucher original dokumentiert und an die zuständigen Arzneimittelbehörden weitergeleitet werden. Die Kausalitätsbeurteilung von UAW in klinischen Studien erfolgt ähnlich der im Kap. 3.3 (Pharmakovigilanz) beschriebenen Methoden durch Zuordnung zu einer Kausalitätskategorie, genaue Vorgaben hierzu bestehen aber nicht. Der Schweregrad wird ebenfalls beurteilt, wobei schwerwiegende Ereignisse (serious) definitionsgemäß solche sind, welche zum Tode führen, lebensbedrohlich sind, eine Hospitalisierung bedingen oder eine solche verlängern, irreversible Schäden zur Folge haben, sowie Missbildungen bei Kindern.

Klinische Studien eignen sich aufgrund dieser klaren Vorgaben zur Erfassung und dementsprechend zuverlässigen Dokumentation aller unerwünschten Ereignisse a priori gut zur Quantifizierung von unerwünschten Ereignissen und wegen der standardisierten Bedingungen und des Vorhandenseins einer randomisierten Kontrollgruppe auch zur Bestimmung des kausalen Zusammenhangs mit der Studienmedikation.

Gerade deshalb ist zu bemängeln, dass gemäß einer 2001 veröffentlichten umfangreichen Untersuchung auch wichtige Sicherheitsinformationen aus klinischen Studien in den entsprechenden Publikationen neben den dort in den Vordergrund gestellten Ergebnissen zur Wirksamkeit oft nur unzureichend enthalten sind.

Wie eingangs bereits dargestellt (Tab. 3.**1**) unterliegen klinische Studien bei der Beurteilung der Arzneimittelsicherheit aber auch wichtigen intrinsischen Limitationen. Vor allem ist das Design klinischer Zulassungsstudien auf den Wirksamkeitsnachweis hin optimiert. Schon die Fallzahlberechnung richtet sich nicht nach ausreichender statistischer Power für die Quantifizierung von seltenen UAW. So wäre gemäß der „rule of three" für eine UAW mit einer Häufigkeit von 1 : 1000 der Einschluss von mindestens 3000 exponierten Patienten in eine Studie erforderlich. Weiterhin haben viele Studien eine kurze Dauer, und in diesem Fall können UAWs mit langer Latenzzeit gar nicht erst nicht erfasst werden. Auch entsprechen die Bedingungen, unter denen klinische Studien durchgeführt werden, kaum denen im klinischen Alltag. Die Compliance bezüglich regelmäßiger Medikamenteneinnahme in der richtigen Dosis ist in klinischen Studien gewöhnlich überdurchschnittlich gut, und Gruppen mit erhöhter Prävalenz von Risikofaktoren für UAW, welche die Medikamente dann nach Marktzulassung aber oft dennoch verschrieben bekommen, werden evtl. systematisch ausgeschlossen. Dies betrifft insbesondere ältere Patienten mit weiteren Begleiterkrankungen und dementsprechend oft zusätzlicher Medikamenteneinnahme mit Interaktionspotenzial. Immerhin sollten Zulassungsstudien heute Risikogruppen doch zumindest so gut wie möglich berücksichtigen, speziell Patienten mit eingeschränkter Nieren- und Leberfunktion. Und auch eine ausgeglichene Verteilung bezüglich Alter, Geschlecht und ethisch-genetischer Faktoren wird angestrebt.

Informationen zu Art und Häufigkeit von in klinischen Studien aufgetretenen unerwünschten Ereignissen werden schließlich in der Fachinformation und der Patienteninformation eines Medikaments dokumentiert. Häufigkeitsangaben können gemäß internationaler Vorgaben dabei nur absolut oder zusätzlich im Vergleich zu Kontrollgruppen gemacht werden, wobei letzteres aber informativer ist und daher wenn immer möglich angestrebt werden sollte.

Insgesamt spielt die Arzneimittelsicherheit auch in klinischen Studien eine zunehmend wichtigere Rolle und wird dementsprechend auch immer besser erfasst und ausgewertet. Seltene Nebenwirkungen und die Sicherheit eines

Medikaments im klinischen Alltag können in klinischen Studien aber nicht ausreichend beurteilt werden, weshalb es zusätzlich der Pharmakovigilanz und der Pharmakoepidemiologie bedarf.

3.3 Pharmakovigilanz

R. Sift Carter, S. Russmann und R. Stoller

Pharmakovigilanz im engeren Sinn beschreibt die systematische Erfassung und Auswertung von Einzelberichten zu Verdachtsfällen unerwünschter Arzneimittelwirkungen (UAW), die im Zusammenhang mit der Arzneimittelanwendung unter therapeutischen Routinebedingungen bekannt werden und außerhalb systematischer Untersuchungen „spontan" dokumentiert und gemeldet werden. Pharmakovigilanz hat das primäre Ziel, Signale (Warnzeichen) möglicher Arzneimittelrisiken zu erkennen, Hypothesen zu generieren und deren weitere Abklärung zu veranlassen. Die Pharmakovigilanz ist damit das wichtigste Instrument zur frühzeitigen Erkennung und Charakterisierung von seltenen schwerwiegenden UAW.

Hingegen ist die isolierte Betrachtung von Pharmakovigilanzdaten wenig geeignet, um Arzneimittelrisiken zu quantifizieren, da sie weder zuverlässige Informationen über die tatsächliche Anzahl von UAW noch über die tatsächliche Expositionshäufigkeit in der überwachten Population liefern. Dementsprechend kommen bei der Auswertung neben deskriptiven Methoden v.a. Disproportionalitätsanalysen mit dem Ziel der Signaldetektion zur Anwendung. Diese ermöglichen den Vergleich der Meldehäufigkeit von unterschiedlichen Nebenwirkungen zu einem Wirkstoff oder auch der Häufigkeit einer spezifischen Nebenwirkung bei verschiedenen Wirkstoffen. Durch das Einbeziehen von Informationen zu Verkaufszahlen und Abschätzungen des Verhältnisses von gemeldeten zu nicht gemeldeten UAW können zudem zumindest erste ungefähre Risikoschätzungen unternommen werden.

3.3.1 Aufbau und Vernetzung von Pharmakovigilanzsystemen

Grundlage der Spontanmeldesysteme ist die Meldung durch Medizinalpersonen. Laut der Musterberufsordnung für Ärzte in Deutschland sollen Verdachtsfälle unerwünschter Arzneimittelnebenwirkungen an die Arzneimittelkommission der deutschen Ärzteschaft (AkdAe) gemeldet werden. Daneben besteht die Möglichkeit, an die zuständigen Bundesbehörden, wie das Paul-Ehrlich-

Institut (PEI) für Sera, Impfstoffe, Testallergene und Blutprodukte, das Bundesinstitut für Arzneimittel und Medizinalprodukte (BfArM) für alle übrigen Humanarzneimittel und Medizinprodukte, oder die pharmazeutischen Unternehmen zu melden. Letztere haben ihrerseits die Pflicht, alle erhaltenen Berichte über schwerwiegende oder unbekannte Nebenwirkungen an die zuständige Bundesbehörde weiterzuleiten. Die Bundesbehörden haben dann die Aufgabe, die tatsächlichen und potenziellen Risiken, die bei der Anwendung von Arzneimitteln auftreten, zentral zu erfassen, zu analysieren und ggf. notwendige Maßnahmen zu initiieren und zu koordinieren.

International sind die Spontanmeldesysteme verschiedener Länder zu einem weltweiten Pharmakovigilanznetzwerk zusammengeschlossen, dessen Zentrum das WHO Collaborating Centre for International Drug Monitoring in Uppsala, Schweden, ist. Vor allem in der dort vorhandenen Datenbank weltweit gemeldeter UAW werden auch kontinuierlich systematische Disproportionalitätsanalysen durchgeführt und es hat auch die wichtige Funktion eines weltweiten Kommunikationszentrums der Arzneimittelsicherheit.

Um die in den Meldungen enthaltenen Informationen und deren Qualität zu vereinheitlichen, hat das Council for International Organizations of Medical Sciences (CIOMS) entsprechende Kriterien erarbeitet. Die darauf basierenden verschiedenen national und international verwendeten Meldeformulare (Abb. 3.**3**) stimmen inhaltlich im Wesentlichen überein und können in standardisiertem Format (ICH-E2B) elektronisch ausgetauscht werden.

3.3.2 Meldekriterien

Von entscheidender Bedeutung für Spontanmeldesysteme ist, dass bereits Verdachtsfälle gemeldet werden. Da nicht alle UAW gemeldet werden können, sollten solche von besonderem Interesse prioritär behandelt werden. Dies sind:

- **Schwerwiegende UAW**: Eine UAW wird als schwerwiegend (serious) eingestuft, wenn sie lebensbedrohend oder tödlich ist, zu einer stationären Behandlung oder zur Verlängerung einer solchen führt, bleibende Schäden verursacht, Missbildungen hervorruft, oder aus anderen Gründen im Einzelfall medizinisch besonders bedeutsam ist.
- **Bisher unbekannte UAW**
- **UAW bei neu zugelassenen Arzneimitteln,** insbesondere während der ersten 5 Jahre nach Marktzulassung.
- **UAW bei Kindern:** Viele Arzneimittel sind bei Kindern kaum systematisch untersucht, das Sicherheitsprofil kann aber von dem bei Erwachsenen abweichen.

Bericht über unerwünschte Arzneimittelwirkungen

ARZNEIMITTELKOMMISSION DER DEUTSCHEN ÄRZTESCHAFT

Eingangsvermerk

(auch Verdachtsfälle)

an die Arzneimittelkommission der deutschen Ärzteschaft (AkdÄ) gemäß der Berufsordnung für Ärzte

Postfach 120864 • 10598 Berlin
Fax: 030 / 400456-555 • Tel.: 030 / 400456-500 • www.akdae.de

Per E-Mail senden

Drucken

Patient / in

Initialen | Geburtsdatum . .

Geschlecht ☐ w ☐ m | Schwangerschaft . Monat

Gewicht kg | Größe cm

Beobachtete unerwünschte Wirkung

Aufgetreten am . . | Dauer

Arzneimittel (Genaue Bezeichnung / Darreichungsform / PZN / Ch.-B.)	Applikation	Dosierung	Dauer der Anwendung von	bis	Indikation
1					
2					
3					
4					
5					

Vermuteter Zusammenhang mit Arzneimittel Nr. ☐ 1 ☐ 2 ☐ 3 ☐ 4 ☐ 5 Bitte kreuzen Sie mind. ein Arzneimittel an.

Krankheiten und andere anamnestische Besonderheiten
(z. B. Allergien, Rauchen, Alkohol, Leber- / Nierenfunktionsstörungen, ggf. ICD-Codierung)

Relevante Untersuchungsergebnisse
(z. B. Laborwerte mit Datum)

Maßnahmen / Therapie

Folgen der vermuteten UAW

- ☐ Tod (Sektion: ☐ ja ☐ nein)
- ☐ lebensbedrohend
- ☐ ohne Schaden erholt
- ☐ Krankenhausaufenthalt
- ☐ Krankenhausaufenthalt verlängert
- ☐ noch nicht erholt
- ☐ bleibende Schäden oder Behinderung
- ☐ vorübergehend schwer beeinträchtigt
- ☐ Sonstiges:
- ☐ unbekannt

Therapieabbruch nach UAW
☐ ja ☐ nein ☐ keine Angabe

Besserung nach Therapieabbruch
☐ ja ☐ nein ☐ keine Angabe

Verschlechterung nach erneuter Gabe
☐ ja ☐ nein ☐ keine Angabe

Das Beilegen des Arztbriefes und / oder des Krankenhausentlassungsbriefes ist in Fällen schwerer UAW hilfreich.

Name des Arztes: Klinik: ☐ ja ☐ nein Datum:
Fachrichtung:
Anschrift:
Telefonnummer:
E-Mail: Unterschrift

Abb. 3.**3** Meldeformular der AkdAe zur Meldung unerwünschter Arzneimittelwirkungen (Quelle: www.akdae.de)

- **UAW bei Anwendung außerhalb der Zulassung (Off-label-use):** Eine solche Anwendung wurde nicht in klinischen Zulassungsstudien untersucht, sodass auch mögliche Risiken nicht ausreichend bekannt sind.
- **Spätfolgen:** UAW, die erst nach längerer Anwendung oder nach Absetzen eines Medikaments auftreten.
- **Unerwartete Häufungen einer bestimmten UAW:** Dahinter können sich systematische Anwendungsfehler oder Qualitätsmängel wie Chargenprobleme verbergen.

3.3.3 Kausalitätsbeurteilung

Ein wesentlicher Bestandteil der Bearbeitung von UAW-Meldungen in Pharmakovigilanzsystemen ist die Beurteilung des kausalen Zusammenhangs zwischen der Einnahme eines Medikaments und des beobachteten unerwünschten Ereignisses. Diese beruht auf folgenden Kriterien:

- **Zeitlicher Zusammenhang**: Dieser ist v.a. bei kurzer Latenzzeit oft der erste und wichtigste Hinweis auf einen kausalen Zusammenhang.
- **Dechallenge und Rechallenge:** Beschreibt eine Verbesserung nach Absetzen bzw. ein erneutes Auftreten bei wiederholter Einnahme.
- **Ausschluss anderer Ursachen:** Eine möglichst umfangreiche differenzialdiagnostische Abklärung ist wichtig, da UAW letztendlich oft unspezifisch und damit eine Ausschlussdiagnose sind.
- **Pathophysiologische Plausibilität:** Entsprechende Überlegungen sind sowohl bezüglich der Kausalität als auch des Mechanismus von Interesse.
- **Vorhandensein bekannter Risikofaktoren:** Falls Risikofaktoren bekannt sind, kann deren Vorhandensein ein zusätzlicher Hinweis für eine UAW sein.
- **Spezifische diagnostische Evidenz:** Eine spezifische Diagnostik für UAW ist selten möglich, bei positivem Befund aber ein zuverlässiger Hinweis auf einen kausalen Zusammenhang.

Diese Kriterien werden auch als fallbezogene oder „intrinsische Evidenz" bezeichnet. Zudem wird auch noch die „extrinsische Evidenz" berücksichtigt, also Hinweise auf einen kausalen Zusammenhang durch gut dokumentierte vergleichbare Einzelfälle mit hoher Wahrscheinlichkeit in der Literatur oder Pharmakovigilanzdatenbanken sowie durch systematische klinische oder epidemiologische Studien.

Die abschließende Beurteilung auf Basis dieser Kriterien erfolgt dann semiquantitativ etwa nach Kriterien der WHO in folgende Kategorien: „sicher", „wahrscheinlich", „möglich", „unwahrscheinlich" und „nicht beurteilbar".

3.4 Pharmakoepidemiologie

S. Russmann

Die Pharmakoepidemiologie untersucht den Gebrauch und die Wirkungen von Arzneimitteln in Populationen unter Alltagsbedingungen. Die in der heutigen Form angewandte Pharmakoepidemiologie hat ihre Existenz eigentlich als Nebeneffekt der zunehmenden elektronischen Erfassung von Patienteninformationen inklusive Arzneimittelverschreibungen zu verdanken. Dadurch konnten sehr große **automatisierte Datenbanken** aufgebaut werden, in denen demografische, klinische und Verschreibungsdaten einzeln identifizierbarer Patienten in anonymisierter Form miteinander verknüpft werden (**record linkage**). Werden diese Datenbanken fortlaufend aktualisiert, so können darin pharmakoepidemiologische Studien mit hoher Effizienz und auf Basis aktueller Daten durchgeführt werden. Dass die Daten primär nicht explizit zur Beurteilung der Arzneimittelsicherheit gesammelt wurden, kann Verzerrungen durch vorselektionierte Datenerfassung vermeiden und daher sogar ein Vorteil sein.

Die grundlegenden Methoden und Prinzipien der Pharmakoepidemiologie sind auf den ersten Blick einfach verständlich. Dabei darf aber nicht übersehen werden, dass umfangreiche Validierungen und fundierte pharmakoepidemiologische Kenntnisse und Erfahrung unbedingte Voraussetzungen sind, um aussagekräftige robuste Studien mit minimalem Einfluss von Störfaktoren durchzuführen, und diese dann auch entsprechend zu interpretieren. Dies sei insbesondere deshalb erwähnt, weil der Zugang zu großen Datensammlungen zunehmend einfacher wird und auch der exekutive Teil der Datenanalyse mit der heute verfügbaren statistischen Software kein wesentliches Problem mehr darstellt. Die bedeutendsten Herausforderungen bestehen hingegen v.a. in der Auswahl und Integration von Fragestellung, Studiendesign, Datenquelle und analytischen Methoden, der Validierung von unerwünschten Ereignissen auf der Ebene einzelner Patienten mit Ausschluss anderer möglicher Ursachen, sowie der anschließenden Interpretation der Ergebnisse im Kontext zu beantwortender klinisch relevanter Fragen. Zudem sei erwähnt, dass auch pharmakoepidemiologische Studien in der Regel eines von einer zuständigen Ethikkommission genehmigten Studienprotokolls bedürfen. Weitere Informationen hierzu finden sich auf den Webseiten der International Society for Pharmacoepidemiology (ISPE) und des European Network of Centres for Pharmacoepidemiology and Pharmacovigilance (ENCePP).

Bei Berücksichtigung dieser Punkte können qualitativ hochwertige pharmakoepidemiologische Studien dann aber von einer ganzen Reihe intrinsischer Vorteile profitieren: sehr große Patientenzahlen (über 100000 sind nicht unüblich) können analysiert und somit auch seltene UAW quantitativ beurteilt werden, Arzneimittelgebrauch und in der Population vorhandene Risikofaktoren reflektieren reale Alltagsbedingungen, und die Durchführung kann im Vergleich zu klinischen Studien innerhalb wesentlich kürzerer Zeit und mit deutlich geringeren Kosten abgeschlossen werden. In Kombination mit Informationen aus klinischen Studien und der Pharmakovigilanz spielen pharmakoepidemiologische Studien daher heute eine nicht mehr wegzudenkende zentrale Rolle für die Beurteilung der Arzneimittelsicherheit.

3.4.1 Deskriptive Pharmakoepidemiologie

Deskriptive pharmakoepidemiologische Studien sind nicht hypothesenbasiert, wenngleich natürlich zumindest die wichtigsten Fragestellungen eingangs definiert werden. Unter Verwendung umfangreicher realer Patientendaten können auch diese einfach konzipierten Studien einen wichtigen Beitrag zur Arzneimittelsicherheit leisten. So können Daten zur Häufigkeit der Verschreibung bestimmter Medikamente einschließlich Trends im Zeitverlauf relevante Informationen zur Abschätzung des Risikos einer Population gegenüber einer potenziellen UAW liefern. Erweiterte Analysen können z. B. klären, ob Patienten Medikamente trotz bekannter Risikofaktoren, Kontraindikationen oder in Kombinationen mit anderen interagierenden Medikamenten entgegen der Empfehlungen von Fachinformationen oder klinischen Richtlinien verschrieben bekommen. Damit können deskriptive Studien auch als ein wertvolles Kontrollinstrument eingesetzt werden, um die Umsetzung von neuen sicherheitsrelevanten Richtlinien und Maßnahmen zu überwachen. So wurde z. B. Cisaprid wegen v. a. im Rahmen von Interaktionen auftretender kardialer Arrhythmien vom Markt genommen; eine hochwertige deskriptive Studie konnte dabei zeigen, dass es trotz mehrfacher Warnungen in der Praxis weiterhin oft in Kombination mit formell kontraindizierten interagierenden Medikamenten verschrieben wurde.

3.4.2 Formelle pharmakoepidemiologische Studien

Formelle pharmakoepidemiologische Studien sind a priori hypothesenbasiert, ergründen einen entsprechenden vermuteten kausalen Zusammenhang durch die Beschreibung von Assoziationen zwischen Arzneimittelexpositionen mit (unerwünschten) Ereignissen, und verwenden Fall-Kontrollen und vergleichende Kohorten als klassisches epidemiologisches Studiendesign. Das prinzipielle Merkmal epidemiologischer im Vergleich zu klinischen Studien ist, dass die Zuteilung der Medikamentenexposition zu den Vergleichsgruppen nicht prospektiv randomisiert durch den Untersucher, sondern durch die angewandte Pharmakotherapie der untersuchten Population im Alltag bestimmt wird. Ihr prinzipieller Studienaufbau ist mit einem hypothetischen Anwendungsbeispiel in Abb. 3.**4** dargestellt. Dort ist das Risiko, einen Myokardinfarkt unter Einnahme von nichtsteroidalen Antirheumatika (NSAR) zu erleiden, im Vergleich zu Patienten ohne NSAR-Therapie in etwa um den Faktor 2 erhöht.

Bewertungen der relativen Risiken aus pharmakoepidemiologischen Studien sollten neben dem Nutzen immer auch das absolute Risiko und die Häufigkeit des Medikamentengebrauchs in einer Population berücksichtigen. So kann ein nur 1,5-fach erhöhtes Risiko bei einem bereits hohen absoluten Hintergrundrisiko und häufiger Exposition für eine erhebliche absolute Zahl von zusätzlichen Krankheits- und Todesfällen in einer Population verantwortlich sein. Bei einem sehr kleinen absoluten Risiko und seltenen Gebrauch des entsprechenden Medikaments kann hingegen auch ein 10-fach erhöhtes relatives Risiko zumindest aus epidemiologischer Sicht nur von geringer Bedeutung sein.

Kohortenstudien

Kohortenstudien (Cohort Studies oder Follow-up Studies) sind konzeptionell eng mit prospektiven klinischen Studien verwandt, auch wenn sie keine randomisierte Zuordnung der Arzneimittelexposition beinhalten. Diesen vergleichbar werden dabei eine Patientengruppe vom Zeitpunkt der ersten Verschreibung des zu untersuchenden Arzneimittels (exposed cohort) und eine Kontrollgruppe (non-exposed cohort) über die Zeit verfolgt und dabei das absolute Risiko des Auftretens von zu untersuchenden (unerwünschten) Ereignissen (outcomes) bestimmt (Abb. 3.**4**). Die davon betroffenen Patienten werden dann als Fälle (cases) bezeichnet. Das Risiko kann bei gleicher Nachverfolgungszeit aller Patienten für jede Gruppe als Prozentsatz der Patienten mit Auftreten dieser Ereignisse angegeben werden. Bei unterschiedlicher Nachverfolgungszeit kann alternativ eine Inzidenzrate berechnet werden, was allerdings die Annahme eines in etwa gleich bleibenden Risikos über den Untersuchungszeitraum voraussetzt. Aus dem Verhältnis der Prozentsätze bzw. der Inzidenzraten der beiden Gruppen ergibt sich dann das relative Risiko, und aus deren Differenz die der Medikamentenexposition zuzuordnenden zusätzlich aufgetretenen Ereignisse (attributable risk).

Pharmakoepidemiologische Kohortenstudien werden heute fast ausschließlich in automatisierten Datenbanken durchgeführt und können dann in Bezug

Abb. 3.**4** Design von Kohorten- und Fall-Kontroll-Studien mit hypothetischem Beispiel. ▸

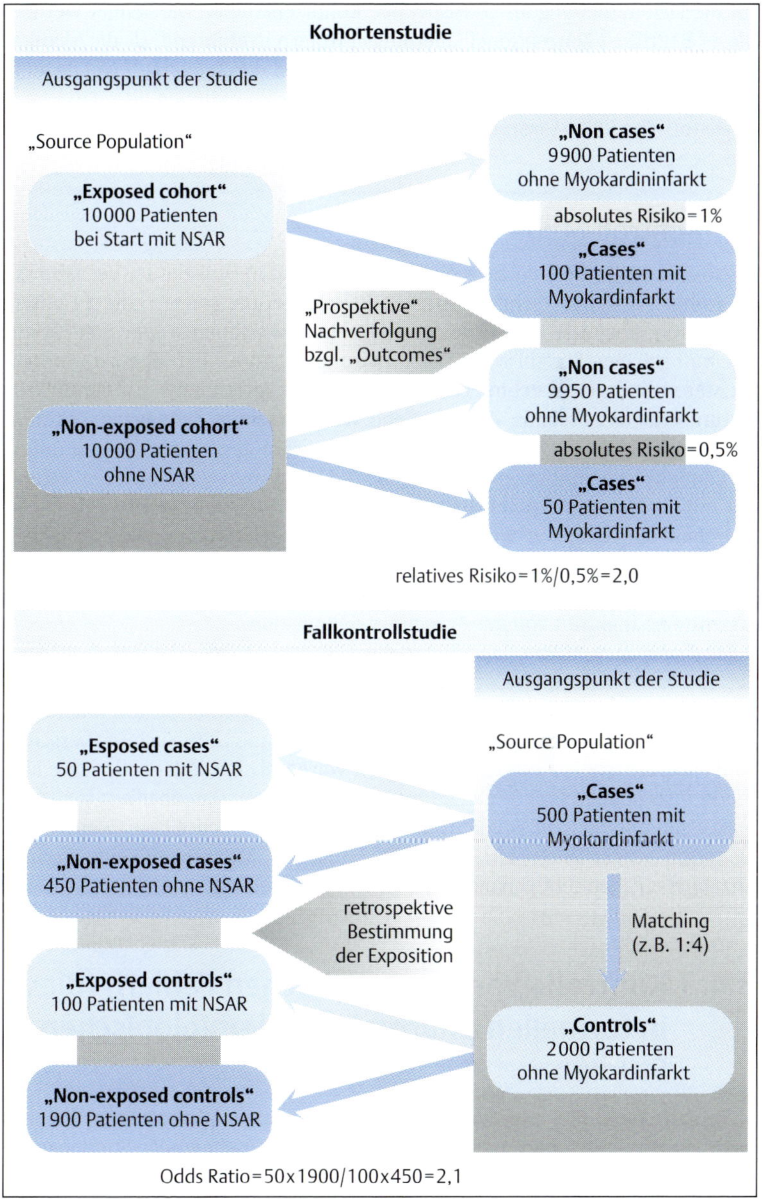
Kohortenstudie
Ausgangspunkt der Studie
„Source Population“
„Exposed cohort“
10000 Patienten
bei Start mit NSAR
„Non-exposed cohort“
10000 Patienten
ohne NSAR
„Prospektive“
Nachverfolgung
bzgl. „Outcomes“
„Non cases“
9900 Patienten
ohne Myokardininfarkt
absolutes Risiko = 1%
„Cases“
100 Patienten mit
Myokardinfarkt
„Non cases“
9950 Patienten
ohne Myokardinfarkt
absolutes Risiko = 0,5%
„Cases“
50 Patienten mit
Myokardinfarkt
relatives Risiko = 1%/0,5% = 2,0
Fallkontrollstudie
Ausgangspunkt der Studie
„Source Population“
„Esposed cases“
50 Patienten mit NSAR
„Non-exposed cases“
450 Patienten ohne NSAR
„Exposed controls“
100 Patienten mit NSAR
„Non-exposed controls“
1900 Patienten ohne NSAR
retrospektive
Bestimmung
der Exposition
„Cases“
500 Patienten mit
Myokardinfarkt
Matching
(z.B. 1:4)
„Controls“
2000 Patienten
ohne Myokardinfarkt
Odds Ratio = 50x1900/100x450 = 2,1

auf die Datenerhebung als retrospektive Kohortenstudien bezeichnet werden. Dieser Begriff ist konzeptionell allerdings insofern irreführend, als die Medikamentenexposition den Anfangspunkt darstellt und der Zeitverlauf von da an ja prospektiv weiterverfolgt wird. Daher werden solche Studien alternativ auch als historische Kohortenstudien bezeichnet.

Fall-Kontroll-Studien

In Fall-Kontroll-Studien (Case-control Studies) sind in Umkehr der Verhältnisse bei Kohortenstudien nicht die Arzneimittelexposition, sondern die zu untersuchenden Ereignisse bzw. Fälle der Ausgangspunkt. Einer Gruppe von Patienten mit solchen Ereignissen (cases) wird eine Kontrollgruppe zugeordnet, meistens mit durch Matching gesicherter gleicher Verteilung bekannter Risikofaktoren für das Ereignis. Anschließend wird für einen definierten Zeitraum vor dem Ereignis, also retrospektiv, die Exposition gegenüber dem zu untersuchenden Arzneimittel festgestellt (Abb. 3.**4**). Aus dem Verhältnis der Patienten mit und ohne Arzneimittelexposition in jeder Gruppe und vergleichend zwischen den Gruppen wird die Odds Ratio (auch Kreuzproduktverhältnis, cross-product ratio) berechnet. Die Odds Ratio ist ein bei seltenen Ereignissen sehr exakter Näherungswert an das relative Risiko für die untersuchten Ereignisse in Abhängigkeit von der Arzneimittelexposition.

Fall-Kontroll-Studien erlauben nur die Berechnung des relativen, nicht aber des absoluten Risikos. Im Gegensatz zu Kohortenstudien haben sie zudem den Nachteil, dass nicht mehrere Ereignisse simultan in einer Studie untersucht werden können. Allerdings erlauben sie die simultane Untersuchung verschiedener Expositionen. Fall-Kontroll-Studien waren als besonders effiziente Methode insbesondere vor Verwendung automatisierter Datenbanken für pharmakoepidemiologische Studien unabdingbar, und auch heute werden sie weiterhin wegen ihrer Effizienz und damit der Möglichkeit, eine geringe Anzahl von Fällen sehr genau zu validieren, durchgeführt.

3.4.3 Kontrolle von systematischen Fehlern (Bias) in formellen pharmakoepidemiologischen Studien

Systematische Fehler werden in Abgrenzung von zufallsbedingten Fehlern auch als Bias bezeichnet und nehmen auch mit zunehmender Studiengröße nicht ab. Um aussagekräftig zu sein, müssen pharmakoepidemiologische Studien dem elementaren Prinzip folgen, welches auch die Grundlage aller experimentellen Forschung bildet: ein zu untersuchender Faktor muss „isoliert" werden, damit anschließend sein Effekt frei vom Einfluss anderer Faktoren und so präzise wie möglich gemessen werden kann. Auch die Verblindung bezüglich der Arzneimittelexposition wird bei der Validierung von Fällen in epidemiologischen Studien zur Kontrolle eines durch den Untersucher bedingten Fehlers verwendet.

Informationsbias beschreibt die Erhebung von nicht korrekten Patienteninformationen. Dieser Fehler kann alle Patienten betreffen (nichtdifferenzieller Informationsbias) oder mit der Arzneimittelexposition assoziiert sein (differenzieller Informationsbias). So kann die Sensitivität, eine bestimmte UAW in einer Datenbank zu identifizieren (z. B. Magenschmerzen), weit unter 100 % liegen, die Exposition kann unterschätzt werden (z. B. gegenüber frei verkäuflichen NSAR) oder ein Ereignis wird fälschlicherweise als UAW klassifiziert, weil alternative Ursachen im Einzelfall nicht ausgeschlossen wurden. Die Folge eines nichtdifferenziellen Informationsbias ist eine durch einen „Verdünnungseffekt" bedingte systematische Unterschätzung der untersuchten Effekte.

Confounding (von lateinisch confundere = verwirren, vermischen) beschreibt die Vermischung des Einflusses der zu untersuchenden Exposition auf den Outcome mit dem Einfluss anderer Faktoren, welche sowohl mit dem Outcome als auch der Exposition assoziiert sind, ohne dabei aber ein Effekt der Exposition zu sein. Confounding ist aufgrund der mangelnden prospektiven Randomisierung die wichtigste Herausforderung für das Design und die Datenanalyse epidemiologischer Studien. Ein Beispiel dazu ist in Abb. 3.**5** dargestellt.

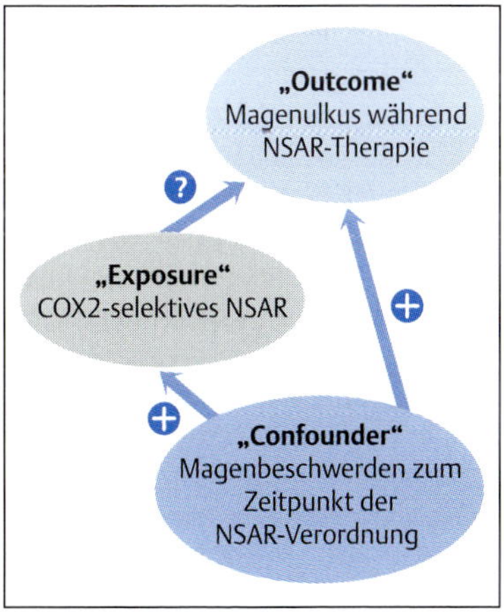

Abb. 3.**5** Konzept und Beispiel zum Problem von Störfaktoren (Confounding) in pharmakoepidemiologischen Studien.

Will man demzufolge untersuchen, ob der Gebrauch von COX2-selektiven NSAR mit einem erhöhten Risiko von Magenulzera assoziiert ist, so muss berücksichtigt werden, dass gerade COX2-selektive NSAR im klinischen Alltag erwartungsgemäß eher Patienten mit bereits vorbestehenden Magenbeschwerden verschrieben werden. Da diese nicht nur mit der Gabe von COX2-selektiven NSAR (der Exposition), sondern auch unabhängig von der NSAR-Therapie mit einem erhöhten Risiko von Magenulzera (dem Outcome in unserem Beispiel) assoziiert sind, wirken sie als ein Confounder. Hier würde dies zu einer Verzerrung der Ergebnisse im Sinne eines zu hoch geschätzten Risikos zuungunsten von COX2-selektiven NSAR führen.

Um Confounder zu kontrollieren, stehen vier prinzipielle Methoden zu Verfügung:

- Restriktion,
- Stratifizierung,
- Matching,
- logistische Regressionsmodelle.

Bei der Restriktion werden Patienten mit Confoundern a priori ausgeschlossen. Bei der Stratifizierung werden Patienten mit und ohne Confoundern erst getrennt analysiert und dann ggf. ein gewichteter Mittelwert der berechneten Risiken, meistens mittels Mantel-Haenszel-Statistik, berechnet. Durch Matching werden Confounder bereits bei der Bildung der Studiengruppen gleichmäßig zwischen diesen verteilt. Multivariate Regressionsmodelle quantifizieren den Einfluss von Confoundern und versuchen diesen nachträglich „herauszurechnen". Man beachte, dass Restriktion, Stratifizierung und Matching eine konzeptionell einfache und daher sehr transparente und robuste Kontrolle des Confounding erlauben. Sie sollten daher generell immer in Ergänzung und vor dem Einsatz von Regressionsmodellen exploriert werden.

Sofern der Einfluss von Störfaktoren nur minimiert, ihr Beitrag als Risikofaktoren aber nicht quantitativ untersucht werden soll, hat sich in den letzten Jahren bei allen Methoden auch der Einsatz von so genannten Propensity Scores als effizientes und robustes Mittel durchgesetzt. Diese fassen im ersten Schritt den Einfluss mehrerer Faktoren auf die „natürliche" Zuteilung zu der exponierten Gruppe oder der Vergleichsgruppe in einer mittels multivariater Regression berechneten Variable zusammen. Im zweiten Schritt kann diese Variable dann bei allen vier Methoden zur Kontrolle des Confounding als Selektionskriterium bzw. in einem Regressionsmodell als Kovariable verwendet werden.

3.5 Clinical Decision Support Systems

M. Egbring, S. Russmann und G. A. Kullak-Ublick

Im Allgemeinen wird unter dem Begriff „Clinical Decision Support System" Software (CDSS-Software) verstanden, welche den Arzt in seiner klinischen Entscheidung bei der Diagnosestellung, Therapieauswahl oder anderen klinischen Maßnahmen unterstützt. Das denkbar einfachste solche System ist das auf Software basierende Merkblatt in der Kitteltasche. Das Merkblatt basiert auf Wissen und ist damit ein wissensbasiertes System im Gegensatz zu nicht wissensbasierten Systemen. Diese Systeme zu differenzieren ist wesentlich für das Grundverständnis ihrer Systemarchitektur und der sich daraus ergebenden Empfehlungen.

Bei wissensbasierten Systemen erfolgt nach der Eingabe medizinischer Daten mittels hinterlegter Regeln und Expertenwissens eine Empfehlung. Die Regeln und das Expertenwissen müssen vorgängig strukturiert erfasst werden.

Ein Beispiel wäre die Ausgabe der Differenzialdiagnosen aufgrund verschiedener Symptome gelistet nach ihrer bedingten Wahrscheinlichkeit. Die mögliche mathematische Berechnung wäre die Wahrscheinlichkeit einer Migräne, wenn Kopfschmerz als Symptom vorhanden ist. Angenommen, Migräne besitzt eine fiktive bekannte Wahrscheinlichkeit von P(M) = 0,1 aufzutreten. Das Symptom Kopfschmerz, ebenfalls bekannt, tritt allgemein bei Migräne mit P(K|M) bei 6 von 8 Patienten auf und ohne Migräne mit P(K|OM) bei 2 von 8 Patienten.

Wahrscheinlichkeit für Kopfschmerz:

$$P(K) = P(M) \times P(K\,|\,M) + P(OM) \times P(K\,|\,OM) = \frac{1}{10} \times \frac{6}{8} + \frac{9}{10} \times \frac{2}{8} = \frac{3}{10} = 0{,}3 \rightarrow 30\,\%$$

Also haben 30% der Patienten Kopfschmerz. Nach dem Satz von Bayes kann mit diesen Angaben die Wahrscheinlichkeit einer Migräne, wenn Kopfschmerz als Symptom vorhanden ist, abgeleitet werden.

Satz von Bayes:

$$P(M\,|\,K) = \frac{P(K\,|\,M) \times P(M)}{P(K)} = \frac{\frac{6}{8} \times \frac{1}{10}}{\frac{3}{10}} = \frac{6}{8} \times \frac{1}{10} \times \frac{10}{3} = 0{,}25 \rightarrow 25\,\%$$

Wenn also ein Patient Kopfschmerzen hat, ist die Ursache in 25% der Patienten eine Migräne. Eine Wahrscheinlichkeitsverteilung für weitere beteiligte Variablen lässt sich durch Bayes-Netzwerke repräsentieren. Bekanntes Wissen hat damit durch Aufbereitung geholfen, zukünftige Situationen besser zu beurteilen.

Anstatt von Berechnungen könnte eine fiktive medikamentöse Therapie durch ein **wissensbasiertes System** auch durch einfache Regeln unterstützt werden. Zum Beispiel WENN: Simvastatin UND Amiodaron, DANN Simvastatin DURCH Pravastatin ERSETZEN, DA Simvastatin und Amiodaron eine unerwünschte Arzneimittelinteraktion besitzt, ABER NICHT Pravastatin und Amiodaron. In diesem Fall sind die Substanznamen das kodierte Vokabular für die Eingabe und notwendig, um die Eingabe automatisch verarbeiten zu können, und eine Therapieumstellung ist die Empfehlung.

Bei **nicht wissensbasierten Systemen** erfolgt nach der Eingabe medizinischer Daten die Ausgabe einer Empfehlung hingegen ohne vorhandene Regeln. Eine strukturierte Erfassung von Wissen muss vorgängig nicht erfolgen, da diese Systeme durch künstliche Intelligenz selbst lernen. Neuronale Netzwerke versuchen über Entscheidungsknoten und gewichtete Verbindungen untereinander biologische Neuronen und Synapsen nachzubilden. Durch Training mit bereits bekannten Symptomen und erstellten Diagnosen wird das System so trainiert und optimiert, dass für neue Patientendaten auf den Lerndaten basierende Prognosen gestellt werden können. Als fiktives Beispiel wird angenommen, dass als Lerndaten aus den Symptomen Kopfschmerz, Aura und Lichtempfindlichkeit ein interdisziplinäres Team von Medizinern eine Wahrscheinlichkeit für die korrekte Diagnose Migräne festlegt. Ein ausreichend trainiertes neuronales Netzwerk kann anhand der Symptome bei einem neuen Patienten mit guter Annäherung diese Wahrscheinlichkeit vorhersagen und damit generalisieren. Der Vorteil eines solchen Systems ist die Fehlertoleranz, und die Tatsache, dass es nicht auf fixen zugrunde liegenden Modellen basiert.

Ein genetischer Algorithmus könnte das Beispiel ebenfalls lösen, aber lernt dabei nicht, sondern entwickelt sich. Ein Algorithmus, also Vorgehen, würde sich ähnlich dem darwinistischen Prinzip rekombinieren und schlechte Annährungen verwerfen.

Unabhängig vom verwendeten System sollten zudem folgende Punkte beachtet werden, um die Risiken in der Anwendung von Clinical Decision Support Systems zu reduzieren und ihre Akzeptanz im klinischen Einsatz zu steigern.

- **Simplizität**: Die klinische Situation wird in Ihrer Komplexität reduziert, wenn einfacher als bisher auf Information zugegriffen werden kann. Dazu gehört, dass die bereitgestellte Information für lokale Bedürfnisse angepasst werden kann. Eine Infrastruktur an verfügbaren und spezialisierten Webservices ist die Grundlage dafür, dass bestehende Applikationen Informationen konsumieren können und nicht der Anwender neue Applikationen erlernen muss.

- **Ausrichtung auf Empfehlungen**: Das alleinige Anzeigen des Problems oder einer Analyse reicht nicht als Entscheidungsunterstützung aus und ist sogar kontraproduktiv für das Lösungsverhalten. Durch alleiniges Aufzeigen von Fehlern wird zunächst die Verunsicherung bestärkt. Es sollten daher im Idealfall die Alternativen nach ihrer Wertigkeit nachvollziehbar gelistet werden, wohingegen die intellektuelle Aufarbeitung des eigentlichen Problems weiterhin beim Arzt bleiben sollte. Dadurch wird die Situation vermieden, dass dem System blind vertraut wird.
- **Implementierung in den Prozessablauf.** Die Informationen sind im Prozessablauf hinterlegt, damit auch nicht bekannte Informationen genutzt werden. Die Verfügbarkeit von Information wird subtil im Arbeitsablauf visualisiert, da Bilder schneller als geschriebenes Wort verstanden werden. Das erste Beispiel-Merkblatt ist in den Arbeitsablauf integriert, da es in der Kitteltasche mitgenommen wird, und es müsste jedes Mal nur leuchten, wenn ein Schlüsselwort fällt.

Beispiele zeigen Abb. 3.**6** und Abb. 3.**7**. Elektronische Entscheidungsunterstützung ist wie ein Navigationssystem für schwieriges Gelände. Ein Ziel soll ohne große Umwege erreicht werden. Je mehr für die spezifische Situation relevante Information angezeigt werden kann, desto besser.

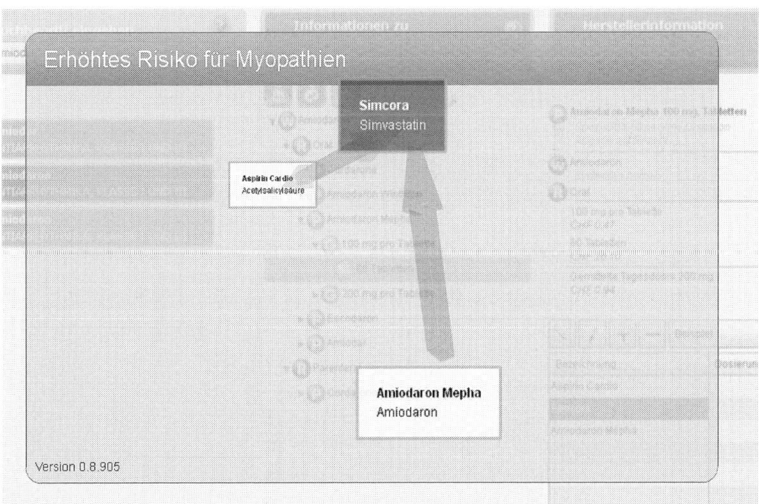

Abb. 3.**6** Folgendes Fallbeispiel aus dem Rezeptservice EPha.ch illustriert eine regelbasierte Entscheidungsunterstützung für eine Arzneimittelkombination. Für die drei beteiligten Substanzen werden die Interaktionen untereinander visualisiert.

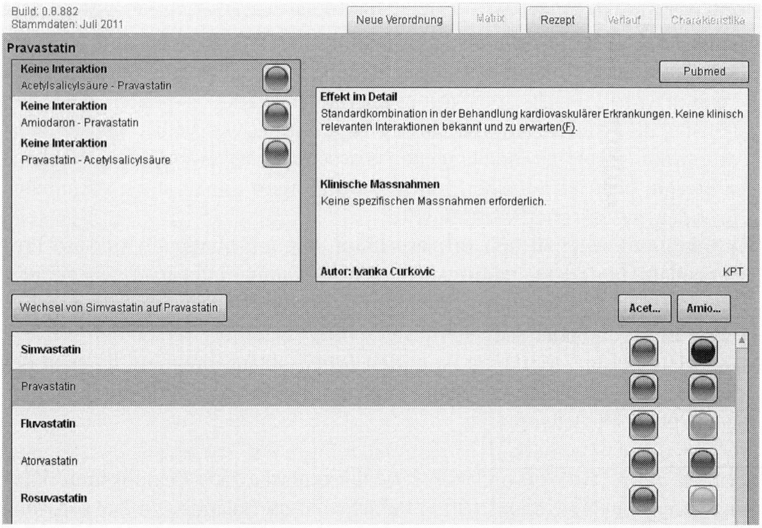

Abb. 3.**7** Für eine Interaktion, in diesem Beispiel Simvastatin und Amiodaron, werden Therapiealternativen in einer Matrix demonstriert. Die Farben visualisieren ähnlich einer Ampel den Schweregrad der Interaktion. Der Arzt erkennt die mögliche Alternative Pravastatin und kann die Therapie optimieren.

II Spezieller Teil

4 Arzneitherapie kardiovaskulärer Erkrankungen

C. Schindler und W. Kirch

Kardiovaskuläre Erkrankungen manifestieren sich hauptsächlich als Folge der arteriellen Hypertonie in Kombination mit weiteren kardiovaskulären Risikofaktoren, z.B. Rauchen oder Fettstoffwechselstörungen. In der Folge entstehen als Komplikationen oftmals Atherosklerose, Koronare Herzkrankheit (KHK) und Herzinsuffizienz.

4.1 Hochdruckbehandlung

Zur Behandlung der arteriellen Hypertonie werden Antihypertensiva eingesetzt, um erhöhte Blutdruckwerte (> 140/90 mmHg) zu senken bzw. zu normalisieren. Es handelt sich bei der medikamentösen antihypertensiven Behandlung in der Regel um eine symptomatische, aber nicht um eine kausale Therapie. Die Patientencompliance ist Voraussetzung, um auf lange Sicht die Hypertonie zu kontrollieren und kardiovaskuläre und renale Komplikationen zu verhindern. Abb. 4.**1** zeigt das Vorgehen und die Stufen bei der antihypertensiven Therapie nach den aktuellen Therapieempfehlungen der Arzneimittelkommission der Deutschen Ärzteschaft (2004).

4.2 Therapie der Koronaren Herzkrankheit

Im Mittelpunkt der Therapie der koronaren Herzkrankheit steht die Behandlung und Prophylaxe der Angina pectoris. Bei der Wirkstoffauswahl zur Behandlung der KHK sind neben der Beachtung der Kontraindikationen folgende Kriterien zu beachten:

- Beleg der Wirksamkeit anhand klinischer Endpunkte, d.h. Reduktion von Morbidität und Letalität
- Eignung von Wirkungsmechanismus und Wirkungsprofil für die individuelle Indikationsstellung
- Individuelle Wirkung und Verträglichkeit
- Patientenpräferenzen für individuelle Therapieziele

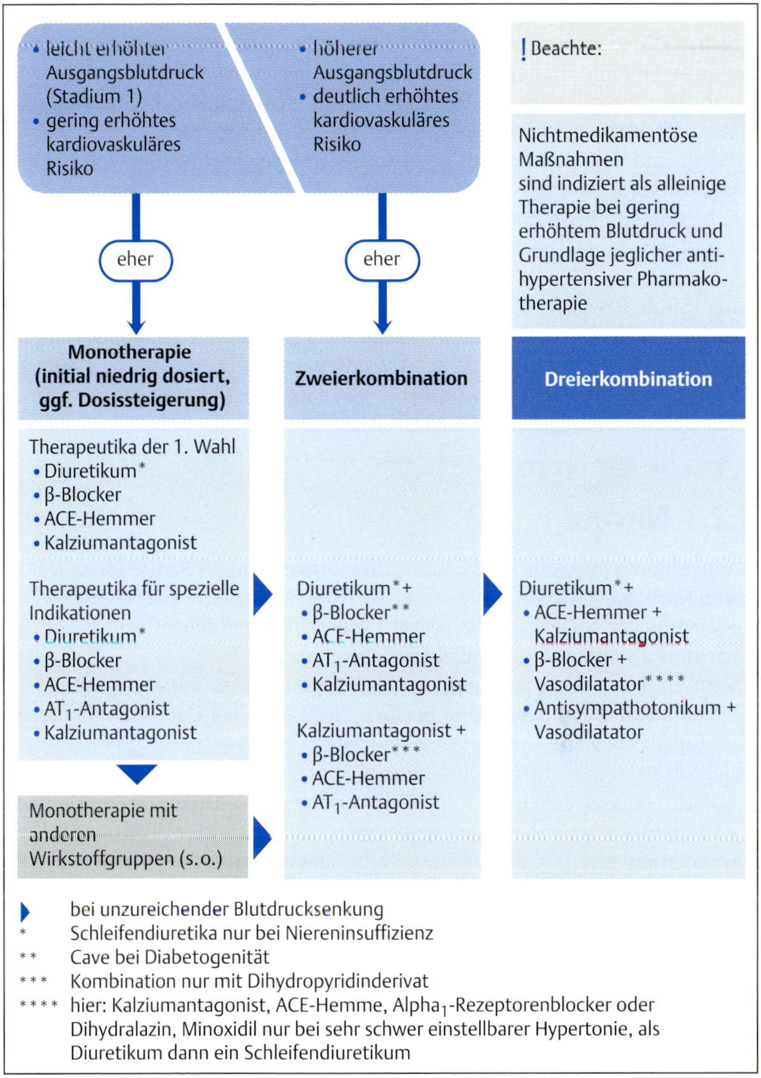

Abb. 4.1 Stufen bei der antihypertensiven Therapie nach den aktuellen Therapieempfehlungen der Arzneimittelkommission der Deutschen Ärzteschaft (AKDÄ). Beachte: Nicht medikamentöse Maßnahmen sind indiziert als alleinige Therapie bei gering erhöhtem Blutdruck und Grundlage jeglicher antihypertensiven Pharmakotherapie.

Gemäß der Leitlinie der Deutschen Gesellschaft für Kardiologie DGK (Dietz u. Rauch 2003) zielt die medikamentöse Behandlung der koronaren Herzkrankheit in erster Linie auf folgende Ziele ab:

- Reduktion der kardiovaskulären Morbidität, insbesondere Vermeidung von Herzinfarkten und der Entwicklung einer Herzinsuffizienz.
- Erhalt und Verbesserung der Lebensqualität durch Vermeidung von Angina-pectoris-Beschwerden
- Erhaltung der Belastungsfähigkeit
- Reduktion der Sterblichkeit

Im Folgenden werden die Empfehlungen der Nationalen Versorgungsleitlinie „Chronische KHK“ von Bundesärztekammer, Kassenärztlicher Bundesvereinigung und AWMF zusammenfassend wiedergegeben (Gemeinsame Nationale Versorgungsleitlinie „Chronische KHK“ von Bundesärztekammer, Kassenärztlicher Bundesvereinigung und AWMF 2010).

4.2.1 Nitrate

- Senkung des myokardialen Sauerstoffverbrauchs durch Reduktion von Vor- und Nachlast.
- Patienten mit stabiler Angina pectoris sollten über ein schnell wirkendes Nitrat zur Kupierung akuter Anfälle verfügen.
- Kein Einfluss auf die Prognose der KHK. Einsatz daher nur zur symptomatischen Behandlung der Angina pectoris. Indikation bei Dauertherapie regelmäßig überprüfen.
- Bei Nitrattoleranz Nitrat-freies Intervall in Erwägung ziehen.
- Vorsicht bei Aortenklappenstenose, hypertrophisch obstruktiver Kardiomyopathie (HOCM) oder bei Volumenmangel.
- Interaktion mit PDE-5-Hemmern (z. B. Sildenafil) kann zu lebensbedrohlichem Blutdruckabfall führen.
- Molsidomin hat eine den Nitraten vergleichbare antianginöse Wirkung.

4.2.2 β-Rezeptorenblocker

- Senken den kardialen Sauerstoffbedarf.
- Sind zur Verminderung von Angina-pectoris-Symptomen und zur Verbesserung der Belastungstoleranz indiziert.
- Senken nach Myokardinfarkt nachweislich die Sterblichkeit.
- KHK- und Herzinsuffizienz-Patienten sollen mit β-Blockern behandelt wer-

den (Reduktion der Sterblichkeit gesichert für: Bisoprolol, Carvedilol, Metoprolol).

4.2.3 Kalziumkanalblocker

- Keine Senkung der KHK-Morbidität für kurzwirksame Kalziumkanalblocker.
- Langwirksame Kalziumkanalblocker (z. B. Amlodipin) senken die Morbidität bei Patienten mit KHK und Hypertonus.
- Können als Medikamente der 2. Wahl zur Blutdrucksenkung und zur symptomatischen Behandlung der Angina pectoris eingesetzt werden.
- Bei symptomatischer Behandlung der Angina pectoris: Indikation im Rahmen einer Dauertherapie regelmäßig überprüfen.
- Dihydropyridine sind im Zeitraum bis zu 4 Wochen nach Infarkt und bei instabiler Angina pectoris kontraindiziert.

4.2.4 Thrombozytenaggregationshemmer

- Wirken über ihre aggregationshemmende Wirkung antithrombotisch.
- Alle Patienten mit KHK sollten mit einem Thrombozytenaggregationshemmer behandelt werden.
- ASS 100 mg p. o. ist das Mittel der ersten Wahl.
- Bei Unverträglichkeiten oder Kontraindikationen kann Clopidogrel eingesetzt werden.
- Für ASS konnte bei Patienten mit hohem atherogenem Risiko oder KHK eine Reduktion nicht tödlicher Myokardinfarkte und Schlaganfälle sowie der vaskulären und der gesamten Sterblichkeit belegt werden.
- Keine Wirksamkeitsunterschiede im Dosisbereich 75–325 mg/d.

4.2.5 Cholesterinsenkende Medikamente

- Statine (HMG-CoA-Reduktasehemmer) sind Therapeutika der 1. Wahl, da für sie eine Reduktion der kardiovaskulären Morbidität und Mortalität bei Patienten mit KHK belegt ist.
- Auch das Herzinfarkt- und Schlaganfallrisiko von Patienten mit hohem vaskulären Risiko und LDL-Cholesterin < 100 mg/dl (< 2,6 mmol/l) kann durch Statine gesenkt werden.
- Alle Patienten mit KHK profitieren von einer Behandlung mit Statinen – unabhängig von der Höhe der Blutfettwerte.

- Andere Lipidsenker (Fibrate, Anionenaustauscher, Nikotinsäurederivate) sind Medikamente der 2. Wahl (Datenlage schlechter als für Statine).

4.2.6 ACE-Hemmer, AT1-Rezeptorantagonisten

- Alle Patienten mit Linksherzinsuffizienz sollen aufgrund der belegten Senkung der Mortalität und Morbidität mit einem ACE-Hemmer behandelt werden.
- Alle Patienten nach Myokardinfarkt mit Linksherzinsuffizienz sollen aufgrund der belegten Senkung der Mortalität und Morbidität mit einem ACE-Hemmer behandelt werden.
- Bei Patienten mit erhöhtem vaskulären Risiko und Hypertonie reduzieren ACE-Hemmer die Morbidität und Sterblichkeit.
- Im Gegensatz zu β-Blockern reduzieren ACE-Hemmer/AT1-Rezeptorblocker jedoch nicht die Angina-pectoris-Beschwerden. Daher: Medikamente der 2. Wahl zur Blutdrucksenkung bei Patienten mit KHK und normaler kardialer Pumpfunktion

4.2.7 Arzneimittel mit fehlendem Wirksamkeitsnachweis

- Chelattherapie
- Homöopathie
- Phytotherapie
- Peri- und postmenopausale Hormontherapie
- Vitaminsupplementierung
- Sauerstofftherapie

4.3 Herzinsuffizienzbehandlung

Die chronische Herzinsuffizienz ist eine der häufigsten Erkrankungen in den westlichen Industrieländern mit weltweit geschätzten 15 Mio Erkrankten. Die altersabhängig zunehmende Prävalenz und Inzidenz führt zu vermehrter Hospitalisierung mit steigenden Kosten für das Gesundheitssystem. Die Prognose von Patienten mit manifester chronischer Herzinsuffizienz ist eingeschränkt und mit einer hohen Sterblichkeit verbunden. Die häufigste Ursache der chronischen Herzinsuffizienz in den Industrieländern ist die arterielle Hypertonie

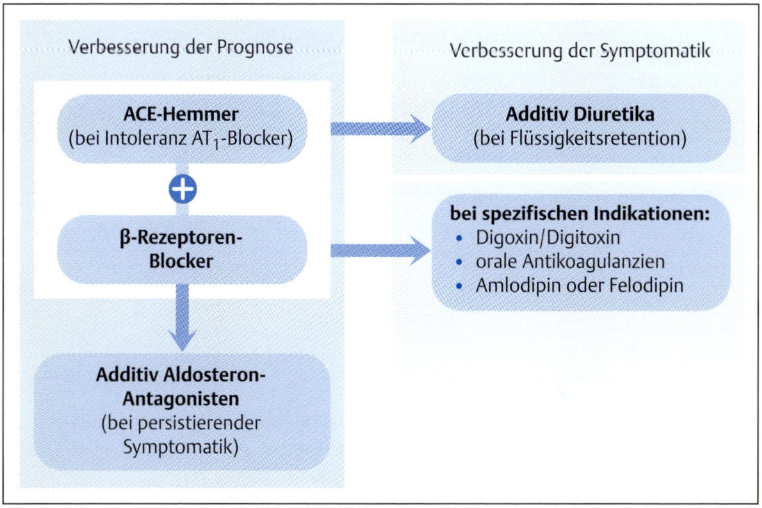

Abb. 4.**2** Medikamentöse Stufentherapie nach NYHA-Klassen bei systolischer Herzinsuffizienz (Quelle: Gemeinsame nationale Versorgungsleitlinie „Chronische Herzinsuffizienz“ 2010)

mit der häufigen Folge einer koronaren Herzerkrankung (54–70%). Bei bis zu 20% der Patienten liegt der chronischen Herzinsuffizienz eine isolierte arterielle Hypertonie zugrunde. Weitere, seltene Ursachen sind Myo- und Endokarditiden, Herzvitien und Kardiomyopathien. Im Mittelpunkt der chronischen Herzinsuffizienz steht die ventrikuläre Funktionsstörung, wobei 60% der Patienten eine systolische Dysfunktion mit einer Ejektionsfraktion von <40% haben (Tab. 4.**1**, Abb. 4.**2**), wohingegen bei 30–40% der Patienten eine diastolische Funktionsstörung mit erhaltener systolischer Pumpfunktion zugrunde liegt.

Literatur

Therapieempfehlungen der Arzneimittelkommission der Deutschen Ärzteschaft 2004. Arterielle Hypertonie. 2. Auflage Arzneiverordnung in der Praxis (AVP)

Dietz R, Rauch B. Leitlinie zur Diagnose und Behandlung der chronischen koronaren Herzerkrankung der Deutschen Gesellschaft für Kardiologie – Herz- und Kreislaufforschung (DGK). Z Kardiol 2003; 92: 501–521

Tab. 4.**1** Pharmakotherapie bei systolischer Herzinsuffizienz (Quelle: Gemeinsame nationale Versorgungsleitlinie „Chronische Herzinsuffizienz" 2010).

Arzneimittel		**NYHA I (Asymptomatische LV-Dysfunktion)**	**NYHA II**	**NYHA III**	**NYHA IV**
ACE-Hemmer		Indiziert	Indiziert	Indiziert	Indiziert
β-Rezeptorenblocker		nach Myokardinfarkt** bei Hypertonie**	Indiziert*	Indiziert*	Indiziert*
Diuretika	Schleifendiuretika	– –	Bei Flüssigkeitsretention	Indiziert	Indiziert
	Thiazide	bei Hypertonie	Bei Flüssigkeitsretention	Indiziert***	Indiziert***
Aldosteron-Antagonisten		– –	Nach Myokardinfarkt	Indiziert (bei persistierender Symptomatik)	Indiziert (bei persistierender Symptomatik)
AT1-Rezeptorblocker		Bei ACE-Hemmer-Intoleranz	bei ACE-Hemmer-Intoleranz	bei ACE-Hemmer-Intoleranz	bei ACE-Hemmer-Intoleranz
Herzglykoside		• Bei chronischem, tachyarrhythmischem Vorhofflimmern • Bei Sinusrhythmus nur als Reservemittel****			
Antikoagulanzien		Bei Vorhofflimmern oder spezifischen Bedingungen*****			
Amlodipin und Felodipin		Bei therapierefraktärer arterieller hypertonie oder Angina pectoris			

* *Nur bei stabilen Patienten, langsam einschleichend unter engmaschiger Kontrolle, Kontraindikationen nur bei dekompensierter Herzinsuffizienz*

** *Gemäß Leitlinien zur Hypertonie und KHK*

*** *Zur Potenzierung der Schleifendiuretikawirkung*

**** *Mit niedrigem Zielserumspiegel*

***** *s. Statement 6–15 zur antikoagulativen Therapie*

Gemeinsame Nationale Versorgungsleitlinie „Chronische KHK“ von Bundesärztekammer, Kassenärztlicher Bundesvereinigung und AWMF. Version 1.10, Dezember 2010
Gemeinsame Nationale Versorgungsleitlinie „Chronische Herzinsuffizienz“ von Bundesärztekammer, Kassenärztlicher Bundesvereinigung und AWMF. Version 1.3, November 2010

Monografien

β-Blocker

Metoprolol

Indikationen
Arterielle Hypertonie, koronare Herzkrankheit, Herzinsuffizienz, essenzieller Tremor, tachykarde und supraventrikuläre Herzrhythmusstörungen, Hyperthyreose, Migräneprophylaxe.

Wirkung und Nutzen
Herzfrequenzsenkung, kardiale Kontraktilitätsminderung, Verlängerung der atrioventrikulären Überleitungszeit, Verlängerung der Überlebenszeit nachgewiesen für Gabe bei Herzinsuffizienz und Gabe bei koronarer Herzkrankheit.

Dosierung/Hinweise
Initial 25–200 mg Metoprolol peroral, danach schrittweise Dosissteigerung bis gewünschter Effekt eintritt, maximal 300 mg tgl.; Dosisanpassung bei schwerer Leberinsuffizienz erforderlich.

Elimination und Metabolisierung
Zu über 90 % hepatische Metabolisierung (CYP2D6), ausgeprägter First-pass-Effekt; Elimination überwiegend renal (95 %).

Unerwünschte Wirkungen
Bradykardie und AV-Blockierungen, Herzinsuffizienz, Benommenheit, Depression, erektile Dysfunktion, arterielle Durchblutungsstörungen, Bronchokonstriktion.

Wechselwirkungen
Digitalisglykoside, Verapamil, Diltiazem (Bradykardie), Clonidin (Hypotonie), Antidiabetika inkl. Insulin (Hypoglykämie).

Geeignete Kombinationen	Diuretika (z. B. Hydrochlorothiazid [HCT]), ACE-Hemmer bzw. AT1-Rezeptorblocker, Vasodilatoren (z. B. Kalzium-Antagonist retardiert vom Dihydropyridintyp [Amlodipin, Felodipin]).
Schwangerschaft und Stillzeit	Antihypertensivum der Wahl in der Schwangerschaft, Bradykardie beim gestillten Kind möglich.

Bisoprolol

Indikationen	Arterielle Hypertonie, Koronare Herzkrankheit, Herzinsuffizienz, essenzieller Tremor, tachykarde und supraventrikuläre Herzrhythmusstörungen, Hyperthyreose.
Wirkung und Nutzen	Herzfrequenzsenkung, kardiale Kontraktilitätsminderung, Verlängerung der atrioventrikulären Überleitungszeit, Verlängerung der Überlebenszeit nachgewiesen für Gabe bei Herzinsuffizienz und Gabe bei koronarer Herzkrankheit.
Dosierung/Hinweise	2,5–20 mg Bisoprolol täglich p. o.; Dosisanpassung bei Niereninsuffizienz (2,5–10 mg/d); auch bei schwerer Leberfunktionsstörung Initialdosis von 2,5 mg täglich wählen und auf eine maximale Tagesdosis von 10 mg auftitrieren.
Elimination und Metabolisierung	50 % hepatische Metabolisierung (CYP3A4 und 2D6), 50 % unveränderte renale Ausscheidung, Ausscheidungsverzögerung bei Nierenfunktionseinschränkung.
Unerwünschte Wirkungen	Bradykardie und AV-Blockierung, Herzinsuffizienz, Benommenheit, Depression, erektile Dysfunktion, arterielle Durchblutungsstörung, Bronchokonstriktion.
Wechselwirkungen	Digitalisglykoside, Verapamil, Diltiazem (Bradykardie) Clonidin (Hypotonie).
Geeignete Kombinationen	Diuretika (z. B. HCT), ACE-Hemmer bzw. AT1-Rezeptorblocker, Vasodilatoren (z. B. Kalzium-Antagonist retardiert vom Dihydropyridintyp [Amlodipin, Felodipin]).
Schwangerschaft und Stillzeit	Keine Untersuchungen.

Weitere relevante β-Blocker

- **Sotalol:** β-Blocker und Klasse-III-Antiarrhythmikum
- **Nebivolol:** Kurzwirksamer β-Blocker, vasodilatierende Eigenschaften
- **Carvedilol:** Kombinierter α_1-, β_1- und β_2-Blocker mit vasodilatierenden Eigenschaften
- **Atenolol:** Hydrophile Substanz, evtl. bradykardisierend

Kalziumkanalblocker

Verapamil (Phenylalkylamine)

Indikationen	Paroxysmale supraventrikuläre Tachykardie; Vorhofflimmern/-flattern mit schneller AV-Überleitung (außer bei WPW-Syndrom); Hypertonie; chronisch stabile und instabile Angina pectoris (Belastungsangina); Prinzmetal-Angina; Angina nach Myokardinfarkt bei Patienten ohne Herzinsuffizienz, wenn β-Blocker nicht indiziert sind.
Wirkung und Nutzen	Negativ chrono-, dromo- und inotrop, Verlängerung der AV-Überleitung; Abnahme der Kontraktilität durch Blockierung des langsamen Ca^{2+}-Einstroms; Abnahme des totalen peripheren Widerstands, periphere Vasodilatation, Nachlastsenkung, Verminderung des O_2-Verbrauchs; Wirkungsschwerpunkt: Myokard, Erregungsbildung (Sinusknoten) und Erregungsleitung (AV-Knoten).
Dosierung/Hinweise	**Supraventrikuläre Arrhythmien:** initial 5 mg i.v., nach 5–10 min ggf. wiederholen; danach Dauertropfinfusion mit 5 mg/h in isotonischer NaCl-Lösung möglich bis zu einer Gesamtdosis von 100 mg/d. **KHK:** 120 mg–480 mg/d p.o. auf 3–4 Gaben verteilt. **Arterielle Hypertonie:** 120–360 mg/d p.o. auf 3–4 Gaben verteilt. Dosisreduktion bei Leberinsuffizienz um 20–50 % der normalen Dosis.
Elimination und Metabolisierung	Metabolisierung über die Leber, ausgeprägter First-pass-Effekt, Bioverfügbarkeit nur 20 %, Plasmaproteinbindung 90 %, Dosisreduktion bei Leberinsuffizienz erforderlich.

Unerwünschte Wirkungen	Bradykardie, AV-Blockierung, Hypotension, Kopfschmerzen, Schwindel, Obstipation.
Wechselwirkungen	Digitalisglykoside: Erhöhung der Plasmakonzentration. β-Blocker: Bradykardie, AV-Blockierung, Inhibition von CYP3A4 und P-Glykoprotein, Aliskiren.
Schwangerschaft und Stillzeit	Kalzium-Antagonist der Wahl in der Schwangerschaft, wenn antiarrhythmischer Effekt gewünscht ist. Kann zur antiarrhythmischen Therapie in der Stillzeit verwendet werden.

Diltiazem (Benzothiazepine)

Indikationen	Stabile und instabile Angina pectoris, arterielle Hypertonie.
Wirkung und Nutzen	Negativ chrono-, dromo- und inotrop, arterielle Vasodilatation (geringere Vasodilatation als Nifedipin, geringer kardiodepressiv als Verapamil.
Dosierung/Hinweise	3-mal tgl. 60 mg p. o., maximal 360 mg/d. Retardiert: 2-mal tgl. 90 mg, maximal 360 mg/d; Dosisreduktion bei Leberinsuffizienz empfohlen, wobei eine Tagesdosis von 90 mg nicht überschritten werden sollte.
Elimination und Metabolisierung	Ausgeprägter First-pass-Metabolismus, nahezu vollständig hepatische Metabolisierung (CYP3A4), Ausscheidung in Form konjugierter Metaboliten zu 70 %, unmetabolisiert <4 % über die Nieren, Rest über Fäzes.
Unerwünschte Wirkungen	Kopfschmerz, Flush, periphere Ödeme, Bradykardie, AV-Blockierung, Hypotension, Obstipation (seltener als bei Verapamil).
Wechselwirkungen	β-Blocker, Digitalis, Theophyllin, Carbamazepin, Cimetidin.
Schwangerschaft und Stillzeit	Besser erprobte Alternativen: Nifedipin und Verapamil; falls diese nicht infrage kommen als Reserve akzeptabel.

Nifedipin (kurzwirksame Dihydropyridine)

Indikationen	Arterielle Hypertonie, hypertensiver Notfall (Mittel der Wahl), Angina pectoris (Prinzmetal-Angina), Raynaud-Syndrom.
Wirkung und Nutzen	Starke und schnell einsetzende arterielle Vasodilatation (Cave: sympathische Gegenregulation mit Herzfrequenzanstieg).
Dosierung/Hinweise	3-mal tgl. 5–10 mg p. o., maximal 60 mg/d; hypertensiver Notfall: 1-mal 10 mg Zerbeißkapsel, nach 30 min wiederholbar; Dosisreduktion bei Leber- und Niereninsuffizienz.
Elimination und Metabolisierung	Ausgeprägter First-pass-Metabolismus, nahezu vollständig hepatische Metabolisierung (CYP3A4), Ausscheidung in Form konjugierter Metaboliten zu 70 %, unmetabolisiert <4 % über die Nieren, Rest über Fäzes.
Unerwünschte Wirkungen	Kopfschmerz, Flush, periphere Ödeme, Bradykardie, AV-Blockierung, Hypotension, Obstipation (seltener als bei Verapamil).
Wechselwirkungen	β-Blocker, Digitalis, Theophyllin, Carbamazepin, Cimetidin.
Schwangerschaft und Stillzeit	Besser erprobte Alternativen: α-Methyldopa und Metoprolol; kann als Mittel der 2. Wahl in der Schwangerschaft eingesetzt werden; gehört zu Kalzium-Antagonisten der Wahl in der Stillzeit.

Amlodipin (retardierte Dihydropyridine)

Indikationen	Arterielle Hypertonie, Angina pectoris.
Wirkung und Nutzen	Protrahierte arterioläre Vasodilatation ohne sympathoadrenerge Gegenregulation, antiischämisch.
Dosierung/Hinweise	1- bis 2-mal 5 mg/d p. o.; Dosisreduktion bei Leberinsuffizienz.

Elimination und Metabolisierung	Metabolisierung über CYP3A4, Verstoffwechslung zu inaktiven Metaboliten, die zu 60% über den Urin ausgeschieden werden; 10% der Substanz werden unverändert ausgeschieden.
Unerwünschte Wirkungen	Schwindel, Kopfschmerzen, Knöchelödeme (10,8%), Erythem mit Wärmegefühl (Gesicht), Palpitationen, Hypotonie.
Wechselwirkungen	Vorsicht bei gleichzeitiger Anwendung mit Induktoren oder Inhibitoren von CYP3A4; Amiodaron (Verstärkung des negativ inotropen Effekts).
Geeignete Kombinationen	Diuretika (z. B. HCT), ACE-Hemmer, AT1-Blocker, β-Blocker.
Schwangerschaft und Stillzeit	Besser erprobte Alternativen bevorzugen, z. B. Nifedipin.

Weitere relevante Dihydropyridine

- **Felodipin:** Nur bei Hypertonie, UAW: Reflextachykardie
- **Nitrendipin**: Nur bei Hypertonie
- **Nimodipin:** Hohe Lipophilie → Überwindung der Blut-Hirn-Schranke, nur bei hirnorganischen Leistungsstörungen im Alter indiziert
- **Lercanidipin:** Nur bei Hypertonie, Anreicherung in Biomembranen, graduelle Gefäßerweiterung, geringe BV → Einnahme vor dem Essen

RAAS-Inhibitoren

Ramipril

Indikationen	Arterielle Hypertonie, Senkung der Morbidität und Mortalität bei atherothrombotischen kardiovaskulären Erkrankungen, Diabetes mellitus mit weiteren Risikofaktoren; beginnende und manifeste glomeruläre diabetische Nephropathie mit Mikro- oder Makroalbuminurie, symptomatische Herzinsuffizienz, Sekundärprävention nach Myokardinfarkt.

Wirkung und Nutzen

Absenkung des peripheren arteriellen Widerstands, Blutdrucksenkung, Abnahme der Aldosteronsekretion, Verminderung der Natrium- und Wasserresorption in der Niere, Hemmung bzw. Rückbildung der Myokard- und Gefäßhypertrophie, Verhinderung des Remodelling nach Myokardinfarkt, Verbesserung der linksventrikulären Pumpfunktion nach Myokardinfarkt, Nephroprotektion, Verlängerung der Überlebenszeit bei Herzinsuffizienz.

Dosierung/Hinweise

2,5 bis maximal 10 mg/d p.o., Dosis einschleichen (Orthostase); Dosisreduktion bei Niereninsuffizienz: 1,25 mg 2-mal/d bis 2-mal 2,5 mg/d p.o.; bei Leberfunktionsstörung vorsichtig dosieren, wobei eine Tagesdosis von 2,5 mg nicht überschritten werden sollte.

Elimination und Metabolisierung

Vollständige Metabolisierung zu Ramiprilat; Diketopiperazinsäure und Glucuroniden. Ausscheidung der Metaboliten überwiegend renal.

Unerwünschte Wirkungen

Überschießende Hypotension, Kopfschmerzen, Schwindel, Hyperkaliämie, Verschlechterung der Nieren- bzw. Leberfunktion, trockener Reizhusten (8–12 %), Neutropenie/Agranulozytose, makulopapulöses Exanthem, gastrointestinale Unverträglichkeit (Durchfall, Übelkeit, Erbrechen).

Wechselwirkungen

Medikamente, die das Serumkalium erhöhen, Lithiumsalze (erhöhte Toxizität von Lithium), Antidiabetika inkl. Insulin (Hypoglykämie), NSAR (Nierenfunktionsstörung).

Geeignete Kombinationen

HCT, Piretanid, retardiertes Dihydropyridin (z. B. Amlodipin).

Schwangerschaft und Stillzeit

In der gesamten Schwangerschaft kontraindiziert; keine ausreichenden Erfahrungen in der Stillzeit, es können lange eingeführte ACE-Hemmstoffe, wie z. B. Captopril, Enalapril oder Benazepril, in der Stillzeit verordnet werden, wenn andere Substanzen nicht wirksam sind.

Weitere relevante ACE-Hemmer

- **Captopril:** Kurze HWZ → 3-mal tägliche Gabe → keine Therapierelevanz mehr
- **Enalapril:** Für hypertone Kinder ab 6 Jahren, Wirkung auch bei niedrigen Reninspiegeln
- **Fosinopril:** Duale Ausscheidung

Candesartan

Indikationen	Arterielle Hypertonie, chronische Herzinsuffizienz, eingeschränkte LV-Funktion (≤40%).
Wirkung und Nutzen	Vasodilatation, dosisabhängige langanhaltende Blutdrucksenkung, verminderte Aldosteronsekretion mit reduzierter Natrium- und Wasserretention, Nephroprotektion, urikosurischer Begleiteffekt, Senkung der Mortalität bei Herzinsuffizienz.
Dosierung/Hinweise	8 bis maximal 32 mg/d p.o.; Dosisanpassung bei Niereninsuffizienz: 8 mg/d.
Elimination und Metabolisierung	Zum größten Teil unverändert über Urin und Galle, ein geringer Prozentsatz der Substanz wird in der Leber verstoffwechselt.
Unerwünschte Wirkungen	Gesamtinzidenz von UAWs mit Plazebo vergleichbar. Schwindel, Kopfschmerzen, Hypotonie, Hyperkaliämie, Nierenfunktionsstörungen.
Wechselwirkungen	Medikamente, die das Serumkalium erhöhen, Lithiumsalze (erhöhte Toxizität von Lithium), NSAR.
Geeignete Kombinationen	HCT, Piretanid, retardiertes Dihydropyridin (z. B. Amlodipin), β-Blocker.
Schwangerschaft und Stillzeit	In der gesamten Schwangerschaft kontraindiziert; sollte auch in der Stillzeit gemieden werden.

Weitere relevante AT1-Rezeptorblocker

- **Losartan:** Für hypertone Kinder ab 6 Jahre, in der LIFE-Studie Senkung des Schlaganfall- und Herzinfarktrisikos sowie geringeres Auftreten von Diabetes mellitus belegt, in der RENAAL-Studie Reduktion der Proteinurie bei Typ-2-Diabetes mellitus nachgewiesen.
- **Valsartan:** Für hypertone Kinder ab 6 Jahre, die VALIANT-Studie begründete Einsatz nach einem vor kurzem aufgetretenen Herzinfarkt, VALUE-Studie zeigte Reduktion neu auftretender Diabetes-mellitus-Erkrankungen, in der MARVAL-Studie Senkung der Albuminexkretion über Urin bei Typ-2-Diabetes mellitus nachgewiesen.
- **Irbesartan:** In der IDNT-Studie Verminderung des Fortschreitens einer Nierenerkrankung bei Niereninsuffizienz belegt.
- **Telmisartan:** Höchste AT1-Rezeptoraffinität, stark lipophil, längste Plasmahalbwertzeit, ONTARGET-Studie zeigte Nichtunterlegenheit zu Ramipril bzgl. Schlaganfall- und Herzinfarktprotektion sowie Endorganschäden bei Diabetes mellitus.
- **Eprosartan:** Nur bei Hypertonie indiziert, ohne Biphenylstruktur, kurze Halbwertzeit, hohe AT1-Rezeptoraffinität, blockiert auch präsynaptische AT1-Rezeptoren, Beeinflussung des sympathischen Nervensystems, die MOSES-Studie zeigte eine Senkung der Mortalität nach zerebro- und kardiovaskulärem Ereignis.
- **Olmesartan:** In MORE-Studie wurde Reduktion von Karotis-Plaques belegt.

Aliskiren

Indikationen	Arterielle Hypertonie.
Wirkung und Nutzen	Blutdrucksenkung, Blockade des RAAS am Aktivierungspunkt, Senkung der Plasmareninaktivität (PRA).
Dosierung/Hinweise	150 bis maximal 300 mg/d p. o.
Elimination und Metabolisierung	Bioverfügbarkeit 2,5 %. Unveränderte Ausscheidung in den Fäzes (78 %) bzw. biliär, 1,4 % der oralen Gesamtdosis werden über CYP3A4 verstoffwechselt, 0,6 % werden im Urin ausgeschieden.

Unerwünschte Wirkungen — Diarrhoe, Hautausschlag, Angioödeme, Husten, erhöhte Kreatinkinase.

Wechselwirkungen — Ciclosporin (5-fache Erhöhung der AUC von Aliskiren), P-gp-Inhibitoren (Verapamil, Chinidin).

Geeignete Kombinationen — Retardiertes Dihydropyridin (z. B. Amlodipin), HCT.

Schwangerschaft und Stillzeit — Kontraindiziert.

Weitere relevante Renin-Antagonisten

Bisher einzig verfügbare Substanz ihrer Klasse.

Diuretika

Furosemid

Indikationen — Akute kardiale, renale und hepatogene Ödeme, Lungenödem, hypertensive Krise mit Linksherzinsuffizienz, arterielle Hypertonie, Hyperkalzämie, drohendes und akutes Nierenversagen bei Restdiurese.

Wirkung und Nutzen — Reversible Hemmung des Na^+-$2Cl^-$-K^+-Carriers im aufsteigenden Ast der Henle-Schleife, Diurese von maximal 30–40% des Glomerulumfiltrats, verstärkte Harnausscheidung, Steigerung der distal tubulären Kaliumsekretion, Blutdrucksenkung, venöses Pooling, Preload-Senkung, gesteigerte Nierendurchblutung.

Dosierung/Hinweise — Ödeme: 30–120 mg/d; arterielle Hypertonie: 40 mg/d; Oligurie bei Niereninsuffizienz: 500–1000 mg/d; bei chronischer Niereninsuffizienz sind höhere Furosemiddosen zur Erzielung einer ausreichenden Diurese erforderlich, vorsichtige Dosierung bei hepatorenalem Syndrom empfohlen.

Elimination und Metabolisierung	Geringe hepatische Metabolisierung und überwiegend unveränderte Ausscheidung, zu zwei Dritteln renal und zu einem Drittel über Galle und Fäzes.
Unerwünschte Wirkungen	Hypokaliämie, Kalzium-, Magnesium- und Chloridverlust, Harnsäureretention, Dehydratation, Hörschäden im Innenohr, Übelkeit, Erbrechen, Durchfall, allergische Reaktionen.
Wechselwirkungen	Gleichzeitige Anwendung von Medikamenten, die das Serumkalium senken (z. B. Glukokortikoide, Laxanzien), Carbenoxolon [auch in Lakritz enthalten]), die Ototoxizität erhöhen (z. B. Aminoglykoside) bzw. die Nephrotoxizität erhöhen (z. B. Cisplatin), Digitalis, NSAR, Lithium, orale Antidiabetika.
Geeignete Kombinationen	Spironolacton.
Schwangerschaft und Stillzeit	Bei Erforderlichkeit eines Diuretikums HCT bevorzugen, kann bei dringlicher Indikation vorübergehend angewendet werden.

Weitere relevante Schleifendiuretika

- **Torasemid:** Höhere Wirkpotenz als Furosemid bei Herzinsuffizienz, längere Wirkdauer
- **Piretanid:** Kurze Halbwertszeit, schneller Wirkungsbeginn, schonende Kaliurese postuliert

Hydrochlorothiazid

Indikationen	Arterielle Hypertonie, kardiale, hepatische und renale Ödeme.
Wirkung und Nutzen	Reversible Hemmung eine Na^+Cl^--Carrier-Systems im proximalen Teil des distalen Tubulus mit Wirkung von luminal; Diurese von maximal 10–15 % des Glomerulumfiltrats, Blutdrucksenkung.

Dosierung/Hinweise Arterielle Hypertonie: 12,5–25 mg/d p.o.; Ödeme: 25–50 (maximal 100) mg/d; bei Leberinsuffizienz regelmäßige Kontrolle der Elektrolyte empfohlen.

Elimination und Metabolisierung Geringe hepatische Metabolisierung und überwiegend unveränderte Ausscheidung, zu zwei Dritteln renal und zu einem Drittel über Galle und Fäzes.

Unerwünschte Wirkungen Hypokaliämie, Kalzium-, Magnesium- und Chloridverlust, Verminderung der Glukosetoleranz, Harnsäureretention, LDL- und Triglyzerid-Erhöhung, allergische Reaktion (Cave: Sulfonamidallergie), Pankreatitis, interstitielle Nephritis.

Wechselwirkungen Gleichzeitige Anwendung von Medikamenten, die das Serumkalium senken (z.B. Glukokortikoide, Laxanzien), Carbenoxolon [auch in Lakritz enthalten]), Digitalis, NSAR, Lithium, orale Antidiabetika.

Geeignete Kombinationen Kaliumsparer (Triamteren, Amilorid), Kalziumkanalblocker (z.B. Amlodipin), ACE-Hemmer, AT1-Rezeptorantagonisten.

Schwangerschaft und Stillzeit Bei Erforderlichkeit eines Diuretikums kann HCT eingesetzt werden; in der Stillzeit bis zu einer Dosis von 50 mg/d akzeptabel.

Weitere relevante Thiaziddiuretika

- **Xipamid:** Angriffspunkt peritubulär (Blutseite), keine Beeinflussung der GFR, wirksam bis zur terminalen Niereninsuffizienz, Bicarbonatausscheidung
- **Indapamid:** Nur bei Hypertonie indiziert, Reduktion der linksventrikulären Hypertrophie
- **Chlortalidon:** HWZ: 40–60 h, auch Reservemittel bei renalem Diabetes insipidus

Spironolacton

Indikationen	Hyperaldosteronismus, Ödeme und Aszites bei sekundärem Hyperaldosteronismus, Leberzirrhose mit Aszites.
Wirkung und Nutzen	Kompetitive Bindung an Aldosteronrezeptoren von der Kapillarseite im spätdistalen Tubulus und Sammelrohr, Hemmung der Natriumresorption und Kaliumsekretion, Diurese von max. 2–3 % des Glomerulumfiltrats.
Dosierung/Hinweise	Initial 100–400 mg/d p. o.; Dauertherapie maximal 50–200 mg/d; Einzeldosis sollte 100 mg nicht überschreiten, bei Niereninsuffizienz Verlängerung des Dosierungsintervalls empfohlen, bei Leberinsuffizienz regelmäßige Kontrolle der Elektrolyte empfohlen.
Elimination und Metabolisierung	Extensive Metabolisierung in Leber und Niere, zu 80 % entstehen Metabolite mit enthaltener Schwefelgruppe, Elimination hepatisch und renal.
Unerwünschte Wirkungen	Hyperkaliämie, Übelkeit, Erbrechen, Diarrhoe, Männer: Gynäkomastie, Impotenz, Frauen: Amenorrhoe, Hirsutismus.
Wechselwirkungen	Kalium, ACE-Hemmer, Kaliumsparer, Digitalis, NSAR.
Geeignete Kombinationen	Schleifendiuretika (z. B. Furosemid).
Schwangerschaft und Stillzeit	Bei dringlicher Erforderlichkeit eines Aldosteron-Antagonisten akzeptabel; bei Erforderlichkeit eines Diuretikums HCT bevorzugen.

Eplerenon

Indikationen	Herzinsuffizienz, zusätzlich zur Standardtherapie (β-Blocker) zur Verringerung des kardiovaskulären Mortalitätsrisikos bei stabilen Patienten mit LVEF ≤ 40 % nach Myokardinfarkt.

Wirkung und Nutzen	Hochspezifische und selektive Bindung an Aldosteronrezeptoren, vermehrte Ausscheidung von Wasser und Natrium, Retention von Kalium; geringere Bindung an Glukokortikoid-, Gestagen- und Androgenrezeptoren (geringere Nebenwirkungen in Bezug auf Gynäkomastie und Hirsutismus) im Vergleich zu Spironolacton.
Dosierung/Hinweise	25–50 mg/d p. o.; bei Leber- und Niereninsuffizienz regelmäßige Kontrolle der Kaliumwerte empfohlen.
Elimination und Metabolisierung	Extensive Metabolisierung über CYP3A4; Ausscheidung über die Fäzes zu 32 % (<5 % unverändert), über die Niere zu 67 % (<5 % unverändert).
Unerwünschte Wirkungen	Hyperkaliämie, Benommenheit, Hypotonie, Übelkeit, Durchfall, Hautausschlag, Nierenfunktionsstörungen.
Wechselwirkungen	Kalium, ACE-Hemmer, Kaliumsparer, Digitalis, NSAR, CYP3A4-Hemmer (z. B. Ketoconazol), CYP3A4-Induktoren (z. B. Johanniskraut).
Geeignete Kombinationen	Schleifendiuretika (z. B. Furosemid).
Schwangerschaft und Stillzeit	Bei dringlicher Erforderlichkeit eines Aldosteron-Antagonisten bei strenger Indikationsstellung akzeptabel; bei Erforderlichkeit eine Diuretikums HCT bevorzugen.

Weitere relevante Aldosteron-Antagonisten

- **Kaliumcanrenoat:** Nur i. v., ab Säuglingsalter geeignet, Metabolit von Spironolacton, Cave: Bildung von kanzerogenen Epoxiden möglich.

α-Blocker

Doxazosin

Indikationen	Arterielle Hypertonie, benigne Prostatahyperplasie.
Wirkung und Nutzen	Selektive kompetitive Blockade postsynaptischer α_1-Rezeptoren, periphere venöse und arterielle Vasodilatation, Blutdrucksenkung (v. a. des diastolischen Werts); Regression einer ggf. bestehenden LV-Hypertrophie, Relaxation der glatten Muskulatur im Harnblasenhals der Prostatakapsel und der prostatischen Urethra.
Dosierung/Hinweise	1–8 mg/d, unretardiert maximal 16 mg/d, retardiert maximal 8 mg/d, einschleichende Dosierung (cave: Orthostase; First-dose-Synkope), bei Leberfunktionsstörung mit Vorsicht dosieren.
Elimination und Metabolisierung	Ausgeprägte hepatische Metabolisierung (O-Demethylierung und Hydroxylierung) über CYP3A4, CYP2D6 und CYP2C19, überwiegend Ausscheidung über die Fäzes (63 %), 9 % renal.
Unerwünschte Wirkungen	Palpitationen, Angina pectoris, Kopfschmerzen, Muskelkrämpfe, Akkomodationsstörungen, Rhinitis, gastrointestinale Störungen (Durchfall, Obstipation, Erbrechen, Gastroenteritis), vermehrter Harndrang, Ejaculatio retarda.
Wechselwirkungen	PDE-5-Inhibitoren (z. B. Sildenafil, Vardenafil), NSAIDs, Hemmer (z. B. Cimetidin) und Induktoren (Rifampicin) des Leberenzymmetabolismus.
Geeignete Kombinationen	Diuretika (z. B. HCT).
Schwangerschaft und Stillzeit	Keine ausreichenden Erfahrungen in Schwangerschaft, nur nach sorgfältiger Risiko-Nutzen-Bewertung bei strenger Indikationsstellung, in der Stillzeit kontraindiziert.

Weitere relevante α-Blocker

- **Prazosin**: Kürzere HWZ, gefäßerweiternd → Einsatz bei Morbus Raynaud
- **Phenoxybenzamin:** Nicht selektiver α-Adrenorezeptorantagonist; Unterdrückung von Blutdruckkrisen bei Phäochromozytom

Endothelin-Antagonisten

Bosentan

Indikationen	Primäre und sekundäre pulmonal arterielle Hypertonie (PAH) der WHO-Klasse III zur Verbesserung der körperlichen Belastbarkeit; Reduzierung der Anzahl neuer digitaler Ulzerationen bei systemischer Sklerose.
Wirkung und Nutzen	Nichtselektiver kompetitiver Antagonist am Endothelin ET_A- und am ET_B-Rezeptor mit einer höheren Affinität zum ET_A-Rezeptor, Senkung des pulmonalarteriellen Drucks und des systemischen Gefäßwiderstands, Anstieg des Herzzeitvolumens (HZV).
Dosierung/Hinweise	2-mal 62,5 mg/d bis 2-mal 125 mg/d p. o.; Dosisreduktion bei Transaminasenerhöhung >3-fach der Norm, kontraindiziert bei Transaminasenerhöhung >5-fach der Norm.
Elimination und Metabolisierung	Hepatische Metabolisierung durch CYP3A4 und CYP2C9, 3 Metabolite, davon einer (Ro 48–5033) pharmakologisch aktiv, Ausscheidung durch biliäre Exkretion, Induktor von CYP2C9 und CYP3A4, möglicherweise auch von CYP2C19 und P-Glykoprotein.
Unerwünschte Wirkungen	Pneumonie, Ödeme der unteren Extremitäten, Kopfschmerzen (24 %), Synkopen, Palpitationen, Hb-Abfall (6 %), Blutdruckabfall, Flushing (7–14 %), erhöhte Leber-Transaminasen (11 %), Angioödem.
Wechselwirkungen	Ciclosporin (kontraindiziert!), Glibenclamid, Ketoconazol, Fluconazol, Itraconazol, hormonelle Kontrazeptiva, Warfarin, Simvastatin, Rifampicin, Sildenafil, Digoxin, Lopinavir/Ritonavir, andere antiretrovirale Substanzen.

Geeignete Kombinationen Prostacyclin (z. B. Epoprostenol), PDE-5-Hemmer (z. B. Sildenafil), Nifedipin, Diltiazem.

Schwangerschaft und Stillzeit Potenziell teratogen, strikt kontraindiziert in Schwangerschaft und Stillzeit.

Ambrisentan

Indikationen Primäre und sekundäre pulmonal arterielle Hypertonie (PAH) der WHO-Klassen II und III zur Verbesserung der körperlichen Belastbarkeit.

Wirkung und Nutzen Selektiver kompetitiver Antagonist am Endothelin-ET_A-Rezeptor, Senkung des pulmonalarteriellen Drucks und des systemischen Gefäßwiderstands, Anstieg des Herzzeitvolumens (HZV).

Dosierung/Hinweise 5–10 mg 1-mal/d p. o., Dosisreduktion bei Transaminasenerhöhung >3-fach der Norm, kontraindiziert bei Transaminasenerhöhung >5-fach der Norm.

Elimination und Metabolisierung Metabolisierung hauptsächlich über CYP3A4 (in geringem Umfang auch über CYP3A5 und CYP2C19) durch Glucuronidierung und Oxidation in der Leber, Elimination durch Ausscheidung mit der Galle (70 %), 22 % renal.

Unerwünschte Wirkungen Palpitationen, Anämie (7–10 %), Kopfschmerzen (15 %), Rhinitis, gastrointestinale Beschwerden, periphere Ödeme (17 %), Flüssigkeitsretention, Anstieg der Leber-Transaminasen/Hepatotoxizität (0,8–2,8 %).

Wechselwirkungen Ciclosporin.

Geeignete Kombinationen Prostacyclin (z. B. Epoprostenol), PDE-5-Hemmer (z. B. Sildenafil), Nifedipin, Diltiazem.

Schwangerschaft und Stillzeit Potenziell teratogen, strikt kontraindiziert in Schwangerschaft und Stillzeit.

Weitere relevante Endothelin-Antagonisten

- **Clazosentan**: Selektiver ET_A-Antagonist, zur Behandlung von Vasospasmen nach Subarachnoidalblutungen; orphan drug status, in CONSCIOUS 2 primären Endpunkt verfehlt, weitere Entwicklung fraglich.

Zentral wirksame Antihypertensiva

Moxonidin

Indikationen	Essenzielle arterielle Hypertonie.
Wirkung und Nutzen	Zentrale Hemmung der Sympathikusaktivität durch selektive Bindung an Imidazolin I1-Rezeptoren im Hirnstamm, Reduktion des systemischen Gefäßwiderstands, Senkung des arteriellen Blutdrucks; nur geringe Affinität zu zentralen α_2-Rezeptoren (verantwortlich für die unerwünschten Wirkungen Sedierung und Mundtrockenheit).
Dosierung/Hinweise	0,2 bis maximal 0,6 mg/d p. o., bei chronischer Niereninsuffizienz: Dosis maximal 0,4 mg/d p. o., ggf. nur langsame Dosissteigerung.
Elimination und Metabolisierung	Metabolisierung zu 10–20 %; Elimination fast ausschließlich renal (90 %), 1 % über Fäzes.
Unerwünschte Wirkungen	Kopfschmerzen, Schwindel, Somnolenz, Mundtrockenheit, gastrointestinale Unverträglichkeitsreaktionen, allergische Hautreaktionen, orthostatische Dysregulation.
Wechselwirkungen	Trizyklische Antidepressiva; Rebound-Hypertension bei abruptem Absetzen unter gleichzeitiger Therapie mit β-Blockern möglich.
Geeignete Kombinationen	ACE-Hemmer, retardierte Dihydropyridine (z. B. Amlodipin), Diuretika (z. B. HCT).
Schwangerschaft und Stillzeit	Keine fundierte Risikobewertung möglich, keine Anwendung in Schwangerschaft und Stillzeit.

Clonidin

Indikationen

Essenzielle arterielle Hypertonie (sofern nicht durch Phäochromozytom bedingt).

Wirkung und Nutzen

Senkung des Sympathikotonus durch Stimulation zentraler postsynaptischer α_2-Rezeptoren, Blutdrucksenkung und Senkung des peripheren Gefäßwiderstands.

Dosierung/Hinweise

Oral: 0,075 mg 2-mal/d (~ 0,15 mg/d) bis maximal 4-mal/d 0,075 mg (~ 0,9 mg/d)
i. v.: 0,2 bis maximal 0,5 µg/kg/min (pro Infusion max. 0,15 mg Clonidin), maximale Tagesdosis: 4-mal 1 Ampulle/d (~ 0,6 mg/d)
Dosisreduktion bei Niereninsuffizienz um 25–50 %; bei Absetzen ausschleichen (Gefahr: Rebound-Hypertonie).

Elimination und Metabolisierung

Hepatische Metabolisierung zu 40–60 %, Exkretion unverändert renal zu 40–60 % im Urin, zu 22 % fäkal.

Unerwünschte Wirkungen

Schlafstörungen, depressive Verstimmungen, Abgeschlagenheit, Schwindel, Sedierung, orthostatische Hypotonie, Mundtrockenheit, AV-Block.

Wechselwirkungen

Blutdrucksenkende Medikamente, NSAR, Trizyklika und Neuroleptika, Digitalisglykoside, β-Rezeptorenblocker, Haloperidol.

Geeignete Kombinationen

ACE-Hemmer, retardierte Dihydropyridine (z. B. Amlodipin), Diuretika (z. B. HCT).

Schwangerschaft und Stillzeit

Besser erprobte Substanzen wie α-Methyldopa oder Metoprolol bevorzugen, als Reservemittel in der Schwangerschaft nach sorgfältiger individueller Nutzen-Risiko-Bewertung unter Umständen akzeptabel, keine Anwendung in der Stillzeit.

Weitere relevante zentrale Antihypertensiva

- **Urapidil:** Zentrale und periphere Wirkung (α_1-Antagonist), in Schwangerschaft gegen hypertensive Krisen

Nitrate

Glyceroltrinitrat

Indikationen	Akute Angina pectoris, Prophylaxe der Angina pectoris vor körperlicher Belastung, akuter Myokardinfarkt, akute Linksherzinsuffizienz, Koronarspasmen während Koronarangiografie.
Wirkung und Nutzen	Dilatation der glatten Gefäßmuskulatur durch Freisetzung von NO, Verminderung des Preload, venöses Pooling, Verbesserung der subendokardialen Durchblutung und Zunahme der regionalen Myokardperfusion, Nachlastsenkung in höheren Dosen durch arterielle Vasodilatation, Thrombozytenaggregationshemmung.
Dosierung/Hinweise	Spray: akut 1–3 Sprühstöße (~0,4–1,2 mg) Weichkapsel zum Zerbeißen: 1 Kapsel (~0,8 mg) i.v.: Dauerinfusion 2–8 mg (max. 10 mg) pro Stunde (~33–133 µg/h) Vorsichtige Dosierung bei Leber- und Nierenfunktionseinschränkung.
Elimination und Metabolisierung	Extensiver hepatischer First-pass-Metabolismus, Abbau in der Leber und anderen Zellen (z. B. Erythrozyten), renale Elimination der Metaboliten.
Unerwünschte Wirkungen	Kopfschmerzen (typischer Nitratkopfschmerz), Blutdruckabfall, orthostatische Hypotonie, Tachykardie, Flush, Verwirrtheit.
Wechselwirkungen	Antihypertensiva, PDE-Hemmer (z. B. Sildenafil, Vardenafil, Tadalafil), Dihydroergotamin, Acetylcystein.

Schwangerschaft und Stillzeit Kann bei strenger Indikation nach sorgfältiger individueller Risiko-Nutzen-Bewertung kurzzeitig angewendet werden.

Isosorbiddinitrat (ISDN)

Indikationen Prophylaxe und Langzeitbehandlung der KHK.

Wirkung und Nutzen Direkte Relaxation der glatten Gefäßmuskulatur, Vasodilatation (postkapilläre Kapazitätsgefäße und große Arterien inkl. Koronarien >Widerstandsgefäße), Zunahme der venösen Kapazität (pooling), Preload-Senkung, geringerer First-pass-Effekt als bei Glyceroltrinitrat.

Dosierung/Hinweise Retardiert 20–120 mg/d p. o.; vorsichtige Dosierung bei Leber- und Nierenfunktionseinschränkung.

Elimination und Metabolisierung In der Leber und anderen Geweben (z. B. in Erythrozyten) reduktive Denitrierung mittels Glutathion-S-Transferase zu pharmakologisch aktiven Metaboliten. Renale Ausscheidung der Endprodukte: Glucuronid von IS-5-N, Isosorbid und Sorbit.

Unerwünschte Wirkungen Kopfschmerzen (typischer Nitratkopfschmerz), Blutdruckabfall, orthostatische Hypotonie, Tachykardie, Flush, Verwirrtheit.

Wechselwirkungen Antihypertensiva, PDE-Hemmer (z. B. Sildenafil, Vardenafil, Tadalafil), Dihydroergotamin, Acetylcystein.

Schwangerschaft und Stillzeit Tierexperimentell keine Hinweise auf Teratogenität, keine ausreichenden Erfahrungen, Anwendung nur kurzzeitig bei strenger Indikation nach sorgfältiger individueller Risiko-Nutzen-Bewertung.

Weitere relevante Nitrate

- **Isosorbidmononitrat:** Langzeitnitrat
- **Pentaerithrityltetranitrat:** PETN; Langzeitnitrat, geringer ausgeprägte Nitrattoleranz und geringerer Nitratkopfschmerz

Alternative Herzfrequenzsenker

Ivabradin

Indikationen	Symptomatische Behandlung der chronisch-stabilen Angina pectoris bei Patienten mit KHK und stabilem Sinusrhythmus, wenn β-Blocker nicht vertragen werden oder kontraindiziert sind, oder in Kombination mit β-Blockern bei Patienten, die damit nicht ausreichend eingestellt sind.
Wirkung und Nutzen	Selektive und spezifische Hemmung des I_f-Stroms im Sinusknoten des Herzens, welcher als Schrittmacher die spontane diastolische Depolarisation kontrolliert und dadurch spezifisch und dosisabhängig die Herzfrequenz reguliert.
Dosierung/Hinweise	5 mg 2-ml/d bis 7,5 mg 2-mal/d p.o.; kontraindiziert bei schwerer Leberinsuffizienz; vorsichtige Dosierung bei mittlerer Leberfunktionseinschränkung empfohlen.
Elimination und Metabolisierung	Metabolisierung ausschließlich über CYP3A4, renale Elimination; Ausscheidung von Metaboliten über Fäzes und Urin.
Unerwünschte Wirkungen	Bradykardie, AV-Block I. Grades, ventrikuläre Extrasystolen, lichtbedingte visuelle Symptome (Phosphene), verschwommenes Sehen, Kopfschmerzen, Schwindel.
Wechselwirkungen	QT-verlängernde Arzneimittel (z.B. Chinidin, Disopyramid, Sotalol, Amiodaron), Ketoconazol, Itraconazol, Makrolid-Antibiotika, HIV-Protease-Inhibitoren (z.B. Nelfinavir, Ritonavir), Nefazodon, Diltiazem, Verapamil, Grapefruit-

saft, CYP3A4-Induktoren (z. B. Rifampicin, Barbiturate, Phenytoin), Johanniskraut.

Schwangerschaft und Stillzeit Teratogene Effekte aus Tierversuchen bekannt, strikt kontraindiziert in Schwangerschaft und Stillzeit.

Weitere relevante Substanzen

- Bisher einzig verfügbare Substanz ihrer Klasse.

Digitalisglykoside

Digitoxin

Indikationen Manifeste chronische Herzinsuffizienz, Tachyarrhythmia absoluta bei Vorhofflimmern, -flattern, paroxysmales Vorhofflimmern, -flattern.

Wirkung und Nutzen Hemmung der Na^+-K^+-ATPase, Verstärkung der elektromechanischen Kopplung, positiv inotrop, positiv bathmotrop, negativ chrono- und dromotrop.

Dosierung/Hinweise Aufsättigung oral über 3 Tage: 0,15–0,3 mg/d, ab 4. Tag Erhaltungsdosis: 0,05–0,1 mg/d
Aufsättigung i. v.: 1. Tag 0,25–0,5 mg/d; 2. und 3. Tag: 0,25 mg/d, Erhaltungsdosis ab 4. Tag: 0,05–0,1 mg/d
Dosisreduktion bei sehr schwerer Niereninsuffizienz (GFR < 10 ml/min.). Höhere Glykosidempfindlichkeit bei älteren Menschen: Dosisreduktion empfohlen.

Elimination und Metabolisierung Überwiegende Metabolisierung in der Leber, Ausscheidung zu 60 % über die Nieren (davon die Hälfte als konjugierte Metaboliten), 40 % über die Fäzes.

Unerwünschte Wirkungen Herzrhythmusstörungen, AV-Block I.–III. Grades, Übelkeit, Appetitlosigkeit, Erbrechen, Kopfschmerzen, Müdigkeit, Seh- und Farbsehstörungen.

Wechselwirkungen Kalzium, Kalium, Magnesium, Diuretika, Laxanzien, Lithium, Kortikosteroide, Verapamil, Nifedipin, Diltiazem, Chinidin, Amiodaron, Phenytoin, Rifampicin.

Schwangerschaft und Stillzeit Keine Hinweise auf fruchtschädigende Effekte bekannt, zum Schwangerschaftsende oftmals erhöhter Glykosidbedarf, Dosisreduktion nach Geburt oftmals erforderlich. Herzglykoside können in der **Schwangerschaft** bei Herzinsuffizienz und als Antiarrhythmika bei Mutter oder Fetus eingesetzt werden. Bei fetalen Tachykardien sind sie Antiarrhythmika der 1. Wahl. In der **Stillzeit** sollte Acetyl-/Metyl-/Digoxin bevorzugt werden. Wegen fehlender Daten und aufgrund der langen Halbwertszeit sollte bei einer mütterlichen Digitoxintherapie im Einzelfall über das Stillen entschieden werden.

Weitere relevante Digitalisglykoside

- **Digoxin:** Elimination zu 80% renal, kurze HWZ
- **Strophanthin:** Keine therapeutische Relevanz mehr, unvorhersehbare Kinetik

Antiarrhythmika

Ajmalin/Prajmalin

Indikationen Supraventrikuläre tachykarde Herzrhythmusstörungen, z. B. AV-junktionale Tachykardien, supraventrikuläre Tachykardien bei WPW-Syndrom, paroxysmales Vorhofflimmern, schwerwiegende symptomatische ventrikuläre Tachykardien bei vitaler Bedrohung. Ajmalin nur zur i. v.-Gabe; Prajmalin als oral applizierbare Form des Ajmalin.

Wirkung und Nutzen Hemmung des Natriumeinstroms bevorzugt in His-Purkinje-System, akzessorischem Bündel und Ventrikel, nur geringe anticholinerge Wirkung (im Vergleich z. B. mit Chinidin).

Dosierung/Hinweise

i.v.: unter EKG-Kontrolle langsam maximal 50 mg (höchste Einzeldosis) über 15–20 min (nicht mehr als 10 mg/min.), falls erforderlich nach 30 min wiederholen; Dauertropfinfusion: Höchstdosis 1200 mg/24 h, Infusionsgeschwindigkeit initial 20 mg/h (4 ml/h), Steigerung bis 50 mg/h (10 ml/h) möglich; Dosisreduktion bei chronischen Lebererkrankungen auf 10–30 mg/h empfohlen.

Ajmalin-Test:

- Bei Verlust der δ-Welle unter Ajmalin: Anhalt für lange Refraktärzeit über akzessorische Bahn: Keine Gefahr des plötzlichen Herztodes.
- Persistieren der δ-Welle: kurze Refraktärzeit und erhöhtes Risiko für plötzlichen Herztod.

Elimination und Metabolisierung

Hepatische Metabolisation über CYP2D6, vorwiegend hepatische Elimination, Metabolit Ajmalin-N-Oxid ist antiarrhythmisch wirksam, 5 % werden unverändert mit dem Urin ausgeschieden.

Unerwünschte Wirkungen

Intrahepatische Cholestase, Fieber, Juckreiz, Ikterus, Transaminasenanstieg, Kopfschmerzen, Sehstörungen, Agranulozytose, Thrombozytopenie.

Wechselwirkungen

Antiarrhythmika inkl. β-Blocker und Kalziumkanalblocker, Chinidin, Rifampicin, Phenytoin, Carbamazepin, Antidepressiva, Neuroleptika, Medikamente, die QTc-Zeit verlängern.

Schwangerschaft und Stillzeit

Keine Anwendung in den ersten 3 Monaten einer Schwangerschaft, danach ggf. nur in schwerwiegenden Fällen nach kritischer Nutzen-Risiko-Bewertung, in der Stillzeit sollte ggf. Chinidin der Vorzug gegenüber Ajmalin gegeben werden.

Lidocain

Indikationen

Schwerwiegende, symptomatische ventrikuläre tachykarde Herzrhythmusstörungen, wenn diese nach Beurteilung des Arztes lebensbedrohlich sind.

Wirkung und Nutzen

Hemmung des schnellen Natriumeinstroms bei rascher Reaktivierung der inaktivierten Natriumkanäle (Frequenzfiltereffekt), Verkürzung des Aktionspotenzials, selektive Wirkung auf ischämisch geschädigte Zellen des Ventrikelmyokards, Wirkung abhängig von der Höhe der Herzfrequenz: je höher, desto wirksamer; erhöhter extrazellulärer Kaliumspiegel verstärkt die Wirkung.

Dosierung/Hinweise

Initial: 5–100 mg i. v.; bei ausbleibender Wirkung 1- oder 2-mal wiederholbar im Abstand von 5–10 min; pro Stunde maximal: 200–300 mg Lidocain; bei Leber- und Niereninsuffizienz: Kumulationsrisiko des aktiven Metaboliten Monoethylglycinxylidid beachten, je tachykarder, desto ausgeprägter ist die Lidocain-Wirkung.

Elimination und Metabolisierung

Metabolisierung in der Leber durch CYP1A2- und CYP3A4-abhängige Monooxygenasen zu nierengängigen Metaboliten, davon sind die beiden Metaboliten Monoethylglycinxylidid und Xylidin noch antiarrhythmisch wirksam.

Unerwünschte Wirkungen

Schwindel, Parästhesien, Benommenheit, Blutdruckabfall, proarrhythmogene Wirkungen.

Wechselwirkungen

Propranolol, Metoprolol, Nadolol, Fluvoxamin, Cimetidin, Amiodaron, Carbamazepin, Phenytoin, Primidon.

Schwangerschaft und Stillzeit

Bei schwerwiegenden lebensbedrohlichen ventrikulären Tachykardien kann Lidocain eingesetzt werden, nach Anwendung in der Schwangerschaft: Kontrolle der fetalen Herzfrequenz.

Amiodaron

Indikationen

Symptomatische und behandlungsbedürftige tachykarde supraventrikuläre Herzrhythmusstörungen (AV-junktionale Tachykardien, supraventrikuläre Tachykardien bei WPW-Syndrom, paroxysmales Vorhofflimmern); schwerwiegende, symptomatische, tachykarde ventrikuläre Herzrhythmusstörungen.

Wirkung und Nutzen

An Vorhof und Ventrikel: Verlängerung des Aktionspotenzials (QT ↑) durch Blockade spannungsabhängiger Kaliumkanäle und dadurch Hemmung des Kaliumausstroms in der Repolarisation, Klasse-III-Antiarrhythmikum mit zusätzlich β-sympatholytischen und lokalanästhethischen Effekten, dadurch Unterdrückung von Ektopien und Reentry-Mechanismen ohne Beeinträchtigung der Kontraktionskraft des Myokards.

Dosierung/Hinweise

Oral: Sättigungsdosis 8–10 Tage 600 mg (~3 Tabl./d) per os; bis 1200 mg (~6 Tabl./d) möglich; anschließend Erhaltungsdosis 200 mg/d (~1 Tabl./d) an 5 Tagen pro Woche (maximale Erhaltungsdosis: 600 mg/d (~3 Tabl./d) an 5 Tagen pro Woche)
i. v.: 2 Ampullen (300 mg) in 250 ml Glucose 5 % innerhalb 20 min bis 2 h infundieren; Dauerinfusion: 10–20 mg/kg Amiodaron in 250–500 ml Glukose 5 % während 24 h infundieren
Bei Leberinsuffizienz vorsichtige Dosierung empfohlen.

Elimination und Metabolisierung

Extensive hepatische Metabolisierung über CYP3A4 und CYP2C8, Biotransformation in der Leber und Bildung des Metaboliten Desäthylamiodaron, vermutlich ähnliche elektrophysiologische Wirkungen wie die Muttersubstanz, primäre Exkretion über die Galle, renale Exkretion vernachlässigbar gering (< 1 %).

Unerwünschte Wirkungen

Geringe negative Inotropie (nur bei i. v.-Gabe), Überleitungsstörungen (SA-Block, AV-Block); Bradykardie, proarrhythmogene Effekte möglich, Torsade de pointes, Mikroablagerungen auf der Kornea (90 %), reversible Sehstörungen, Photosensibilisierung (Hyperpigmentierung), Schilddrüsenfunktionsstörungen (Jodanteil im Molekül: 37 %); irreversible Lungenfibrose (selten), Erythema nodosum, Tremor, Ataxie, Muskelschwäche, Albträume, Schlafstörungen, Hepatitis-ähnliche Zustände mit Transaminasenerhöhungen.

Wechselwirkungen

MAO-Hemmer (kontraindiziert), Antiarrhythmika der Klassen I und III (kontraindiziert), Verapamil, Diltiazem, β-Blocker, Laxanzien, Diuretika, Fluorochinolone, Vitamin-K-

Antagonisten, Digitalis, Ciclosporin, Fentanyl, Statine, Lidocain, Midazolam, Sildenafil, Dihydroergotamin.

Schwangerschaft und Stillzeit

Wachstumsstörungen, Frühgeburten und Funktionsstörungen der Schilddrüse beim Neugeborenen wurden beschrieben, bei lebensbedrohlichen Rhythmusstörungen bei strenger Indikation anwendbar, Planung einer Schwangerschaft frühestens ein halbes Jahr nach Absetzen, Stillzeit: Sotalol bevorzugen, Substanz geht in die Muttermilch über.

Weitere relevante Antiarrhythmika

Klasse-I-Antiarrhythmika. Membranstabilisierende Antiarrhythmika, Antifibrillanzien, Natrium-Antagonisten, negativ inotrop:

- **Ia**: Verlängerung des Aktionspotenzials:
  - Chinidin (UAW allergische Reaktionen, Cinchonismus, anticholinerg)
  - Ajmalin/Prajmalin (S. 84)
- **Ib**: Verkürzung des Aktionspotenzials
  - Lidocain (S. 85, nur i. v., Wirkung nimmt bei hohen Herzfrequenzen zu (use dependence), Einsatz bei tachykarden und ventrikulären Arrhythmien, bei Überdosierung zentrale Erregung und Krämpfe)
  - Phenytoin (CYP3A4-Induktor)
- **Ic**: Ohne Wirkung auf die Dauer des Aktionspotenzials
  - Propafenon (β-Blocker-Eigenschaften, Cave bei Langsammetabolisierern)
  - Flecainid (Elimination vorrangig renal)

Klasse-II-Antiarrhythmika. β-Blocker: negativ inotrop, meist Basisantiarrhythmika bei ventrikulären Extrasystolen, Sinustachykardien und supraventrikulären paroxysmalen Tachykardien)

Klasse-III-Antiarrhythmika. Kaliumkanalblocker, Verlängerung der Aktionspotenzialdauer → Cave: Torsade-de-pointes-Arrhythmie durch verlängertes QT_C-Intervall:

- Amiodaron (S. 86)
- Sotalol (Razemat mit β-blockierenden Eigenschaften, renale Elimination)
- Dronedaron (jodfrei, antiarrhythmisch weniger potent, schwere Leberschäden als UAWs beschrieben)

Klasse-IV-Antiarrhythmika. Kalzium-Antagonisten, Verminderung der Depolarisationsgeschwindigkeit, Verzögerung der AV-Überleitung, Erhöhung der Refraktärzeit, Einsatz bei supraventrikulären Tachykardien:

- Verapamil (S. 63)
- Diltiazem (S. 64)

5 Arzneitherapie bronchopulmonaler Erkrankungen

L. Goltz

5.1 Stufentherapieschemata

5.1.1 Behandlung des Asthma bronchiale

Die medikamentöse Therapie des Asthma bronchiale erfolgt nach Stufenplan entsprechend der jeweiligen Symptomatik und setzt sich aus Bedarfs- und Dauermedikation zusammen. Bei stabiler Asthmakontrolle über 3 Monate kann eine Reduktion der Dauermedikation erwogen werden, auf Verschlechterung (z. B. gehäuftes Auftreten akuter Atemnotzustände) sollte mit einer Intensivierung der Therapie reagiert werden. Die Therapie bei Kindern entspricht weitestgehend den Empfehlungen für Erwachsene, jedoch wird Theophyllin nur in begründeten Einzelfällen eingesetzt. Der Stufenplan der Asthmabehandlung sowie die Behandlung eines akuten Asthmaanfalls sind in Tab. 5.**1** dargestellt.

Tab. 5.**1** Stufenplan der Asthmabehandlung nach der Nationalen Versorgungsleitlinie Asthma Version 1.2 (November 2010)

Stufe	Charakteristika	Dauertherapie	Bei akuter Atemnot
Stufe I	Leichtes intermittierendes Asthma Symptome: • < 1-mal/Woche • nachts ≤ 2-mal/Monat • FEV_1/PEF ≥ 80 % • Variabilität < 20 %	Keine	Inhalative rasch wirksame β_2-Sympathomimetika (z. B. Salbutamol, Fenoterol) Alternativen: inhalatives Anticholinergikum (evtl. in Kombination), rasch wirksames Theophyllin (oral), orales nicht retardiertes β_2-Sympathomimetikum
Stufe II	Geringgradig persistierendes Asthma Symptome: • > 1-mal/Woche < 1-mal/Tag • nachts > 2-mal/Monat • FEV_1/PEF ≥ 80 % Variabilität 20–30 %	Inhalative Glukokortikoide in niedriger Dosis Alternative: Leukotrienrezeptor-Antagonisten (Montelukast)	wie Stufe I

Tab. 5.**1** (Fortsetzung).

Stufe	Charakteristika	Dauertherapie	Bei akuter Atemnot
Stufe III	Mittelgradig persistierendes Asthma Symptome: • täglich • nachts > 1-mal/Woche • FEV_1/PEF 60–80 % • Variabilität 20–30 %	Inhalative Glukokortikoide in niedriger bis mittlerer Dosis plus langwirksame β_2-Sympathomimetika. Alternative zu β_2-Sympathomimetika: Leukotrienrezeptor-Antagonisten und/oder Theophyllin. Ggf. orales retardiertes β_2-Sympathomimetikum	wie Stufe I
Stufe IV	Schwergradig persistierendes Asthma Symptome: • hohe Variabilität, hohe Intensität • nachts häufig • FEV_1/PEF ≤ 60 % • Variabilität > 30 %	Inhalative Glukokortikoide in hoher Dosis plus langwirksame β_2-Sympathomimetika plus retardiertes Theophyllin und/oder Leukotrienrezeptor-Antagonisten. Ggf. plus systemisches Glukokortikoid. Bei allergischem Asthma evtl. Omalizumab.	wie Stufe I
Therapie des akuten Asthmaanfalls:			
• 2–4 Hübe eines rasch wirksamen β_2-Sympathomimetikums (Dosieraerosol mit Spacer) • Sauerstoff 2–4 l/min • 4 Hübe Ipratropiumbromid • 50 mg Prednisolonäquivalent oral oder i. v. • Terbutalin s. c. oder Reproterol i. v. • Ggf. Notarzt bzw. Krankenhauseinweisung			

FEV_1 = Einsekundenkapazität (forciertes expiratorisches Volumen in 1 s)
PEF = peak expiratory flow (maximale Atemstromstärke)

5.1.2 COPD-Behandlung

Die Grundlage jeder erfolgreichen COPD-Therapie ist die Ausschaltung Atemnot auslösender Reize. An erster Stelle steht hier die Tabakrauchabstinenz, aber auch beruflich bedingte Gas- oder Staubinhalationen sollten vermieden werden. Zur Prävention akuter Exazerbationen werden außerdem Schutzimpfungen gegen Influenza und Pneumokokken empfohlen. Dies gilt auch für Patienten, die noch eine normale Spirometrie aufweisen, aber an chronischen Symptomen wie Husten und Auswurf leiden (Schweregrad 0 = Risikogruppe). Eine Übersicht über die Empfehlungen zur medikamentösen Therapie bei COPD gibt Tab. 5.**2**.

Tab. 5.**2** Stufenplan der COPD-Behandlung nach Nationaler Versorgungsleitlinie COPD, Version 1.7 (Februar 2010).

Schweregrad	Charakteristika	Bei akuter Atemnot	Dauertherapie
Schweregrad I	(leichtgradig) $FEV_1 > 80\,\%$, $FEV_1/VK < 70\,\%$, mit oder ohne chronische Symptome	Rasch wirksame inhalative Bronchodilatatoren (β_2-Sympathomimetika oder Anticholinergika, 3. Wahl Theophyllin)	
Schweregrad II	(mittelgradig) $50\,\% \leq FEV_1 < 80\,\%$, $FEV_1/VK < 70\,\%$, mit oder ohne chronische Symptome	Rasch wirksame inhalative Bronchodilatatoren (β_2-Sympathomimetika oder Anticholinergika, 3. Wahl Theophyllin)	Ein oder mehrere langwirksame inhalative Bronchodilatatoren (β_2-Sympathomimetika oder Anticholinergika, retardiertes Theophyllin)
Schweregrad III	(schwer) $30\,\%\ FEV_1 < 50\,\%$, $FEV_1/VK < 70\,\%$, mit oder ohne chronische Symptome	Rasch wirksame inhalative Bronchodilatatoren (β_2-Sympathomimetika oder Anticholinergika, 3. Wahl Theophyllin)	Ein oder mehrere langwirksame inhalative Bronchodilatatoren (β_2-Sympathomimetika oder Anticholinergika, retardiertes Theophyllin) **Plus:** Inhalative Glukokortikoide (bei gegebenem Therapieeffekt und wiederholten Exazerbationen)

Tab. 5.2 Stufenplan der COPD-Behandlung nach Nationaler Versorgungsleitlinie COPD, Version 1.7 (Februar 2010).

Schweregrad	Charakteristika	Bei akuter Atemnot	Dauertherapie
Schweregrad IV	(sehr schwer) FEV_1 <30 % oder FEV_1 <50 % mit chronischer respiratorischer Insuffizienz FEV_1/VK <70 %	Rasch wirksame inhalative Bronchodilatatoren (β_2-Sympathomimetika oder Anticholinergika, 3. Wahl Theophyllin)	Ein oder mehrere langwirksame inhalative Bronchodilatatoren (β_2-Sympathomimetika oder Anticholinergika, retardiertes Theophyllin **Plus:** Inhalative Glukokortikoide (bei gegebenem Therapieeffekt und wiederholten Exazerbationen) **Plus:** Langzeit-Sauerstoff-Therapie, ggf. chirurgische Therapie
Risikofaktoren vermeiden, Schutzimpfungen, ab Stufe II rehabilitative Maßnahmen			
Therapie der akuten Exazerbation			
• Intensivierung der Therapie mit Bronchodilatatoren (β_2-Mimetika, Anticholinergika) • Gabe systemischer Glukokortikoide für maximal 14 Tage (20–40 mg Prednisolon-Äquivalent/Tag) • Bei Sputumvolumenvermehrung oder Sputumverfärbung Antibiotika-Gabe • Ggf. Beatmung			

FEV_1 = Einsekundenkapazität (forciertes expiratorisches Volumen in 1 s)
VK = Vitalkapazität

Monografien

β_2-Sympathomimetika

β_2-Sympathomimetika führen über eine Relaxation der glatten Muskulatur zu einer deutlichen Bronchodilatation. Kurzwirksame Substanzen wie Salbutamol und Fenoterol haben deshalb einen festen Stellenwert als Reliever sowohl in der Asthma- als auch bei der COPD-Therapie. Langwirksame Substanzen (z. B. Salmeterol, Formoterol) werden als Dauertherapie bei höheren Schweregraden dieser Erkrankungen eingesetzt. Von Vorteil sind dabei auch die Verbesserung der mukoziliären Clearance und die Senkung der Freisetzung von Entzündungsmediatoren.

Salbutamol

Indikationen

Inhalativ zur symptomatischen Behandlung einer Bronchokonstriktion bei Asthma bronchiale, COPD, chronischer Bronchitis oder Lungenemphysem, Prophylaxe allergen- oder anstrengungsbedingter Asthmaanfälle.

Wirkung und Nutzen

Schnell eintretende Bronchodilatation durch selektiven Agonismus an β_2-Rezeptoren der Bronchien, Wirkdauer ca. 4 h, Steigerung der mukoziliären Clearance. Symptomatische Therapie, kein Einfluss auf Krankheitsprogression.

Dosierung/Hinweise

Zur Akutbehandlung einer Bronchokonstriktion 1–2 Sprühstöße zu 0,1–0,2 mg Salbutamol, max. 0,8 mg pro Tag, keine Dosisanpassung bei Niereninsuffizienz, bei Anwendungshäufigkeit ≥ 3-ml tägl. Therapieintensivierung laut Stufenplan erwägen.

Elimination und Metabolisierung

Hauptsächlich renale Ausscheidung als unverändertes Salbutamol und Salbutamol-4-O-Sulfat.

Unerwünschte Wirkungen

Tremor, Schwindel, Palpitationen, Tachykardie, Hyperglykämie, Wehenhemmung.

Wechselwirkungen

β-Rezeptorenblocker (gegenseitige Wirkungsabschwächung).

Geeignete Kombination

Ipratropiumbromid.

Schwangerschaft und Stillzeit

Mittel der Wahl als kurzwirksames β_2-Mimetikum in Schwangerschaft und Stillzeit, tokolytischer Effekt.

Salmeterol

Indikationen	Langzeitbehandlung obstruktiver Atemwegserkrankungen (Asthma bronchiale, COPD, Lungenemphysem). Anwendung bei Asthma nur unter gleichzeitiger Behandlung mit inhalativen Glukokortikoiden.
Wirkung und Nutzen	Lang anhaltende Bronchodilatation durch selektiven Agonismus an β_2-Rezeptoren der Bronchialmuskulatur, Wirkdauer ca. 12 h, Steigerung der mukoziliären Clearance, Hemmung der Freisetzung von Entzündungsmediatoren,
Dosierung/Hinweise	2-mal täglich 2 Sprühstöße oder eine Pulverinhalation entsprechend 0,05 mg Salmeterol, keine Dosisanpassung bei Niereninsuffizienz, bei Asthma nur gemeinsam mit inhalativen Glukokortikoiden.
Elimination und Metabolisierung	Hepatische Metabolisierung (CYP3A4), Ausscheidung hauptsächlich via Fäzes.
Unerwünschte Wirkungen	Tremor, Schwindel, Palpitationen, Tachykardie, Hyperglykämie, Wehenhemmung.
Wechselwirkungen	β-Rrezeptorenblocker (gegenseitige Wirkungsabschwächung).
Geeignete Kombination	Inhalative Glukokortikoide.
Schwangerschaft und Stillzeit	Anwendung laut Stufenplan in Schwangerschaft und Stillzeit möglich, bei Anwendung bis zur Entbindung fetale Hypoglykämien und Tachykardien beobachtet, tokolytischer Effekt.

Weitere β_2-Sympathomimetika

- **Fenoterol:** Kurzwirksam, Alternative zu Salbutamol
- **Formoterol:** Langwirksam, Alternative zu Salmeterol
- **Indacaterol:** Langwirksam, nur bei COPD zugelassen

Theophyllin

Theophyllin ist bronchodilatatorisch schwächer wirksam als β_2-Sympathomimetika. Aus diesem Grund und wegen seiner geringeren therapeutischen Breite kommt es eher als Medikationsalternative bzw. in späteren Stadien der Asthma- und COPD-Therapie als Add-on zum Einsatz.

Indikationen	Bronchospasmolytikum zur Behandlung und Prophylaxe von Atemnotzuständen bei Asthma bronchiale, COPD und Lungenemphysem.
Wirkung und Nutzen	Relaxation der Bronchialmuskulatur und Pulmonalgefäße, Besserung der mukoziliären Clearance, Hemmung der Freisetzung von Entzündungsmediatoren, Steigerung des Atemantriebs.
Dosierung/Hinweise	Mit Tabletten oder Kapseln zu 125–500 mg einschleichend auf 11–13 mg Theophyllin/kg KG dosieren (höhere Dosis bei Rauchern), anzustrebende Serumkonzentration 8–20 µg/ml. Bei Niereninsuffizienz Überwachung der Serumspiegel, da Kumulation möglich ist, bei Leberinsuffizienz sind neben der regelmäßigen Serumspiegelkontrolle niedrigere Dosen (2–6 mg/kg) empfohlen. Cave bei Herz-Kreislauf-Erkrankungen, Hyperthyreose, epileptischen Anfallsleiden.
Elimination und Metabolisierung	Die hepatische Metabolisierung über CYP1A2, CYP2E1 und CYP3A4 unterliegt starken interindividuellen Schwankungen, Clearance und Serumkonzentration können erheblich variieren. Enge therapeutische Breite, hauptsächlich renale Ausscheidung in Metabolitenform.
Unerwünschte Wirkungen	Erregungszustände, Tremor, Tachykardie, Übelkeit, Erbrechen, verstärkte Diurese.
Gegenanzeigen	Frischer Herzinfarkt, akute tachykarde Arrhythmien.
Wechselwirkungen	β_2-Mimetika (Wirkungsverstärkung), Makrolidantibiotika, Allopurinol, β-Rezeptorenblocker, Gyrasehemmer, orale Kontrazeptiva (Erhöhung der Theophyllinspiegel), Phenytoin, Carbamazepin, Rifampicin, Zigarettenrauch (Verminderung der Theophyllinspiegel).

Geeignete Kombination Inhalative Glukokortikoide, langwirksame β_2-Sympathomimetika.

Schwangerschaft und Stillzeit Anwendung laut Stufenplan in Schwangerschaft und Stillzeit möglich, Dosisanpassung nach Serumspiegeln, beim Neugeborenen Tremor, Tachykardie, Erbrechen möglich.

Glukokortikoide

Inhalative Glukokortikoide sind Mittel der Wahl für die antiinflammatorische Dauertherapie des Asthma bronchiale. Regelmäßig appliziert reduzieren sie die Infiltration der Atemwegsschleimhäute mit Entzündungszellen und vermindern so die bronchiale Hyperreaktivität. In der Therapie der COPD sind inhalative Glukokortikoide dagegen weniger effektiv und sollten nur bei nachgewiesenem Therapieeffekt ab Stufe III eingesetzt werden. Die inhalativ angewendeten Substanzen (z.B. Budesonid, Beclometason, Fluticason und Ciclesonid) zeichnen sich durch eine geringe systemische Bioverfügbarkeit aus, wodurch unerwünschte Wirkungen minimiert werden.

Systemische Glukokortikoide (z.B. Prednisolon) kommen bei Asthma-Anfällen und akuten Exazerbationen der COPD zum Einsatz.

Budesonid

Indikationen Persistierendes Asthma bronchiale, COPD (ab Stadium III) wenn Ansprechen auf Glukokortikoide nachgewiesen ist.

Wirkung und Nutzen Lokale antiinflammatorische Wirkung auf die Atemwegsschleimhaut, Reduktion der bronchialen Hyperreagibilität.

Dosierung/Hinweise 2-mal täglich 1–2 Sprühstöße entsprechend 0,2–1,6 mg Budesonid, die niedrigste wirksame Erhaltungsdosis sollte angestrebt werden, keine Dosisanpassung bei Niereninsuffizienz. Cave: nicht zur Behandlung akuter Atemnot geeignet.

Elimination und Metabolisierung Hepatische Metabolisierung (CYP3A4), Ausscheidung über Urin und Fäzes in Metabolitenform, systemische Verfügbarkeit 6–13 %.

Unerwünschte Wirkungen	Husten, Heiserkeit, oropharyngeale Candidose. Systemische UAW bei hoher Dosierung: Verminderung der Knochendichte, Glaukom, Infektionsanfälligkeit.
Wechselwirkungen	β_2-Mimetika (Wirkungsverstärkung), Azol-Antimykotika, Ritonavir, Ciclosporin (Erhöhung der systemischen Plasmaspiegel).
Geeignete Kombination	Langwirksame β_2-Sympathomimetika.
Schwangerschaft und Stillzeit	Zusammen mit Beclometason inhalatives Glukokortikoid der Wahl in der Schwangerschaft, geringste zur Asthmakontrolle notwendige Dosis anwenden. Zur Anwendung in der Stillzeit ebenfalls geeignet.

Weitere inhalative Glukokortikoide

- **Beclometason:** Neben Budesonid Mittel der Wahl in der Schwangerschaft
- **Fluticason:** Systemische Verfügbarkeit unterhalb der Nachweisgrenze
- **Mometason:** Systemische Verfügbarkeit durch prä-systemischen Metabolismus $<1\,\%$
- **Ciclesonid:** Aktiver Metabolit ist Hauptwirksubstanz

Anticholinergika

Inhalative Anticholinergika (Ipratropiumbromid, Tiotropiumbromid) haben in der Behandlung der COPD einen höheren Stellenwert als bei Asthma bronchiale. Während Ipratropiumbromid bei beiden Erkrankungen als Reliever angewendet werden kann, hat Tiotropiumbromid nur eine Zulassung für COPD und wird dort bevorzugt zur Dauertherapie genutzt.

Ipratropiumbromid

Indikationen	Prophylaxe und Behandlung von Atemnot bei COPD (mit und ohne Lungenemphysem) und leichtem bis mittelschwerem Asthma bronchiale.

Wirkung und Nutzen	Hemmung der vagusinduzierten Bronchokonstriktion, und der Freisetzung bronchospastisch wirksamer Mediatoren. Nutzen bei COPD größer als bei Asthma bronchiale.
Dosierung/Hinweise	Einzeldosis: 1–2 Sprühstöße zu 0,02 mg Ipratropiumbromid, Maximaldosis: 0,24 mg täglich, keine Dosisanpassung bei Niereninsuffizienz.
Elimination und Metabolisierung	Resorption der verschluckten Dosis zu 10–30 %, innerhalb von 24 h vollständige biliäre und renale Ausscheidung.
Gegenanzeigen	Strenge Nutzenabwägung bei Engwinkelglaukom und Miktionsstörungen.
Unerwünschte Wirkungen	Husten, paradoxer Bronchospasmus, Mundtrockenheit, Erhöhung der Herzfrequenz, Akkomodationsstörungen.
Wechselwirkungen	β_2-Mimetika, Theophyllin (Wirkungsverstärkung), anticholinerg wirksame Substanzen (Verstärkung der Wirkung und Nebenwirkungen).
Geeignete Kombination	Kurzwirksame β_2-Sympathomimetika.
Schwangerschaft und Stillzeit	Anwendung laut Stufenplan in der Schwangerschaft möglich, keine Daten zum Übergang in die Muttermilch, Anwendung in der Stillzeit aber akzeptabel.

Weitere inhalative Anticholinergika

- **Tiotropiumbromid:** Langwirksam, nur bei COPD zugelassen

Leukotrienrezeptor-Antagonisten

Leukotrienrezeptor-Antagonisten vermindern das durch Leukotriene vermittelte Entzündungsgeschehen in den Atemwegen und sind daher eine mögliche Behandlungsalternative zu Glukokortikoiden bei Asthma bronchiale. Da die Wirksamkeit jedoch schwächer ausgeprägt ist, wird die einzige Substanz dieser

Gruppe (Montelukast) bevorzugt als Add-on oder als nebenwirkungsarme Substanz bei Kindern eingesetzt.

Montelukast

Indikationen	Zusatzbehandlung zu Glukokortikoiden und kurzwirksamen β_2-Mimetika bei leichtem bis mittelschwerem persistierendem Asthma bronchiale. Bei Kindern Behandlungsalternative zu niedrig dosierten inhalativen Glukokortikoiden.
Wirkung und Nutzen	Bronchienerweiternd, schützt vor bronchialer Hyperreagibilität durch Antagonisierung der durch Leukotriene ausgelösten entzündungsfördernden Reaktionen und der Schleimsekretion.
Dosierung/Hinweise	Erwachsene: 1-mal täglich 10 mg abends in Tablettenform, Kinder bis 5 Jahre: 4 mg, 5–14 Jahre: 5 mg als Kautabletten oder Granulat, keine Angaben zur Dosisanpassung bei schwerer Leber- und Niereninsuffizienz verfügbar. Cave: nicht zur Behandlung akuter Atemnot geeignet.
Elimination und Metabolisierung	Hepatische Metabolisierung über CYP3A4, CYP2A6 und CYP2C9, nahezu ausschließlich biliäre Ausscheidung.
Unerwünschte Wirkungen	Meist gering ausgeprägt, Kopfschmerzen, Bauchschmerzen.
Wechselwirkungen	Wirkungsabschwächung durch CYP3A4-Induktoren (Phenobarbital, Phenytoin, Rifampicin).
Geeignete Kombination	Inhalative Glukokortikoide.
Schwangerschaft und Stillzeit	Datenlage unzureichend, nicht Mittel der Wahl in der Schwangerschaft, kann aber bei unzureichender Wirkung der Mittel erster Wahl in Schwangerschaft und Stillzeit verordnet werden.

Mukolytika

Mukolytika (z.B. N-Acetylcystein, Ambroxol) sollen die Viskosität eines verfestigten Bronchialschleims senken und dadurch das Abhusten erleichtern. Sie werden v.a. im Rahmen chronischer Bronchitiden angewendet. Ihr Einsatz bei COPD wird jedoch nicht generell empfohlen, da ein überzeugender Effekt auf lungenfunktionelle Parameter nicht belegt ist.

N-Acetylcystein

Indikationen	Sekretolytische Therapie bei bronchopulmonalen Erkrankungen mit Störung der Schleimsekretion und des Schleimtransports, außerdem als Antidot bei Paracetamol-Intoxikation.
Wirkung und Nutzen	Sekretolytische und sekretomotorische Wirkung auf den Bronchialtrakt durch Herabsetzung der Schleimviskosität, Wirksamkeit umstritten.
Dosierung/Hinweise	400–600 mg N-Acetylcystein täglich, verteilt auf 2–3 Einzeldosen als Tabletten oder Brausetabletten, keine Dosisanpassung bei Leber- und Niereninsuffizienz. Cave: keine gemeinsame Anwendung mit Antitussiva.
Elimination und Metabolisierung	Hepatische Metabolisierung, hoher First-pass-Effekt (orale Bioverfügbarkeit gering). Elimination renal in Form inaktiver Metabolite.
Unerwünschte Wirkungen	Gastrointestinale Störungen, Kopfschmerzen, Fieber, selten allergische Reaktionen.
Wechselwirkungen	Antitussiva (Sekretstau), Inaktivierung einiger Antibiotika, daher zeitversetzte Einnahme empfohlen.
Geeignete Kombination	Ausreichende Flüssigkeitszufuhr.
Schwangerschaft und Stillzeit	Datenlage in der Schwangerschaft unzureichend, kann bei gegebener Notwendigkeit verordnet werden. In der Stillzeit Mukolytikum der Wahl.

Weitere Mukolytika

- **Bromhexin:** Wirksamkeit mit N-Acetylcystein vergleichbar
- **Ambroxol:** Aktiver Metabolit von Bromhexin

Antitussiva

Antitussiva (z.B. Codein, Dextrometorphan, Pentoxyverin) hemmen zentral den Hustenreflex und sind v.a. zur Behandlung des trockenen Reizhustens geeignet. Bei produktivem Husten sollten sie nicht eingesetzt werden, da sie das Abhusten behindern. Auch bei Ateminsuffizienz ist eine Anwendung von Antitussiva nicht angezeigt.

Codein

Indikationen	Symptomatische Therapie des Reizhustens, außerdem schmerzstillend.
Wirkung und Nutzen	Dosisabhängige zentrale analgetische und antitussive Wirkung über agonistische Eigenschaften an Opioid-Rezeptoren. Symptomatische Therapie.
Dosierung/Hinweise	Einzeldosis 15–44 mg Codein als Tropfen oder Tabletten alle 6–8 h, maximal 200 mg täglich, bei Niereninsuffizienz Gefahr der Kumulation aktiver Metabolite, daher zurückhaltende Dosierung. Dosisreduktion bei Leberinsuffizienz empfohlen. Cave: Abhängigkeitspotenzial, Missbrauchsgefahr bei bekannter Drogenabhängigkeit.
Elimination und Metabolisierung	Hepatische Metabolisierung mit großen interindividuellen Unterschieden (CYP2D6-Polymorphismus), aktiver Metabolit Morphin. Elimination der konjugierten Metabolite hauptsächlich renal.
Gegenanzeigen	Ateminsuffizienz, akuter Asthmaanfall, Koma.
Unerwünschte Wirkungen	Hemmung des Atemzentrums, Übelkeit, Obstipation, Kopfschmerzen, Schläfrigkeit. Abhängigkeitsrisiko gering.

Wechselwirkungen	Zentral dämpfende Arzneimittel, Antihistaminika, Alkohol (Verstärkung der sedierenden und atemdepressiven Wirkung).
Geeignete Kombination	Keine.
Schwangerschaft und Stillzeit	Nicht Mittel der Wahl, Einzelgaben bei lang anhaltendem, quälendem Husten möglich. Bei regelmäßiger Anwendung bis zur Geburt Atemdepression und Entzugssymptome beim Neugeborenen möglich. Codein geht in die Muttermilch über, Gefahr der Atemdepression.

Weitere Antitussiva

- **Dextromethorphan:** Rezeptfrei erhältlich
- **Pentoxyverin:** Rezeptfrei erhältlich
- **Noscapin:** Verschreibungspflichtig

6 Arzneitherapie gastrointestinaler Erkrankungen

E. A. Müller und R. Krattinger

6.1 Magen-Darm-Medikamente – Allgemeines

Bei der Behandlung von Erkrankungen des Magen-Darm-Trakts stellen die Protonenpumpeninhibitoren (PPI) die bedeutsamste Arzneimittelgruppe dar. Sie werden hauptsächlich bei der Behandlung der gastroösophagealen Refluxkrankheit eingesetzt. Weitere Indikationen sind die Therapie und Prophylaxe von gastroduodenalen Ulzera. Insbesondere werden PPI bei der Helicobacter-pylori-Eradikation in Kombination mit geeigneten Antibiotika verwendet sowie als präventive Komedikation beim Einsatz von traditionellen nichtsteroidalen Antirheumatika (NSAR) bei Patienten mit Risiken für Komplikationen. Andere Magen-Darm-Medikamente umfassen H_2-Rezeptorantagonisten, Antazida, Protektiva, Antiemetika, Antidiarrhoika, Laxanzien, Medikamente gegen chronisch-entzündliche Darmerkrankungen und Pankreasenzympräparate.

6.2 Behandlung der gastroösophagealen Refluxkrankheit

Unter dem Begriff „gastroösophageale Refluxkrankheit" werden v.a. die nicht erosive Refluxkrankheit und die erosive Ösophagitis verschiedener Schweregrade zusammengefasst. Entsprechend den Empfehlungen der Deutschen Gesellschaft für Verdauungs- und Stoffwechselkrankheiten (DGVS; letzte Überprüfung November 2008) kommen für die Pharmakotherapie der nicht erosiven Refluxkrankheit verschiedene Medikamente in Betracht. Sporadische Refluxbeschwerden, die gut auf Antazida ansprechen, können mit dieser Medikamentengruppe mittelfristig behandelt werden. Von mehrmals täglichen Antazidagaben über einen längeren Zeitraum wird jedoch abgeraten. Primär sollte die Behandlung mit einem PPI durchgeführt werden, wobei intial Standarddosen über einen Zeitraum von 4 Wochen zu verabreichen sind (Esomeprazol 20 mg/Tag, Lansoprazol 30 mg/Tag, Omeprazol 20 mg/Tag, Pantoprazol 40 mg/Tag, Rabeprazol 20 mg/Tag).

Nach der 4-wöchigen Akuttherapie ist oft eine Langzeitbehandlung mit Säuresekretionshemmern erforderlich (z. B. eine PPI-Dosis alle 2–3 Tage). Bei gleichermaßen gutem Ansprechen kann die Therapie auch mit einem H_2-Rezeptorantagonisten durchgeführt werden.

Die Akutbehandlung der erosiven Ösophagitis sollte mit einem PPI über 4–8 Wochen erfolgen, wobei je nach Beschwerdebild die Dosis angepasst wird. Antazida oder Protektiva (z. B. Sucralfat) werden als Monotherapien bei der erosiven Ösophagitis nicht empfohlen. Falls eine Langzeittherapie indiziert ist, wird mit der letzten effektiven Dosis der Akutbehandlung begonnen. Die Dosierung und das Behandlungsintervall können hierbei symptomabhängig adjustiert werden. Patienten mit Komplikationen der gastroösophagealen Refluxkrankheit (z. B. Barrett-Ösophagus) sollten bis zum Abheilen der Refluxläsionen einen PPI erhalten. Darüber hinaus sollten regelmäßig endoskopische Kontrollen mit Biopsieentnahmen erfolgen.

6.3 Helicobacter-pylori-Eradikation

Die Standardtherapie zur Eradikation von Helicobacter pylori besteht aus einer einwöchigen Therapie mit einem PPI und Clarithromycin plus Amoxicillin (so genannte französische Tripel-Therapie) oder einem PPI und Clarithromycin plus Metronidazol (so genannte italienische Tripel-Therapie). Gemäß den Empfehlungen der DGVS, die 2009 publiziert wurden, können als alternative Erstlinienprotokolle eine sequenzielle Therapie ebenso wie andere Vierfachtherapien ohne Sequenzaufbau berücksichtigt werden. Alle derzeit zugelassenen PPI können unter Berücksichtigung ihrer Standarddosis eingesetzt werden.

Nach einem Versagen der Primärtherapie wird eine Resistenztestung und eine darauf gestützte Zweitlinientherapie empfohlen, wobei die Therapiedauer auf 10 Tage ausgedehnt werden sollte. Reserveantibiotika sind Levofloxacin, Moxifloxacin und Rifabutin.

Für Kinder und Jugendliche mit nachgewiesener Helicobacter-pylori-Infektion wird als Erstlinientherapie die einwöchige Dreifach-Therapie bestehend aus PPI plus Amoxicillin und entweder Clarithromycin oder Metronidazol empfohlen. Vor der Behandlung sollte eine antibiotische Empfindlichkeitstestung durchgeführt werden. Die empfohlene Tagesdosis beträgt für Amoxicillin 50 mg/kg Körpergewicht und für Clarithromycin und Metronidazol je 20 mg/kg, verteilt auf 2 Einnahmen. Die empfohlenen Therapieschemata zur primären Helicobacter-pylori-Eradikation bei Erwachsenen sind im Folgenden dargestellt:

Tab. 6.1 Geeignete Therapieschemata zur Erstlinientherapie der Helicobacter-pylori-Infektion nach der S3-Leitlinie „Helicobacter pylori und gastroduodenale Ulkuskrankheit" der Deutschen Gesellschaft für Verdauungs- und Stoffwechselkrankheiten (2009).

Name	Tag	Schema	Dosierung
Italienische TT	1–7	PPI[1]	1–0–1
	1–7	Clarithromycin 250–500 mg	1–0–1
	1–7	Metronidazol 400–500 mg	1–0–1
Französische TT	1–7	PPI[1]	1–0–1
	1–7	Clarithromycin 500 mg	1–0–1
	1–7	Amoxicillin 1000 mg	1–0–1
Sequenzialtherapie	1–5	PPI[1]	1–0–1
	1–5	Amoxicillin 1000 mg	1–0–1
	6–10	PPI[1]	1–0–1
	6–10	Clarithromycin 500 mg	1–0–1
	6–10	Metronidazol 500 mg	1–0–1
Vierfachtherapie	1–7	PPI[1]	1–0–1
	1–7	Clarithromycin 250–500 mg	1–0–1
	1–7	Metronidazol 400 mg	1–0–1
	1–7	Amoxicillin 1000 mg	1–0–1

TT = Tripel-Therapie

[1] Esomeprazol 20 mg, Lansoprazol 30 mg, Omeprazol 20 mg, Pantoprazol 40 mg, Rabeprazol 20 mg

Monografien

Protonenpumpeninhibitoren

Alle Protonenpumpeninhibitoren sind Prodrugs. Sie werden erst im sauren Milieu der Parietalzellen des Magens in die aktive Form umgewandelt. Über eine irreversible Bindung an die H^+/K^+-ATPase wird diese in ihrer Funktion als Protonenpumpe stark gehemmt. Protonenpumpeninhibitoren verringern dosisabhängig die basale und die stimulierte Säuresekretion, was zu einem Anstieg des Magen pH-Werts führt. Da die Neusynthese der H^+/K^+-ATPase die Wirkdauer bestimmt, ist die säurehemmende Wirkung von Protonenpumpeninhibitoren deutlich länger als messbare Plasmaspiegel vorliegen. Protonenpumpeninhibitoren haben einen herausragenden Stellenwert bei der Behandlung säureassoziierter Erkrankungen des oberen Gastrointestinaltrakts.

Omeprazol

Indikationen	Therapie und Prophylaxe von Ulcus duodeni et ventriculi, Refluxösophagitis, Langzeitbehandlung zur Rezidivprophylaxe der Refluxösophagitis, symptomatischer gastroösophagealer Reflux (Dyspepsie, Sodbrennen, saures Aufstoßen), Therapie und Prophylaxe von NSAR-induzierten gastroduodenalen Ulzera, Zollinger-Ellison-Syndrom, Helicobacter-pylori-Eradikation in Kombination mit geeigneten Antibiotika.
Wirkung und Nutzen	Schnelle und wirksame Hemmung der Magensäuresekretion sowohl am Tag als auch in der Nacht, eine maximale Wirkung wird innerhalb von 4 Behandlungstagen erzielt, beschleunigte Abheilung säureassoziierter Erkrankungen des Magen-Darm-Trakts, keine Tachyphylaxie.
Dosierung/Hinweise	Je nach Schwere der Erkrankung 10–40 mg pro Tag peroral, beim Zollinger-Ellison-Syndrom 60 mg pro Tag als Startdosis, zur Helicobacter-pylori-Eradikation 2-mal tägl. 20 mg in Kombination mit Antibiotika, Kinder werden in Abhängigkeit vom Körpergewicht dosiert, keine Dosisanpassung bei Niereninsuffizienz, vorsichtige Dosierung bei Leberinsuffizienz.
Elimination und Metabolisierung	Hepatische Metabolisierung (CYP2C19), hauptsächlich renale Ausscheidung in Metabolitenform.
Unerwünschte Wirkungen	Übelkeit, Durchfall, Verstopfung, Bauchschmerzen, Kopfschmerzen.
Wechselwirkungen	Nelfinavir, Atazanavir, Diazepam, Phenytoin, Clopidogrel, Wirkstoffe mit pH-Wert-abhängiger Absorption (z. B. Ketoconazol).
Geeignete Kombination	Bestimmte Antibiotika bei der Helicobacter-pylori-Eradikation.
Schwangerschaft und Stillzeit	Anwendung in Schwangerschaft und Stillzeit möglich.

Pantoprazol

Indikationen	Ulcus duodeni et ventriculi, Refluxösophagitis, Langzeitbehandlung zur Rezidivprophylaxe der Refluxösophagitis, symptomatischer gastroösophagealer Reflux (Dyspepsie, Sodbrennen, saures Aufstoßen), Prävention von NSAR-induzierten gastroduodenalen Ulzera, Zollinger-Ellison-Syndrom, Helicobacter-pylori-Eradikation in Kombination mit geeigneten Antibiotika.
Wirkung und Nutzen	Schnelle und wirksame Hemmung der Magensäuresekretion sowohl am Tag als auch in der Nacht, eine maximale Wirkung wird innerhalb von wenigen Behandlungstagen erzielt, beschleunigte Abheilung säureassoziierter Erkrankungen des Magen-Darm-Trakts, keine Tachyphylaxie.
Dosierung/Hinweise	Je nach Schwere der Erkrankung 20–80 mg pro Tag peroral, beim Zollinger-Ellison-Syndrom 80 mg pro Tag als Startdosis, zur Helicobacter-pylori-Eradikation 2-mal tägl. 40 mg in Kombination mit Antibiotika. Für Kinder unter 12 Jahren ist die Datenlage unzureichend, bei Niereninsuffizienz und bei älteren Patienten nicht höher als 40 mg pro Tag dosieren (Ausnahme für Ältere: Helicobacter-pylori-Eradikation), bei schwerer Leberinsuffizienz die tägliche Dosis auf 20 mg reduzieren.
Elimination und Metabolisierung	Hepatische Metabolisierung, hauptsächlich renale Ausscheidung in Metabolitenform.
Unerwünschte Wirkungen	Durchfall, Verstopfung, Bauchschmerzen, Kopfschmerzen.
Wechselwirkungen	Atazanavir, Wirkstoffe mit pH-Wert-abhängiger Absorption (z. B. Ketoconazol).
Geeignete Kombination	Bestimmte Antibiotika bei der Helicobacter-pylori-Eradikation.
Schwangerschaft und Stillzeit	Nach neuesten epidemiologischen Studien Anwendung in Schwangerschaft möglich, strenge Indikationsstellung in der Stillzeit (Datenlage unzureichend).

Weitere Protonenpumpeninhibitoren

- **Esomeprazol:** Alternativer PPI mit demselben Wirkprinzip, S-Enantiomer von Omeprazol
- **Lansoprazol:** Alternativer PPI mit demselben Wirkprinzip
- **Rabeprazol:** Alternativer PPI mit demselben Wirkprinzip

H_2-Rezeptorantagonisten

H_2-Rezeptorantagonisten hemmen kompetitiv die durch Histamin vermittelte Säureproduktion in den Parietalzellen des Magens. Das Ausmaß der Sekretionshemmung ist geringer als bei Protonenpumpeninhibitoren. Sie werden v.a. bei der funktionellen Dyspepsie ohne Ulkus und der nicht erosiven Refluxkrankheit eingesetzt. Außerdem sind sie Mittel der Reserve zur Therapie peptischer Ulzera.

Ranitidin

Indikationen
Ulcus duodeni et ventriculi und deren Rezidivprophylaxe, Refluxösophagitis, Stressulkusprophylaxe, hyperazide Dyspepsie (Sodbrennen), Prophylaxe des Säureaspirationssyndroms, Zollinger-Ellison-Syndrom.

Wirkung und Nutzen
Hemmung der basalen und stimulierten Säure- und Pepsinsekretion des Magens, v.a. wird die nächtliche Säureproduktion inhibiert, 150 mq unterdrücken während 12 h die Magensäuresekretion, Linderung und beschleunigte Abheilung säureassoziierter Beschwerden und Erkrankungen des Magen-Darm-Trakts.

Dosierung/Hinweise
Je nach Schwere der Erkrankung und Indikation 75–300 mg pro Tag peroral, beim Zollinger-Ellison-Syndrom 3-mal 150 mg pro Tag als Startdosis, zur Stressulkusprophylaxe 3- bis 4-mal tägl. 50 mg langsam i.v.. Für Kinder (ab 2 Jahren) beträgt die tägliche perorale Maximaldosis 300 mg, bei Niereninsuffizienz (Kreatinin-Clearance <50 ml/min) peroral nicht höher als 150 mg pro Tag dosieren und bei parenteraler Gabe Dosisreduktion um 50 %.

Elimination und Metabolisierung	Geringe Metabolisierung, hauptsächlich renale Ausscheidung, überwiegend durch tubuläre Sekretion.
Unerwünschte Wirkungen	Kopfschmerzen, Müdigkeit, Schwindel, Übelkeit, Durchfall, Verstopfung, Hautausschlag.
Wechselwirkungen	Wirkstoffe mit pH-Wert-abhängiger Absorption (z. B. Ketoconazol), Triazolam, Midazolam, Glipizid.
Geeignete Kombination	Antazida zur symptomatischen Behandlung von Sodbrennen.
Schwangerschaft und Stillzeit	Nach neuesten epidemiologischen Studien Anwendung in Schwangerschaft möglich, strenge Indikationsstellung in der Stillzeit (Datenlage unzureichend).

Weitere H_2-Rezeptorantagonisten

- **Cimetidin:** Erhöhtes Interaktionspotenzial
- **Famotidin:** Ähnliche Wirkung wie Ranitidin

Antazida

Antazida sind schwache Basen, die aus einer anionischen Komponente (Hydroxide, Karbonate oder Silikate) und einem Kation (Aluminium, Magnesium oder Kalzium) bestehen. Die Wirkung der Antazida beruht im Wesentlichen auf der Neutralisation der durch die Parietalzellen des Magens produzierten Salzsäure. Sie müssen mehrfach über den Tag eingenommen werden. Antazida werden v. a. bei sporadischen Refluxbeschwerden eingesetzt.

Maaloxan (Aluminiumoxid, Magnesiumhydroxid)

Indikationen	Kurzzeitige symptomatische Behandlung bei Erkrankungen, die mit einer Hyperazidität des oberen Gastrointestinaltrakts einhergehen (z. B. saures Aufstoßen und Sodbrennen).

Wirkung und Nutzen Vorübergehende subjektive Besserung akuter säureassoziierter dyspeptischer Beschwerden durch Neutralisation und Bindung überschüssiger Magensäure.

Dosierung/Hinweise In der Regel 4-mal tgl. (1 h nach den Mahlzeiten und vor dem Schlafengehen), von mehrmals täglichen Gaben über einen längeren Zeitraum wird abgeraten, bei Niereninsuffizienz keine hochdosierte Daueranwendung (Gefahr der Akkumulation von Aluminium und Magnesium), bei Langzeittherapie Gefahr der Hypophosphatämie.

Elimination und Metabolisierung Die Resorption von Aluminium und Magnesium ist gering und sie werden im Allgemeinen bei Nierengesunden rasch renal ausgeschieden.

Unerwünschte Wirkungen Durchfall oder Verstopfung können vorkommen.

Wechselwirkungen Aluminium- und Magnesiumhaltige Antazida können die Resorption einer Reihe von Arzneimitteln beeinflussen (z. B. Herzglykoside, Cumarinderivate, Eisenpräparate, H_2-Rezeptorantagonisten oder Tetracycline); die Einnahme von Antazida und anderen Medikamenten sollte mindestens 2 h zeitversetzt erfolgen.

Geeignete Kombination H_2-Rezeptorantagonisten zur symptomatischen Behandlung von Sodbrennen.

Schwangerschaft und Stillzeit Möglichst keine Anwendung während der Schwangerschaft und Stillzeit, weil im Tierversuch Aluminiumsalze schädlich für das Ungeborene waren, Aluminiumverbindungen gehen in die Muttermilch über.

Weitere Antazida und Protektiva

- **Riopan:** Kombination aus einem Magnesium- und einem Aluminiumsalz
- **Talcid:** Enthält Hydrotalcit (Schichtgitterantacidum)
- **Sucralfat (Ulcogant):** Aluminiumsaccharosesulfat, bildet Schutzfilm auf Magenschleimhaut
- und andere

Antiemetika

Übelkeit und Erbrechen sind Symptome vieler Erkrankungen und Vergiftungen oder sie treten als Nebenwirkungen von Medikamenten auf. Oft ist eine symptomatische antiemetische Therapie indiziert, wobei die Therapie der Grunderkrankung im Vordergrund steht. Die meisten Antiemetika wirken zentral über eine Blockierung von Neurotransmitter-Rezeptoren.

Metoclopramid

Indikationen
Übelkeit, Brechreiz und Erbrechen unterschiedlichster Genese, symptomatische Motilitätsstörungen des oberen Magen-Darm-Trakts (z. B. Dyspepsie), diabetische Gastroparese, postoperative Magenatonie, Refluxösophagitis.

Wirkung und Nutzen
Cholinerge und antidopaminerge Wirkung, erhöhter Tonus in den unteren Ösophagusabschnitten und im Mageneingang, verstärkte Peristaltik des oberen Magen-Darm-Trakts, beschleunigte Magenentleerung, Beseitigung von Brechreiz und Erbrechen.

Dosierung/Hinweise
Erwachsene: 3- bis 4-mal tgl. 10 mg peroral oder als Zäpfchen, bei oralen Retardformulierungen 1-mal tgl. 20–30 mg.
Kinder 2–14 Jahre: Einzeldosen von 0,1 mg/kg Körpergewicht, die maximale perorale/rektale Tagesdosis beträgt bei Kindern 0,5 mg/kg.
Hochdosierte Gabe bei Erbrechen durch Zytostatika: 2 mg/kg als Kurzinfusion 30 min vor Zytostatikagabe und dann in 2-stündlichen Intervallen bis zu einer Gesamtdosis von 10 mg/kg pro Tag, bei eingeschränkter Nierenfunktion ist die Dosis der Funktionsstörung anzupassen, bei schwerer Leberinsuffizienz mit Aszites sollte die Dosis um 50 % reduziert werden.

Elimination und Metabolisierung
Geringe Metabolisierung, hauptsächlich renale Ausscheidung (ca. 20 % unverändert).

Unerwünschte Wirkungen Extrapyramidale Reaktionen (besonders bei Kindern und nach hohen Dosen), Müdigkeit, innere Unruhe, Hyperprolaktinämie, bei längerer Behandlungsdauer erhöhtes Risiko von Parkinsonismus und potenziell irreversiblen Spätdyskinesen.

Wechselwirkungen Digoxin, Cimetidin, Paracetamol, Ethanol, Lithium, verschiedene Antibiotika, Wirkungsabschwächung von Parkinson-Therapeutika, erhöhtes Risiko für extrapyramidale Störungen bei gleichzeitiger Gabe von Neuroleptika und Serotonin-Wiederaufnahmehemmern.

Geeignete Kombination Dexamethason bei Übelkeit und Erbrechen.

Schwangerschaft und Stillzeit Nach neuesten epidemiologischen Studien Anwendung in Schwangerschaft möglich, keine Anwendung in der Stillzeit.

Ondansetron

Indikationen Übelkeit und Erbrechen bei Therapie mit Zytostatika und Strahlentherapie, Prophylaxe und Therapie von Übelkeit und Erbrechen nach Operationen

Wirkung und Nutzen Selektiver 5-HT_3-Rezeptorantagonist, Unterbrechung des zentralen und peripheren Brechreflexes.

Dosierung/Hinweise Die Dosierung richtet sich nach der emetogenen Wirkung der Zytostatika, bei hochemetogenen Schemata: vor Beginn der Chemotherapie 8 mg über 15 min infundieren, gefolgt von 2 weiteren Kurzinfusionen von je 8 mg im Abstand von 4 h oder kontinuierliche Infusion von 1 mg/h bis zu 24 h, dann perorale Gabe von 8 mg alle 12 h während 3 (maximal 5) Tagen, die zusätzliche Verabreichung von Dexamethason vor der Chemotherapie (20 mg i. v. 30–45 min) verstärkt die Wirkung.
Therapie von postoperativer Übelkeit: Einzelgabe von 4 mg als langsame i. v. Injektion.

Bei Kindern wird die Dosierung über die Körperoberfläche bzw. das Körpergewicht festgelegt, keine Dosisanpassung bei Niereninsuffizienz, Vorsicht bei Patienten mit subakuter intestinaler Obstruktion, bei schwerer Leberinsuffizienz sollte eine Tagesdosis von 8 mg nicht überschritten werden.

Elimination und Metabolisierung
Starke hepatische Metabolisierung (CYP1A2, CYP2D6, CYP3A4), Ausscheidung über Urin (50–60 %) und Fäzes (20–30 %).

Unerwünschte Wirkungen
Kopfschmerzen, Wärme- oder Hitzegefühl, Verstopfung, lokale Überempfindlichkeitsreaktionen, gelegentlich transiente Transaminasenanstiege, Rhythmusstörungen, Angina pectoris sowie selten extrapyramidale Reaktionen und Dyskinesien.

Wechselwirkungen
Die gleichzeitige Anwendung von kardiotoxischen oder QT-Zeit verlängernden Arzneimitteln erhöht das Risiko für Arrhythmien.

Geeignete Kombination
Dexamethason.

Schwangerschaft und Stillzeit
Datenlage unzureichend, strenge Indikationsstellung in Schwangerschaft, keine Anwendung in der Stillzeit.

Aprepitant

Indikationen
Prävention von Übelkeit und Erbrechen bei hoch und moderat emetogener Chemotherapie in Kombination mit einem 5-HT_3-Antagonisten und Dexamethason.

Wirkung und Nutzen
Selektiver Substanz-P-Neurokinin-1-(NK_1)-Rezeptorantagonist, langdauernde zentrale Hemmung akuter als auch verzögerter Phasen durch Chemotherapie induzierter Emesis, Verstärkung der antiemetischen Aktivität von 5-HT_3-Rezeptorantagonisten und Kortikosteroiden.

Dosierung/Hinweise	Über 3 Tage als Zusatz einer antiemetischen Therapie, die Dexamethason und Ondansetron enthält, 1 h vor Beginn der Chemotherapie 125 mg peroral, dann je 80 mg an Tag 2 und 3, die Dosierung von Ondansetron und Dexamethason richtet sich nach der emetogenen Wirkung der Chemotherapie. Keine Dosisanpassung bei Niereninsuffizienz, keine Anwendung bei Kindern und Jugendlichen (Datenlage unzureichend).
Elimination und Metabolisierung	Starke hepatische Metabolisierung (CYP3A4, geringfügig über CYP1A2 und CYP2C19), hauptsächlich Ausscheidung via Fäzes.
Unerwünschte Wirkungen	Schluckauf, Dyspepsie, Verstopfung, Durchfall, Appetitlosigkeit, Müdigkeit/Abgeschlagenheit, Kopfschmerzen, Schwindel, Transaminasenanstieg.
Wechselwirkungen	Diltiazem, Paroxetin, Aprepitant hemmt und induziert CYP3A4 und induziert CYP2C9, Vorsicht bei Arzneimitteln, die hauptsächlich über CYP3A4 oder CYP2C9 metabolisiert werden (z. B. Cumarinderivate).
Geeignete Kombination	Dexamethason, Ondansetron.
Schwangerschaft und Stillzeit	Datenlage unzureichend, strenge Indikationsstellung in Schwangerschaft, keine Anwendung in der Stillzeit.

Weitere Antiemetika

- **Domperidon:** Dopamin-Antagonist, wirkt ähnlich wie Metoclopramid
- **Scopolamin:** Anticholinergikum, wirksames Antiemetikum bei Kinetosen
- **Dolasetron:** Ähnliche Wirkung wie Ondansetron, jedoch länger wirksam
- **Granisetron**: Ähnliche Wirkung wie Ondansetron, jedoch länger wirksam
- **Palonosetron:** Ähnliche Wirkung wie Ondansetron, jedoch länger wirksam
- **Tropisetron:** Ähnliche Wirkung wie Ondansetron, jedoch länger wirksam
- und andere

Antidiarrhoika

Antidiarrhoika sind Arzneimittel zur symptomatischen Behandlung von Durchfall unterschiedlicher Genese. Falls möglich, sollte eine Diarrhoe ursächlich behandelt werden.

Loperamid

Indikationen
Symptomatische Behandlung akuter und chronischer Diarrhoe verschiedenster Genese (inkl. Reisediarrhoe).

Wirkung und Nutzen
Synthetisches Opioid, bindet an Opiatrezeptoren des Darms und führt zu einer Motilitätshemmung mit deutlicher Steigerung der intestinalen Transitzeit, vermehrte Resorption von Wasser und Elektrolyten, reduzierte Stuhlentleerungsfrequenz.

Dosierung/Hinweise
Bei akuter Diarrhoe zuerst 4 mg peroral, danach 2 mg nach jedem ungeformten Stuhl, nicht höher als 12 mg pro Tag dosieren, falls nach 48 h keine Besserung zu verzeichnen ist oder Fieber auftritt, sollte Loperamid abgesetzt werden. Für Kinder ab 8 Jahren beträgt die Tageshöchstdosis 8 mg, bei Kindern unter 8 Jahren wird in Abhängigkeit vom Körpergewicht dosiert. Bei chronischer Diarrhoe liegt die mittlere Dosierung bei 4 mg pro Tag (Kinder ab 8 Jahren: 2 mg pro Tag, Kinder von 2–8 Jahren: 0,04 mg/kg täglich). Kontraindiziert bei Kindern unter 2 Jahren, keine Dosisanpassung bei Niereninsuffizienz, vorsichtige Dosierung bei Leberfunktionsstörungen.

Elimination und Metabolisierung
Starke hepatische Metabolisierung, Ausscheidung hauptsächlich via Fäzes.

Unerwünschte Wirkungen
Verstopfung und Kopfschmerzen (gelegentlich), Müdigkeit, Übelkeit, Bauchschmerzen und Mundtrockenheit (selten).

Wechselwirkungen
Klinisch relevante Wechselwirkungen sind nicht beschrieben.

Geeignete Kombination	Simeticon.
Schwangerschaft und Stillzeit	Keine Anwendung während Schwangerschaft und Stillzeit.

Aktivkohle (Carbo medicinalis)

Indikationen	Akute unspezifische Diarrhoe, akute Vergiftungen.
Wirkung und Nutzen	Unspezifisches Adsorbens mit einer sehr großen Oberfläche, kann eine große Zahl an Fremdstoffen, Bakterien, Bakterientoxinen und Arzneimitteln binden.
Dosierung/Hinweise	Durchfallerkrankungen: 3- bis 4-mal tgl. 500–1000 mg mit reichlich Flüssigkeit einnehmen, Kinder erhalten 3- bis 4-mal tgl. 250–500 mg, die maximale Einnahmedauer beträgt 3 Tage. Vergiftungen: 0,5–1 g/kg Körpergewicht in Wasser suspendiert, die wiederholte Gabe in Abständen von ca. 2–4 h kann indiziert sein, Schwarzverfärbung des Stuhls.
Elimination und Metabolisierung	Wird unverändert wieder ausgeschieden, keine Resorption.
Unerwünschte Wirkungen	Nach sehr hohen Dosen kann es gelegentlich zu Verstopfung kommen.
Wechselwirkungen	Andere Arzneimittel sollten nicht gleichzeitig eingenommen werden, da deren Resorption vermindert sein kann.
Geeignete Kombination	Ausreichende Flüssigkeitszufuhr.
Schwangerschaft und Stillzeit	Anwendung während Schwangerschaft und Stillzeit möglich.

Weitere Antidiarrhoika

- **Opioide:** z. B. Tinctura opii
- **Adsorbenzien:** z. B. Siliciumdioxid, dioktaedrischer Smektit
- **Probiotika:** z. B. Lactobacillus
- **Elektrolytersatzlösungen**
- und andere

Laxanzien

Laxanzien dienen zur Behandlung einer Obstipation. Sie haben eine abführende Wirkung über verschiedene Mechanismen: Stimulierung der Darmbewegungen, Zurückhalten oder Sekretion von Wasser und Elektrolyten in den Darm, „schmieren" des Darminhalts, Anregung des Defäkationsreflexes. Laxanzien sind kontraindiziert bei Ileus, akut-entzündlichen Darmerkrankungen und abdominellen Schmerzen unklarer Genese. Mit Ausnahme von Quell- und Füllstoffen ist eine langfristige Einnahme zu vermeiden.

Bisacodyl

Indikationen	Kurzfristige Anwendung bei Verstopfung sowie Erkrankungen, die eine erleichterte Darmentleerung erfordern, Vorbereitung operativer oder diagnostischer Verfahren.
Wirkung und Nutzen	Stimuliert nach Hydrolyse im Dickdarm die Darmperistaltik, Steigerung der Sekretion von Wasser und Elektrolyten, Erweichung des Stuhls, Verkürzung der Kolontransitzeit, Stimulation der Defäkation, bei oraler Gabe tritt die Wirkung nach 6–12 h ein, bei rektaler Anwendung für gewöhnlich innerhalb von 30 min.
Dosierung/Hinweise	Erwachsene und Kinder über 2 Jahre erhalten 5–10 mg peroral oder rektal, keine Anwendung bei Kindern unter 2 Jahren.
Elimination und Metabolsierung	Wird im Dickdarm zur lokal wirksamen Substanz (Desacetylbisacodyl), hydrolisiert, resorbiertes Desacetylbisacodyl wird in der Leber glucuronidiert, hauptsächlich Ausscheidung via Fäzes.

Unerwünschte Wirkungen
Bauchkrämpfe, Bauchschmerzen, Diarrhoe, Übelkeit, lokale Irritationen (nach rektaler Applikation), nach langfristiger Einnahme Elektrolytverluste.

Wechselwirkungen
Bei Störung des Elektrolythaushalts verstärkte Empfindlichkeit gegenüber Herzglykosiden, erhöhter Kaliumverlust durch andere Arzneimittel (z. B. Diuretika oder Kortikosteroide).

Geeignete Kombination
Ausreichende Flüssigkeitszufuhr.

Schwangerschaft und Stillzeit
Kann bei gegebener Notwendigkeit während Schwangerschaft und Stillzeit verordnet werden.

Laktulose

Indikationen
Verstopfung, hepatische Enzephalopathie.

Wirkung und Nutzen
Synthetisches Disaccharid aus Galaktose und Fruktose, Spaltung durch bakterielle Dickdarmflora, freiwerdende Säuren retinieren im Darmlumen osmotisch Wasser und senken den lokalen pH-Wert, Erweichung des Stuhls, Stimulation der Defäkation, verringerte mikrobielle Ammoniakproduktion, abführender Effekt tritt nach 2–10 h ein.

Dosierung/Hinweise
Obstipation: 1- bis 2-mal tgl. 5–10 g, Kinder erhalten 1- bis 2-mal tgl. 3–6 g.
Hepatische Enzephalopathie: bis zu 4-mal tgl. 30 g.

Elimination und Metabolisierung
Absorbierte Laktulose wird nicht metabolisiert und unverändert renal ausgeschieden.

Unerwünschte Wirkungen
Leichte Bauchschmerzen, Flatulenz, Meteorismus, Übelkeit, nach langfristiger Einnahme Elektrolytverluste.

Wechselwirkungen
Bei Störung des Elektrolythaushalts verstärkte Empfindlichkeit gegenüber Herzglykosiden, erhöhter Kaliumverlust durch andere Arzneimittel (z. B. Diuretika oder Kortikosteroide).

Geeignete Kombination	Wasser- und Elektrolytsubstitution bei langfristiger Anwendung.
Schwangerschaft und Stillzeit	Kann während Schwangerschaft und Stillzeit angewendet werden.

Weitere Laxanzien

- **Quellstoffe**: z. B. Leinsamen
- **Macrogol:** Polyethylenglycol (osmotisches Laxans)
- **Gleitmittel**: z. B. Glycerin-Klysmen
- und andere

Sulfasalazin

Die beiden häufigsten chronisch-entzündlichen Darmerkrankungen sind Colitis ulcerosa und Morbus Crohn. Sie verlaufen meist schubweise. Zur Behandlung steht eine Reihe von Medikamenten zur Verfügung (Aminosalizylate, Kortikosteroide, Immunmodulatoren, Immunsuppressiva, Biologika). Neben Kortikosteroiden und Mesalazin ist Sulfasalazin das Mittel der Wahl zur Behandlung der Colitis ulcerosa. Monotherapeutisch wird es ebenso bei Dickdarmbefall im Rahmen des Morbus Crohn bei leichter bis mäßiggradiger entzündlicher Aktivität eingesetzt, jedoch nicht zur Rezidivprophylaxe. Das Medikament wird auch in der Behandlung der rheumatoiden Arthritis angewendet. Im Kolon wird Sulfasalazin in 5-Aminosalicylsäure (5-ASA, Mesalazin) und Sulfapyridin gespalten. Es gilt als wahrscheinlich, dass 5-ASA das eigentlich therapeutisch wirksame Prinzip von Sulfasalazin darstellt. Im Darmlumen wirkt 5-ASA lokal inflammatorisch.

Bei Patienten mit chronisch-entzündlicher Darmerkrankung, die nicht ausreichend auf Basismedikamente (Aminosalizylate, Kortikosteroide) ansprechen, kommt eine immunsuppressive Therapie mit Azathioprin oder 6-Mercaptopurin in Betracht. Bei Unverträglichkeiten oder in therapierefraktären Fällen ist bei Morbus Crohn Methotrexat indiziert. Für solche Patienten mit Colitis ulcerosa, die nicht auf Azathioprin ansprechen oder die Therapie nicht tolerieren, stehen als weitere Möglichkeiten Ciclosporin oder Tacrolimus zur Verfügung. Die Therapie mit Antikörpern gegen Tumor-Nekrose-Faktor-α (Infliximab, Adalimumab) ist eine Option bei therapierefraktärem chronisch aktivem Verlauf, wobei Adalimumab noch keine Zulassung in der Behandlung der Colitis ulcerosa besitzt.

Indikationen
Colitis ulcerosa (Akutbehandlung und Rezidivprophylaxe), Morbus Crohn (Akutbehandlung), Proktitis, rheumatoide Arthritis.

Wirkung und Nutzen
Antiinflammatorische Wirkung, Besserung der akuten Symptomatik wie Diarrhoe, Mukosa-Ödem und Blutungen.

Dosierung/Hinweise
Akuttherapie: bis zu 4-mal tgl. 1 g peroral, einschleichend dosieren, zur Rezidivprophylaxe der Colitis ulcerosa: 2- bis 3-mal tgl. 1 g, Kinder über 2 Jahre erhalten tgl. 40–60 mg/kg Körpergewicht, nach Remission tgl. 20–40 mg/kg, keine Anwendung bei Kindern unter 2 Jahren, reichlich trinken.
Zur Behandlung der akuten linksseitigen Kolitis eignen sich auch Klysmen und Suppositorien.
Rheumatoide Arthritis: bis zu 3-mal tgl. 1 g peroral.
Keine Anwendung bei schwerer Nieren- oder Leberinsuffizienz, Dosisreduktion bei Älteren und Langsam-Acetylierern, keine Anwendung bei Patienten mit Glukose-6-Phosphatdehydrogenase-Mangel.

Elimination und Metabolisierung
Wird im Dickdarm zu 5-ASA und Sulfapyridin gespalten, 5-ASA wird kaum resorbiert, Sulfapyridin wird aufgenommen und hepatisch metabolisiert, hauptsächlich renale Ausscheidung in acetylierter Form.

Unerwünschte Wirkungen
Übelkeit, Erbrechen, Bauchschmerzen, Kopfschmerzen, Exantheme und Oligospermie treten häufig auf, selten periphere Neuropathie, Pankreatitis, Hepatitis, Knochenmarkdepression, hämolytische Anämie.

Wechselwirkungen
Folsäure, Antibiotika, Digoxin, Cumarinderivate, Methotrexat, Sulfonylharnstoffe, Anionenaustauscher Harze, Methenamin.

Geeignete Kombination
Kortikosteroide (auch topisch) in der Akuttherapie, Folsäure, ausreichende Flüssigkeitszufuhr zur Vermeidung von Nierensteinen.

Schwangerschaft und Stillzeit
Strenge Indikationsstellung, Folsäuresubstitution während Schwangerschaft.

Ähnlich wirkende Medikamente

- **Mesalazin:** Entspricht 5-Aminosalicylsäure, dem wirksamen Metaboliten von Sulfasalazin
- **Olsalazin:** Prodrug aus zwei Mesalazin-Molekülen, wird im Kolon gespalten, nur bei Colitis ulcerosa zugelassen

Pankreasenzympräparate

Pankreasenzympräparate werden zur Enzymsubstitution bei fortgeschrittener exokriner Pankreasinsuffizienz mit Steatorrhö eingesetzt (z. B. im Rahmen einer chronischen Pankreatitis). Meist wird Pankreatin vom Schwein verwendet.

Pankreatin (Amylase, Lipase, Proteasen)

Indikationen	Exokrine Pankreasinsuffizienz.
Wirkung und Nutzen	Substitution von Pankreasenzymen, damit Fette, Eiweiße und Kohlenhydrate abgebaut und aus dem Darm resorbiert werden können.
Dosierung/Hinweise	Dosierung wird an der Verbesserung der Symptome (Steatorrhoe, Körpergewicht, Bauchschmerzen) ausgerichtet, empfohlene Richtdosis 20 000–40 000 Lipaseeinheiten (Ph.Eur.E) pro Mahlzeit, Tageshöchstdosis 15 000–20 000 Lipaseeinheiten pro kg Körpergewicht, ausreichende Flüssigkeitszufuhr.
Elimination und Metabolisierung	Der Teil, der nicht im Gastrointestinaltrakt proteolytisch abgebaut wurde, wird via Fäzes ausgeschieden.
Unerwünschte Wirkungen	Bauchschmerzen, gelegentlich allergische Reaktionen mit systemischer Beteiligung.
Wechselwirkungen	Folsäure (ggf. Folsäuresubstitution), α-Glucosidase-Hemmer (z. B. Acarbose oder Miglitol).

Geeignete Kombination	Folsäure, bei Hyperazidität: H_2-Rezeptorantagonist oder PPI, ausreichende Flüssigkeitszufuhr.
Schwangerschaft und Stillzeit	Kann bei gegebener Notwendigkeit während Schwangerschaft und Stillzeit verordnet werden.

Präparate

- **Kreon:** Pankreatin vom Schwein
- **Pangrol:** Pankreatin vom Schwein
- und andere

7 Arzneitherapie endokrinologischer Erkrankungen

F. W. Kiefer

7.1 Hypothalamus- und Hypophysenhormone

Wachstum, Reproduktion und Stoffwechsel unterliegen einer strengen Kontrolle durch das hypothalamisch-hypophysäre System. So genannte Releasing- und Inhibiting-Hormone des Hypothalamus regulieren die Hormonfreisetzung im Hypophysenvorderlappen. Mit Ausnahme von Prolaktin stimulieren alle Hormone des Hypophysenvorderlappens die Hormonproduktion in endokrinen Drüsen und in der Leber. Zudem entstehen im Hypothalamus Oxytocin und Antidiuretisches Hormon (ADH, Vasopressin), die über neurosekretorische Fasern in den Hypophysenhinterlappen transportiert und von dort freigesetzt werden. Diese beiden Hormone wirken, so wie auch Prolaktin, direkt auf die Zielorgane.

Es stehen zahlreiche Hormonanaloga, -agonisten und -antagonisten zur Behandlung hypophysär-hypothalamisch bedingter Störungen zur Verfügung. Während **Wachstumshormonanaloga** wie rekombinantes Somatotropin zur Therapie des **Minderwuchses** eingesetzt werden, kommen **Somatostatinanaloga** (Octreotid) bei **Akromegalie** und endokrin-aktiven gastrointestinalen Tumoren zur Anwendung. **Dopamin-Agonisten** (Cabergolin, Bromocriptin) spielen v. a. in der Therapie der **Hyperprolaktinämie** eine tragende Rolle. Das **ADH-Analogon** Desmopressin ist das Mittel der Wahl beim **Diabetes Insipidus**. Zur Behandlung von **Fertilitätstörungen** und zur **In-vitro-Fertilisation** stehen zahlreiche **Gonadotropinpräparate** zur Verfügung. Im Folgenden werden ausgewählte Hormonsubstitutions- bzw. -suppressionstherapien monografisch abgehandelt. Die Therapieempfehlungen sind angelehnt an die Leitlinien der Deutschen und Österreichischen Gesellschaften für Endokrinologie.

Monografien

Wachstumshormon, Analoga und Antagonisten

Somatotropin

Indikationen
Kindlicher Kleinwuchs in Folge genetischer oder erworbener Ursachen, Wachstumshormonmangel aufgrund hypophysärer/hypothalamischer Erkrankungen oder Schlaganfällen.

Wirkung und Nutzen
Rekombinantes humanes Wachstumshormon, stimuliert Längenwachstum und Wachstumsrate.

Dosierung/Hinweise
Bei Kindern 0,025–0,035 mg/kg s. c./d, Kinder mit chronischer Niereninsuffizienz 0,045–0,05 mg/kg s. c./d; bei Erwachsenen initial 0,15–0,3 später bis 0,5 mg s. c./d. Dosisanpassung entsprechend IGF-1-Plasmakonzentrationen.

Elimination und Metabolisierung
80 % Bioverfügbarkeit nach s. c.-Gabe, Plasmahalbwertzeit von 2–3 h nach s. c.-Injektion.

Unerwünschte Wirkungen
Periphere Ödeme durch Natriumretention, Parästhesien, Arthralgie und Myalgie, benigne intrakranielle Hypertonie (Kopfschmerzen, Sehstörungen, Übelkeit/Erbrechen), erhöhte T4- zu T3-Konversion, Demaskierung einer subklinischen Hypothyreose, vermindert Glukosetoleranz; Tumorprogression (kontraindiziert bei bekanntem Malignom!), erhöhte Mortalität bei akuter kritischer Erkrankung.

Wechselwirkungen
Aufgrund der verminderten Glukosetoleranz engmaschige Kontrollen bei Diabetikern notwendig bzw. sehr strenge Indikationsstellung, Wirkungsverminderung durch Kortikosteroide, induziert Cytochrom-P450.

Schwangerschaft und Stillzeit
Keine ausreichenden Studien, ist daher in der Schwangerschaft kontraindiziert, in der Stillzeit ist Vorsicht geboten.

Octreotid

Indikationen
Akromegalie, hormonaktive gastrointestinale Tumoren wie Insulinome, VIPome oder Karzinoide, akuten Blutungen des oberen Gastrointestinaltrakts.

Wirkung und Nutzen
Somatostatinanalogon, hemmt die Produktion von Wachstumshormon und in geringerem Ausmaß Thyreotropin, Insulin, Glukagon, Gastrin.

Dosierung/Hinweise
Einschleichend 1- bis 2-mal 0,05 mg s. c./d, anschließend 3-mal 0,1–0,2 mg/d, in Ausnahmen bis zu 1,5 mg täglich; bei akuten Ösophagusblutungen 50–100 µg/h i. v., vorsichtige Dosierung bei Leberzirrhose.

Elimination und Metabolisierung
Maximale Plasmakonzentrationen 30 min nach s. c.-Injektion, aufgrund kurzer Halbwertzeit 2- bis 3-mal tägliche Gabe notwendig, Großteil unverändert über Fäzes ausgeschieden.

Unerwünschte Wirkungen
Am häufigsten gastrointestinal wie Nausea, Flatulenz, Diarrhoe, Obstipation, außerdem Cholelithiasis, Hyperglykämie aber auch Hypoglykämie, Hypothyreose, Kopfschmerzen, Bradykardie, lokale Schmerzen an der Einstichstelle.

Wechselwirkungen
Aufgrund der Hemmung der Insulin- und Glukagonausschüttung engmaschige Kontrollen bei Diabetikern notwendig, Suppression der TSH-Sekretion, vermindert die Resorption von Ciclosporin.

Geeignete Kombinationen
Dopamin-Agonisten bei Akromegalie.

Schwangerschaft und Stillzeit
Keine ausreichenden Studien, sollte daher nur aus zwingenden Gründen in der Schwangerschaft angewandt werden, Patientinnen sollten während der Behandlung nicht stillen.

Pegvisomat

Der Wachstumshormonrezeptor-Antagonist Pegvisomat wird ebenfalls zur Therapie der Akromegalie eingesetzt, wenn chirurgische, Strahlen- und/oder Somatostatintherapie nicht den gewünschten Behandlungserfolg erzielten. Pegvisomat, das ein gentechnisch verändertes Analogon des Wachstumshormons ist, bindet zwar an den Wachstumshormonrezeptor, kann ihn aber nicht aktivieren und hat somit eine blockierende Wirkung. Behandlungsziel ist die IGF-1-Spiegel zu senken.

Dopamin-Agonisten

Cabergolin

Indikationen	Hyperprolaktinämie, Prolaktinom, primäres Abstillen, Parkinson-Krankheit (2. Wahl).
Wirkung und Nutzen	Hemmt durch Stimulierung der D_2-dopaminergen Rezeptoren die Prolaktinausschüttung in der Hypophyse, mindert Symptome der Hyperprolaktinämie (Amenorrhoe, Anovulation, Galaktorrhoe) durch Proliferationshemmung, kann die Tumorgröße bei Prolaktinomen reduzieren.
Dosierung/Hinweise	Anfangs 0,5 mg/Woche, Steigerung bis 2 mg/Woche möglich, in Einzelfällen bis 4 mg, bei hohen Dosen sollte die Wochendosis auf mehrere Gaben aufgeteilt werden. Kontraindiziert bei Überempfindlichkeit gegen Mutterkornalkaloide, schwerer Leberinsuffizienz, fibrotischen Veränderungen an Lunge und Herz, Echokardiografie vor Langzeitbehandlungen indiziert.
Elimination und Metabolisierung	Elimination überwiegend fäkal, z. T. renal, keine Dosisanpassung bei Niereninsuffzienz notwendig, Halbwertzeit 3–4 Tage, Steady-state-Konzentrationen im Plasma nach etwa 4 Wochen.
Unerwünschte Wirkungen	Schwindel, Kopfschmerzen, Bauchschmerzen, Nausea, Müdigkeit, Herzklappenveränderungen, Hypotonie (Cave bei gleichzeitiger antihypertensiver Therapie), Depressionen.

Wechselwirkungen Von gleichzeitiger Gabe von Ergotaminalkaloiden ist abzuraten, Dopamin-Antagonisten schwächen die Wirkung von Cabergolin, Kombination mit Erythromycin führt zur Erhöhung der Bioverfügbarkeit und der Nebenwirkungen.

Geeignete Kombinationen L-Dopa bei Parkinson-Krankheit.

Schwangerschaft und Stillzeit Vor Behandlungsbeginn ist eine Schwangerschaft auszuschließen, während und bis 1 Monat nach der Behandlung sollten zuverlässige Verhütungsmaßnahmen erfolgen, die Einnahme während der Schwangerschaft kann zu schweren Missbildungen führen. Cabergolin kann zum primären Abstillen innerhalb von 24h nach der Geburt 1-mal 1mg gegeben werden.

Alternativen

Als Alternativen stehen **Bromocriptin**, **Lisurid** und **Quinagolid** zur Verfügung. Dopamin-Agonisten werden in höheren Dosierungen auch zur Therapie des Morbus Parkinson verwendet.

ADH-Agonisten

Desmopressin

Indikationen Polyurie und -dipsie bei ADH-Mangel, primäre Enuresis nocturna, zentraler Diabetes insipidus.

Wirkung und Nutzen Synthetisches ADH-Analogon, bewirkt Wasserrückresorption über V2-Rezeptoren in den Nieren, reguliert Plasmaosmolalität, wirkt in höheren Konzentrationen vasokonstriktiv.

Dosierung/Hinweise Initial 3-mal 0,1mg p.o. oder intranasal/d, anschließend 3-mal 0,1–0,2mg/d bis Ansprechen (maximal ca 1,2mg/d). Bei Enuresis nocturna initial 0,2mg p.o. oder intranasal vor dem Zubettgehen, Steigerung bis 0,4mg möglich.

	Dosisreduktion bei Niereninsuffizienz, Kontrolle der Natriumkonzentrationen im Plasma.
Elimination und Metabolisierung	Maximale Plasmakonzentration innerhalb 2 h, Halbwertzeit 2–3 h, verringerte Absorption bei gleichzeitiger Nahrungsaufnahme, teilweise renale Elimination.
Unerwünschte Wirkungen	Kopfschmerzen, abdominelle Schmerzen, Übelkeit, Hyponatriämie, Wasserretention (Cave Wasserbilanz), allergische Reaktionen bis zur Anaphylaxie; bei intranasaler Anwendung Rhinitis, nasale Kongestion, Epistaxis.
Wechselwirkungen	Verstärkung des antidiuretischen Effekts durch NSAR, Trizyklika, Serotonin-Wiederaufnahmehemmer und Carbamazepin, Abschwächung der Wirkung durch Glibenclamid und Lithium.
Schwangerschaft und Stillzeit	Sorgfältige Nutzen-Risiko-Abwägung Schwangerschaft und Stillzeit; bisher kein Hinweis auf nachteilige Wirkung für Mutter oder Kind.

7.2 Schilddrüsenhormone

Die Schilddrüse produziert die Steroidhormone Trijodthyronin (T3) und Thyroxin (T4), wobei die Jodaufnahme nicht nur die Synthese dieser Hormone, sondern auch deren Sekretion beeinflusst. Die häufigsten Störungen gehen auf eine Schildrüsenhormonüberproduktion (Hyperthyreose) oder -mangelproduktion (Hypothyreose) zurück. Eine Übersicht über Therapie der Schilddrüsenerkrankungen stellt die Arbeitsgemeinschaft der Wissenschaftlichen Medizinischen Fachgesellschaften (AWMF) auf ihrer Homepage www.awmf.org zur Verfügung.

7.2.1 Therapieempfehlungen der Hyperthyreose

Die häufigsten Ursachen einer Hyperthyreose sind der Morbus Basedow und die Schilddrüsenautonomie, seltener sind Thyreoditiden, die sowohl Hyper- als auch Hypothyreosen bedingen können. Es bestehen 3 Therapieoptionen zur Behandlung der Hyperthyreose, die z. T. abhängig von der Ursache der Erkrankung sind:

1. Medikamentös thyreostatisch
2. Operativ
3. Radiojod

Im Folgenden wird ausschließlich auf die medikamentöse thyreostatische Therapie eingegangen. Man unterscheidet dabei zwischen Substanzen, die die Synthese der Schilddrüsenhormone hemmen (Jodisationshemmer, wie die Thioharnstoffe Methimazol, Carbimazol und Propylthiouracil) und Substanzen, die die Jodaufnahme in die Schilddrüse blockieren (Jodinationshemmer wie Perchlorat). Seltener werden Lithiumsalze verwendet, die die Freisetzung von Schilddrüsenhormonen inhibieren.

Optionen und Erhaltungsdosen für die medikamentöse thyreostatische Therapie sind folgende:
- Methimazol 2,5–10 mg/d
- Carbimazol 5–10 mg/d
- Propylthiouracil 2-mal 50–100 mg/d
- Natriumperchlorat 4-mal 100 mg/d (4-mal 5 Tropfen)

Monografien (Hyperthyreose)

Jodisationshemmer

Methimazol

Indikationen Alle Formen von Schilddrüsenüberfunktion inkl. thyreotoxische Krise.

Wirkung und Nutzen Verhindert Jodisation durch Bildung eines Peroxidase-Jodkomplexes. Zudem konkurriert Methimazol mit Tyrosylresten um die Aktivierung durch Peroxidase und kann diese auch irreversibel binden.

Dosierung/Hinweise Inital 20 bis max. 40 mg p. o./d in mehreren Einzeldosen, danach 1-mal 2,5–10 mg/d postprandial als Erhaltungsdosis, keine Dosisanpassung bei eingeschränkter Nierenfunktion notwendig, außer bei akutem Nierenversagen, vorsichtige Dosierung bei Leberfunktionsstörungen.

Elimination und Metabolisierung	Maximale Serumkonzentration nach 1–3 h, 24 h Wirksamkeit trotz Plasmahalbwertzeit von 2–6 h, Elimination v. a. renal, zu geringem Teil biliär.
Unerwünschte Wirkungen	Exanthem, Pruritus, Ödeme, Gewichtszunahme, Geruchs- und Geschmacksstörungen, endokrine Orbitopathie, Hypothyreose, Strumabildung, Agranulozytose (Blutbildkontrollen!), Knochenmarktoxizität bei sehr hohen Dosen.
Wechselwirkungen	Jodmangel erhöht, Jodüberschuss vermindert das Ansprechen.
Geeignete Kombinationen	Bei ausgeprägten kardialen Symptomen wie Tachykardie und/oder Arrhythmien ist initial eine Kombination mit Propanolol sinnvoll.
Schwangerschaft und Stillzeit	Aussetzen der Therapie während der Schwangerschaft kann zu schweren Komplikationen (Missbildungen, Fehlgeburt) führen, geringst wirksame Dosierung wählen (max. 10 mg/d), Schilddrüsenfunktion des Kindes muss während des Stillens überwacht werden.

Alternativen

Weitere Jodisationshemmer, die alternativ eingesetzt werden können, sind **Carbimazol** oder auch der Thioharnstoff **Propylthiouracil**, welcher einerseits die Thyreoperoxidase (somit die Oxidation von Jodid zu Jod) und andererseits die Konversion von Thyroxin zu Trijodthyronin hemmt.

Jodinationshemmer

Natriumperchlorat

Indikationen	Hyperthyreose, Blockade der Schilddrüse bei szinigrafischen Untersuchungen mit radiojodmarkierten Pharmaka sowie als Jod-Expositionsprophylaxe.

Wirkung und Nutzen	Kompetitive Hemmung der Jodidaufnahme und Jodination, Ausschwemmung von Jodid aus der Schilddrüse, vermehrte renale Jodidausscheidung.
Dosierung/Hinweise	Inital 4–5-mal 10 Tropfen/d für ca. 2 Wochen (in Ausnahmefällen 5-mal 15 Tropfen), danach 4-mal 5 Tropfen/d als Erhaltungsdosis (5 Tropfen = 100 mg).
Elimination und Metabolisierung	Maximale Gewebespiegel nach ca. 4 h, aufgrund der kurzen Halbwertzeit täglich mehrmalige Gaben erforderlich. Die Ausscheidung erfolgt fast vollständig renal.
Unerwünschte Wirkungen	Exanthem, Übelkeit, Brechreiz, Durchfälle, Mundtrockenheit, Purpura, Leukopenie, Lymphadenopathie, fieberhafte Arthralgie, Juckreiz, Ikterus, akutes Leberversagen, schwere Blutbildstörungen.
Wechselwirkungen	Jodgabe (z. B. in Kontrastmittel) vermindert die Wirksamkeit, die Kombination mit Jodisationshemmern führt aufgrund unterschiedlicher Wirkmechanismen zu synergistischen Effekten.
Geeignete Kombinationen	Gegebenenfalls mit Jodisationshemmern.
Schwangerschaft und Stillzeit	Keine ausreichende Studienlage, daher in Schwangerschaft und Stillzeit kontraindiziert.

Jod

Jod selbst kann in hohen Dosen wie ein Jodinatiosnhemmer wirken, da vorübergehend die Jodaufnahme in die Schilddrüse gehemmt wird (Wolff-Chaikoff Effekt). Die präoperative Gabe von **Lugol'scher Lösung** bei Hyperthyreose wurde früher häufig angewandt, um für die Operation eine euthyreote Stoffwechsellage herzustellen.

7.2.2 Therapieempfehlungen der Hypothyreose

Je nach Ursache wird zwischen primärer, sekundärer und tertiärer Hypothyreose unterschieden. Am häufigsten sind primäre Hypothyreosen, wobei die zugrunde liegenden Störungen in der Schilddrüse selbst liegen (z.B. Autoimmunthyreoiditis, Schilddrüsenoperationen, Bestrahlungen, Medikamente, Jodmangel). Levothyroxin ist das Mittel der ersten Wahl zur Behandlung fast aller Hypothyreosen mit Ausnahme der Jodmangelstruma. Levothyroxin liegt als Monopräparat (Levothyroxin-Natrium) oder in Kombination mit Thyronin vor. Die Therapie der Jodmangelstruma erfolgt mit Jodid.

Monografien (Hypothyreose)

Levothyroxin-Natrium

Indikationen	Substitutionstherapie bei Hypothyreose, benigne Struma, Suppressionstherapie bei Schilddrüsenmalignomen, Schilddrüsensuppressionstest.
Wirkung und Nutzen	Wird zu T3 umgewandelt und wirkt am T3-Rezeptor.
Dosierung/Hinweise	Initial 1-mal 25–50 µg/d, Erhaltungsdosis 1-mal 100–200 µg/d, Dosierung erfolgt anhand von TSH-Spiegel, Steigerung alle 2–4 Wochen bis zur geeigneten Erhaltungsdosis, Einnahme nüchtern mindestens 30 min vor dem Frühstück. Cave: vor Therapiebeginn sind kardiale Erkrankungen, Hypophysen- und Nebenniereninsuffizienz sowie eine Schilddrüsenautonomie auszuschließen bzw. zu behandeln.
Elimination und Metabolisierung	Elimination überwiegend renal und fäkal, Halbwertzeit ca. 7 Tage.
Unerwünschte Wirkungen	Bei Überdosierung Symptome wie bei Hyperthyreose, sehr selten allergische Reaktionen.
Wechselwirkungen	Absorptionshemmung durch Acetylsalicylsäure, verminderte Wirkung von Antidiabetika zu Behandlungsbeginn, Interaktionen mit Pharmaka, die wie Levothyroxin eine

starke Plasmaeiweißbindung aufweisen (z. B. vermehrte Blutungsneigung unter Cumarinderivaten), Wirkungsabschwächung durch aluminiumhaltige Präparate (Antazida) und Cholestyramin.

Geeignete Kombinationen Mit Jodid und/oder Liothyronin möglich.

Schwangerschaft und Stillzeit Die Substitutionstherapie ist während Schwangerschaft und Stillzeit konsequent durchzuführen, eine Dosisanpassung kann notwendig sein.

Jodid

Indikationen Jodmangelstruma, Jodmangelprophylaxe, Prophylaxe bei Radiojodexposition (atomare Unfälle).

Wirkung und Nutzen Einbau in Schilddrüsenhormone.

Dosierung/Hinweise Initial 200–400 µg/d, Erhaltungs- und Substitutionsdosis 100–200 µg/d nach dem Essen. Vor Therapiebeginn Schilddrüsenautonomie abklären, vor Untersuchungen mit Radiojod absetzen.

Elimination und Metabolisierung Wird nach Dejodinierung für die Synthese wiedergewonnen, Elimination erfolgt renal.

Unerwünschte Wirkungen Metallischer Geschmack, Rhinitis, Gastritis, Bronchitis, Dermatitis bei chronischer Überdosierung.

Wechselwirkungen Lithium hemmt Jodaufnahme.

Geeignete Kombinationen Levothyroxin.

Schwangerschaft und Stillzeit In der Schwangerschaft besteht erhöhter Jodbedarf, eine Substitution wird empfohlen, sehr hohe Dosen müssen jedoch vermieden werden.

7.3 Adrenokortikoide

Adrenokortikoide (Kortikosteroide) sind Steroidhormone, die von der Nebennierenrinde synthetisiert und sezerniert werden. Man unterscheidet zwischen Mineralokortikoiden, die in erster Linie der Natriumretention dienen, und Glukokortikoiden, die mannigfaltige Effekte auf Stoffwechsel, Wachstum und Immunsystem haben. Die Produktion der Adrenokortikoide wird durch Kortikotropin (ACTH) aus dem Hypophysenvorderlappen gesteuert. Sowohl die endogenen als auch synthetische Kortikosteroide werden zur Diagnose und Behandlung von Nebenierenerkrankungen genutzt.

7.3.1 Glukokortikoide

Glukokortikoide, deren wichtigster Vertreter das Kortisol ist, werden in der Zona fascicularis der Nebennierenrinde gebildet und nach einem zirkadianen Rhythmus ausgeschüttet. Die endogene Hypersekretion von Glukokortikoiden führt zum Cushing-Syndrom, dessen klinisches Bild den Nebenwirkungen einer therapeutischen Glukokortikoidgabe ähnelt. Bei einer Nebenniereninsuffzienz, deren primäre Form auch als Morbus Addison bekannt ist, steht der Kortisolmangel im Vordergrund, jedoch kann auch eine Substitution der Mineralokortikoide notwendig sein.

Therapieempfehlungen des Cushing-Syndroms

Da die häufigsten Ursachen des Cushing-Syndroms Hypophysen- oder Nebennierenadenome sind, ist primär ein chirurgisches Vorgehen anzustreben. Mittel der 2. Wahl sind Radiotherapie und medikamentöse Hemmung der Kortisolproduktion. Letztere ist v. a. beim nicht lokalisierbaren, ektopen Cushing und beim metastasierten Nebennierenkarzinom die Therapie der Wahl.

Medikamentöse Therapieoptionen des Cushing-Syndroms sind folgende:
- Ketoconazol, Fluconazol 200–1000 mg p. o./d
- Metyrapon 500–2000 mg p. o./d
- Mitotan 1,5–12 g p. o./d
- Aminogluthetimid 500–2000 mg p. o./d
- Mifepriston (RU486) 400–2000 mg p. o./d

Therapieempfehlungen der primären Nebennierenrindeninsuffizienz

Bei der Therapie der Nebennierenrindeninsuffizienz steht die Glukokortikoidsubstitution im Vordergrund. Da synthetische Glukokortikoide auch mineralokortikoide Wirkung haben, ist eine Substitution mit Mineralokortikoiden nur bei entsprechenden Symptomen (Salzverlust) notwendig.

Optionen sind:

- Hydrokortison 25 mg/d auf mehrere Gaben verteilt, bei fieberhaften Infekten bis zu 200 mg/d
- Fludrokortison 50–100 µg/d bei Zeichen eines Mineralokortikoidmangels

Cave: Beim Vollbild der Addison-Krise handelt es sich um einen **intensivmedizinischen Notfall**, der mit einem Schockzustand einhergehen kann und entsprechende intensivtherapeutische Maßnahmen erfordert.

7.3.2 Mineralokortikoide

Mineralokortikoide, deren wichtigster Vertreter das Aldosteron ist, werden in der Zona glomerulosa der Nebennierenrinde gebildet und bewirken eine Natriumreabsorption in den Tubuli der Niere. Erkrankungen, bei denen es zu einer Störung des Aldosteronhaushalts kommt, sind der Morbus Conn (primärer Hyperaldosteronismus) sowie der bereits erwähnte Morbus Addison. Die häufigste Ursache des Morbus Conn sind Nebennierenadenome, die primär chirurgisch entfernt werden sollten. Ist eine Operation nicht möglich oder liegt eine bilaterale Nebennierenhyperplasie vor, werden Aldosteron-Antagonisten wie Spironolakton gegeben.

Monografien

Hydrokortison

Indikationen Substitutionstherapie bei allen Formen der Nebennierenrindeninsuffizienz, Suppressionstherapie bei Adrenogenitalem Syndrom, schwere Schockzustände.

Wirkung und Nutzen Hat vorwiegend glukokortikoide, aber auch teilweise mineralokortikoide Wirkung.

Dosierung/Hinweise

Als Substitutionstherapie lebenslang 10–30 mg p. o./d, wobei der zirkadiane Rhythmus der Nebennierenrindensekretion imitiert wird (z. B. 10–10–5 mg); bei starker körperlicher Belastung muss die Dosis um das 2- bis 3-Fache, in akuten schweren Belastungssituationen (z. B. Geburt) sogar um das 10-Fache erhöht werden. Bei Addison-Krise 100 mg i. v., anschließend 10 mg/h als Dauerinfusion.
Als Suppressionstherapie 15–20 mg/m^2 Körperoberfläche/d, die Tagesdosis wird auf 3 Einzeldosen aufgeteilt; auch hier muss die Dosis bei starker körperlicher Belastung um das 2- bis 3-Fache erhöht werden.
Bei schwerer Leberinsuffizienz Dosisreduktion empfohlen.

Elimination und Metabolisierung

Maximale Plasmakonzentration nach 1 h, hohe Plasmaeiweißbindung, Eliminationshalbwertzeit ca. 1,5 h. Glucuronidierung und Sulfatierung in der Leber, die hormonell inaktiven Metaboliten werden renal ausgeschieden, keine Dosisanpassung bei Niereninsuffizienz erforderlich.

Unerwünschte Wirkungen

Überempfindlichkeitsreaktionen möglich, sonst sind bei adäquater Substitution keine Nebenwirkungen zu erwarten. Bei längerfristiger Überdosierung Symptome des Morbus Cushing: Gewichtszunahme, Stammfettsucht, Ödeme, Striae rubrae, Atrophie von Muskel und Haut, Osteoporose, verminderte Glukosetoleranz, Diabetes mellitus, Hypokaliämie, Hypertonie, Wachtumshemmung bei Kindern, gastrointestinale Ulzera, verzögerte Wundheilung, erhöhtes Infektionsrisiko, Psychosen, Depression, Katarakt, Glaukom.

Wechselwirkungen

Östrogene verstärken, Rifampicin und Phenytoin vermindern die Hydrokortisonwirkung, die Wirkung von Cumarinen und Antidiabetika wird abgeschwächt, erhöhte Gefahr gastrointestinaler Blutungen in Kombination mit NSAR, Ciclosporinspiegel werden erhöht, verstärkte Wirkung von Herzglykosiden durch Hypokaliämie, verlängerte Wirkung von Muskelrelaxanzien.

Geeignete Kombinationen

Bei Morbus Addison, Salzverlustsyndrom und Adrenalektomie Kombination mit einem Mineralokortikoid.

Schwangerschaft und Stillzeit
Sorgfältige ärztliche Kontrollen erforderlich, Erhöhung der Substitutionstherapie um 5 mg/d im 2. Trimenon, im 3. Trimenon um weitere 5 mg/d. Glukokortikoide gehen in geringen Mengen in die Muttermilch über.

Dexamethason

Indikationen
Adrenogenitales Syndrom, Diagnostik des Cushing-Syndroms, Hirnödem, schwere oder akut verlaufende Autoimmunerkrankungen, Status asthmaticus, palliative Therapie maligner Tumoren.

Wirkung und Nutzen
Beim Adrenogenitalen Syndrom als Alternative oder Ergänzung zu Hydrokortison, um fehlendes endogenes Kortisol zu substituieren und überschießende Androgenproduktion zu supprimieren. Dexamethasonhemmtest zur Diagnose des Cushing-Syndroms; aufgrund hoher Potenz (30-fach stärker als Hydrokortison) ausgeprägte Hemmung der physiologischen Kortisolproduktion.

Dosierung/Hinweise
0,5–1 mg p. o./d bei Adrenogenitalem Syndrom lebenslang.
Dexamethasonhemmtest: 1 mg um 23 h, Plasmakortisol und ACTH-Messung am nächsten Morgen um 8 h (Kortisol >1,8 µg/dl verdächtig auf Vorliegen eines Cushing-Syndroms).
Langsame Dosisreduktion, falls Absetzen nach Langzeittherapie indiziert ist; Dosisanpassung bei Infekten, Osteoporoseprophylaxe, schweren Lebererkrankungen.

Elimination und Metabolisierung
Elimination erfolgt renal, teilweise hepatische Glukuronidierung und Sulfatierung, Elimination bei schweren Leber-, weniger bei Nierenerkrankungen verlängert.

Unerwünschte Wirkungen
s. Hydrokortison.

Wechselwirkungen Verstärkte Wirkung durch CYP3A4-Inhibitoren und Östrogene, verminderte Wirkung durch Medikamente, die CYP3A4 induzieren, erhöht Ciclosporinspiegel, durch Wirkungsverstärkung von NSAR erhöhte Gefahr gastrointestinaler Ulzera, Wirkungsabschwächung von Cumarinen.

Geeignete Kombinationen Falls indiziert, mit kurzwirksamen Glukokortikoiden (wie Hydrokortison) kombinierbar.

Schwangerschaft und Stillzeit Strenge Nutzen-Risiko-Abwägung, v.a. im ersten Trimenon, mögliche Wachstumsstörungen des Kindes, Gefahr der Nebenniereninsuffizienz des Kindes nach der Geburt. Strenge Indikation in der Stillzeit, Abstillen bei hohen Dosen empfohlen.

Alternativen

Ebenfalls zu den Glukokortikoiden zählen **Prednisolon**, **Prednison** und **Budesonid**, allerdings finden diese Substanzen vorwiegend in der immunsuppressiven Therapie Anwendung.

Fludrokortison

Indikationen Morbus Addison, Salzverlustsyndrom.

Wirkung und Nutzen Synthetisches Mineralokortikoid zum Ausgleich eines Aldosteronmangels.

Dosierung/Hinweise Substitutionstherapie 50–100 µg/d, individuelle Anpassung durch Kontrolle der Natrium-, Kalium- und Reninspiegel. Gegenanzeigen sind Herz- und Niereninsuffizienz aufgrund der Gefahr der Flüssigkeitsretention; Dosisanpassung bei schwerer Lebererkrankung.

Elimination und Metabolisierung Glukuronidierung in der Leber, die Metaboliten werden renal ausgeschieden; Eliminationshalbwertzeit 1–2 h.

Unerwünschte Wirkungen	Bei adäquater Substitutionstherapie sind keine Nebenwirkungen zu erwarten, bei Überdosierung: Salz- und Wasserretention, Gewichtszunahme, Ödeme, Hypertonie, ausgeprägte Hypokaliämie, Kopfschmerzen.
Wechselwirkungen	Östrogene und NSAR verstärken, Rifampicin und Phenytoin vermindern die Wirkung, Wirkungsänderung von Cumarinen, vermehrter Kaliumverlust durch Diuretika und Laxanzien, verstärkte Wirkung von Herzglykosiden durch Hypokaliämie.
Geeignete Kombinationen	Hydrokortison bei Morbus Addison.
Schwangerschaft und Stillzeit	Engmaschige Kontrollen (Blutdruck, Kaliumspiegel), evtl. Dosisanpassung nötig, unzureichende Studienlage zu Auswirkungen auf das Kind, strenge Indikationsstellung.

7.4 Knochenstoffwechselregulierende Substanzen

Kalzium und Phosphat sind die überwiegenden mineralischen Bestandteile des Knochens und werden in erster Linie durch die Hormone Parathormon, Fibroblast Growth Factor 23 und Vitamin D reguliert. Krankheitsbedingt veränderte Produktion und Ausschüttung dieser Hormone haben Störungen im Kalzium- und Phosphathaushalt und in weiterer Folge Störungen im Knochenstoffwechsel zur Folge. So führt der Vitamin-D-Mangel ebenso wie der Hyperparathyreoidimus (erhöhte Parathormonausschüttung) zu einer Verminderung der Knochendichte und damit zu Osteoporose.

7.4.1 Therapieempfehlungen der Osteoporose

Die Osteoporose ist die häufigste generalisierte Knochenerkrankung und geht mit einem deutlich erhöhten Frakturrisiko einher. Betroffen sind v. a. Personen in höherem Lebensalter und Frauen nach der Menopause. Die Therapie der Osteoporose beinhaltet neben allgemeinen Maßnahmen wie körperlicher Aktivität, Normalisierung des Körpergewichts und kalziumreicher (1 g/d) bzw.

phosphatarmer Diät ein medikamentöses Vorgehen. In erster Linie werden **Bisphophonate** wie **Alendronat**, **Risedronat** oder **Zoledronat** oft in Kombination mit Kalzium verabreicht. Generell sollten **Kalzium** und **Vitamin D** in Abhängigkeit der Serumkalziumkonzentrationen substituiert werden (Cave: Hyperparathyreoidismus). Bei postmenopausalen Frauen bieten sich **Östrogen/Gestagen-**Kombinationspräparate oder selektive **Östrogenrezeptor-Modulatoren** wie **Raloxifen** zur Therapie an. Weitere Substanzen für die eine Reduktion des Frakturrisikos belegt ist, sind **Strontiumranelat** und **Parathormonanaloga** wie **Teriparatid**. Mittel der 2. und 3. Wahl sind Calcitonin, Fluoride und Anabolika. Die Therapieempfehlungen berücksichtigen die Leitlinien des Deutschen Dachverbandes für Osteologie und der Österreichischen Gesellschaft für Geriatrie und Gerontologie.

Medikamentöse Therapieoptionen der postmenopausalen Osteoporose sind folgende:

- Cholecalciferol (Vitamin D_3) 500–2000 IE p.o./d
- Kalzium 1 g p.o./d
- Alendronat 10 mg p.o./d 70 mg p.o. 1-mal wöchentlich
- Risedronat 5 mg p.o./d oder 35 mg p.o. 1-mal wöchentlich
- Zoledronat 5 mg i.v. 1-mal jährlich
- Östrogen/Gestagen-Kombination (verschiedene p.o. oder Pflasterpräparate erhältlich)
- Raloxifen 60 mg p.o./d
- Strontiumranelat 2 g p.o./d
- Teriparatid 20 µg s.c./d

Monografien

Cholecalciferol

Indikationen
Osteoporose, Osteomalazie, Rachitis, Vitamin-D-Mangel (ohne Resorptionsstörung), Hypokalziämie bei Hypoparathyreoidismus.

Wirkung und Nutzen
Wird in 2 Schritten zur biologisch aktiven Form 1,25-Dihydoxycholecalciferol umgewandelt, stimuliert die intestinale und renale Kalziumabsorption, fördert die Knochenmineralisierung.

Dosierung/Hinweise	Osteoporoseprophylaxe: 500–2000 IE p. o./d, manifeste Rachitis: bis zu 20 000 IE p. o./d, Hypoparathyreoidismus: 10 000–40 000 IE p. o./d, bei Malabsorptionssyndromen 50 000–100 000 IE i. m./alle 4 Wochen. Cave: kontraindiziert bei Hyperkalziämie und Hyperkalziurie, Vorsicht bei gestörter renaler Kalzium- und Phosphatausscheidung, Immobilisation und Sarkoidose – regelmäßige Kontrollen der Kalziumspiegel in Plasma und Harn. Bei Niereninsuffizienz Kontrollen des Kalzium- und Phosphathaushalts und ggf. Dosisanpassung; höhere Dosen bei schwerer Leberinsuffizienz können notwendig sein.
Elimination und Metabolisierung	Hydroxylierung in 2 Schritten in Leber und Niere, lange Halbwertzeit von 4–5 Tagen aufgrund der Speicherung im Fettgewebe, tritt in den enterohepatischen Kreislauf ein, die primäre Ausscheidung erfolgt fäkal.
Unerwünschte Wirkungen	Hyperkalziämie, Hyperkalziurie, Verkalkung parenchymatöser Organe, Nephrolithiasis bei chronischer Überdosierung.
Wechselwirkungen	Glukokortikoide, Rifampicin und Phenytoin vermindern die Wirkung, Cholestyramin verringert die Resorption; in Kombination mit Thiaziddiuretika erhöhtes Hyperkalziämierisiko, gesteigerte Toxizität von Herzglykosiden durch Hyperkalziämie.
Geeignete Kombinationen	Kalzium, Bisphosphonate, Raloxifen.
Schwangerschaft und Stillzeit	Bei Tagesdosen von 500 IE/d sind keine Risiken bekannt; allerdings strenge Indikationsstellung, da Hyperkalziämie durch Überdosierung zu Retardierung, Aortenstenose und Retinopathie des Kindes führen kann. Vitamin D geht in die Muttermilch über, Überdosierungen auf diesem Weg wurden nicht beobachtet.

Alendronat

Indikationen
Primäre und sekundäre Osteoporose; Prävention der glukokortikoid-induzierten Osteoporose, Hyperkalzämie, Morbus Paget.

Wirkung und Nutzen
Vermindert die Resorption der Knochensubstanz durch Hemmung der Osteoklasten.

Dosierung/Hinweise
1-mal 10 mg/d oder 1-mal 70 mg/Woche morgens mindestens 30 min vor Nahrungsaufnahme nur mit Leitungswasser! Cave: Bei eingeschränkter Nierenfunktion (GFR <35 ml/min) und Erkrankungen des Ösophagus, die die ösophageale Entleerung verzögern (Schleimhautulzera), nicht empfohlen!

Elimination und Metabolisierung
Sehr schlechte orale Bioverfügbarkeit (~1 %); 50 % der resorbierten Substanz wird unverändert renal ausgeschieden, der Rest mit einer Halbwertzeit von etwa 10 Jahren in den Knochen eingebaut. Keine Dosisanpassung bei leichtgradig eingeschränkter Nierenfunktion, kontraindiziert bei schwerer Niereninsuffizienz.

Unerwünschte Wirkungen
Am häufigsten gastrointestinal: Bauchschmerzen, Übelkeit, Erbrechen, Diarrhoe, Gastritis, Ulzera; Hypokalziämie, Hypophosphatämie, Knochen-, Gelenks- und Muskelschmerzen, Osteonekrosen im Bereich des Kiefers, Kopfschmerzen, Schwindel, Uveitis, Exanthem.

Wechselwirkungen
Alle Nahrungsmittel und Getränke mit Ausnahme von Leitungswasser beeinträchtigen die Resorption, verstärkte gastrointestinale Irritation bei Kombination mit NSAR.

Geeignete Kombinationen
Kalzium und Vitamin D.

Schwangerschaft und Stillzeit
Sollte nicht in der Schwangerschaft eingesetzt werden, keine ausreichenden klinischen Daten.

Alternativen

Weitere regelmäßig eingesetzte Bisphosphonate sind **Risedronat** und **Zoledronat. Ibandronat** ist zur Behandlung von Skelettmetastasen und tumorinduzierter Hyperkalzämie zugelassen.

Raloxifen

Indikationen	Osteoporoseprophylaxe und -therapie postmenopausaler Frauen.
Wirkung und Nutzen	Selektiver Östrogenrezeptor-Modulator, wirkt als Agonist an den Östrogenrezeptoren des Knochengewebes antiresorptiv.
Dosierung/Hinweise	1-mal 60 mg/d. Cave: Kontraindiziert bei prämenopausalen Frauen, thromboembolischen Ereignissen in der Anamnese, schwerer Niereninsuffizienz, Leberschädigung inkl. Cholestase und ungeklärten Uterusblutungen. Pausieren der Therapie bei Immobilisation.
Elimination und Metabolisierung	Tritt nach Resorption in den enterohepatischen Kreislauf ein, dadurch eine Plasmahalbwertzeit von ca. 28 h. Hohe Plasmaproteinbindung (ca. 99 %), ausgeprägte Glukuronidierung in der Leber; Ausscheidung erfolgt zum größten Teil fäkal, in geringen Mengen renal.
Unerwünschte Wirkungen	Hitzewallungen, grippeähnliche Symptome, Wadenkrämpfe, thromboembolische Komplikationen, erhöhte Mortalität bei Schlaganfällen, periphere Ödeme.
Wechselwirkungen	Hemmung der Resorption und des enterohepatischen Kreislaufs von Raloxifen durch Cholestyramin, Kontrollen der Prothrombinzeit bei Kombination mit Warfarinen.
Geeignete Kombinationen	Kalzium, Vitamin D.

Schwangerschaft und Stillzeit Darf nicht bei Frauen im gebärfähigen Alter verabreicht werden, Anwendung bei bestehender Schwangerschaft kann zur Schädigungen des Fetus führen.

Strontiumranelat

Indikationen Osteoporoseprophylaxe und -therapie postmenopausaler Frauen, Reduktion des Frakturrisikos bei manifester Osteoporose.

Wirkung und Nutzen Einerseits wird Strontium wie Kalzium in den Knochen eingebaut und erhöht so die Knochendichte, andererseits hemmt es über verminderte Osteoklastendifferenzierung die Knochenresorption.

Dosierung/Hinweise 2 g p. o./d 2–3 h nach dem Essen. Keine Dosisanpassung bei leichtgradig eingeschränkter Nierenfunktion; nicht empfohlen bei schwerer Niereninsuffizienz, strenge Indikation bei Patienten mit Zustand nach venösen Thrombosen, sofort Absetzen bei Auftreten von Hautausschlägen nach Therapiebeginn (schwere allergischen Reaktionen beschrieben, DRESS-Syndrom).

Elimination und Metabolisierung Maximale Bioverfügbarkeit 25 %, steady state nach 2 Wochen erreicht, wird nicht metabolisiert und über Niere und Verdauungstrakt ausgeschieden.

Unerwünschte Wirkungen Kopfschmerzen, Übelkeit, Diarrhoe, venöse Thromboembolien, Dermatits, Ekzeme, Eosinophilie, allergische Reaktionen.

Wechselwirkungen Kalziumhaltige Nahrung oder Medikament können die Bioverfügbarkeit um 60–70 % reduzieren, daher Strontiumranelat 2–3 h nach Mahlzeit einnehmen. Cave: Komplexbildung mit Tetracyclinen und Chinolonen, gemeinsame Einnahme kontraindiziert.

Geeignete Kombinationen	Kalzium, Vitamin D (nicht gemeinsam mit Strontiumranelat einnehmen).
Schwangerschaft und Stillzeit	Ist nur in der Postmenopause zugelassen, keine Daten zur Anwendung bei Schwangerschaft, Ausscheidung in die Muttermilch wahrscheinlich.

8 Arzneitherapie des Diabetes mellitus und metabolischer Störungen

J. Schröder und D. Pittrow

8.1 Diabetes mellitus

8.1.1 Therapeutisches Vorgehen

Diabetes mellitus Typ I

Bei Patienten mit Diabetes mellitus Typ I ist die Gabe von Insulin unerlässlich. Eine Behandlung mit anderen Antidiabetika ist kontraindiziert. In der Therapie werden Insuline mit unterschiedlichen pharmakokinetischen Eigenschaften eingesetzt (s. Monografien, Insuline).

Es werden 3 Grundformen der Behandlung mit Insulin unterschieden:

- Konventionelle Insulintherapie (CT)
- Intensivierte konventionelle Insulintherapie (ICT)
- Kontinuierliche subkutane Insulininfusion (CSII)

Methode der Wahl ist die intensivierte konventionelle Insulintherapie. Dabei erfolgt die Insulinapplikation nach dem Basis-Bolus-Konzept. Der von der Nahrungsaufnahme unabhängige basale Insulinbedarf wird durch die Gabe von Verzögerungsinsulinen oder langwirkenden Insulin-Analoga gedeckt. Zusätzlich verabreichen sich die Patienten zu den Mahlzeiten Normalinsulin bzw. kurzwirksame Insulin-Analoga. Die Dosis richtet sich nach der Blutglukose, die der Patient vor jeder Bolusgabe selbst bestimmen muss. Die Methode erfordert die aktive Mitarbeit des Patienten, ermöglicht dadurch aber auch eine flexible Nahrungsaufnahme hinsichtlich Menge und Zeitpunkt.

Die konventionelle Insulintherapie erfolgt hingegen nach einem starren Dosierungsschema. Vor dem Frühstück und dem Abendessen wird eine festgelegte Menge eines Kombinationsinsulins injiziert (Verhältnis Normalinsulin: Verzögerungsinsulin meist 30 : 70). Die Behandlungsform erfordert einen sehr regelmäßigen Tagesablauf und eine streng geregelte Nahrungsaufnahme. Sie wird daher heute nur noch selten angewendet.

Für Patienten, die mittels CT und intensiver Schulung das Therapieziel nicht erreichen, stellt die kontinuierliche subkutane Insulininfusion eine Behandlungsalternative dar. Bei dieser Methode erfolgt die Insulinzufuhr entsprechend des Basis-Bolus-Prinzips über eine externe Pumpe in das subkutane Gewebe.

Diabetes mellitus Typ II

Bei der Behandlung des Diabetes mellitus Typ II spielen neben pharmakotherapeutischen Behandlungsmöglichkeiten nicht medikamentöse Maßnahmen eine essenzielle Rolle. Bei Diagnosestellung sollten Patienten an einer strukturierten Diabetesschulung teilnehmen. Daneben sind in der Regel eine Ernährungsumstellung und Bewegungstherapie mit dem Ziel der Gewichtsreduktion angezeigt. Hinsichtlich der medikamentösen Therapie ist Metformin Mittel der Wahl. Wenn die Zielwerte durch eine Monotherapie nicht erreicht werden, erfolgt die zusätzliche Gabe weiterer oraler Antidiabetika mit additiver Wirkung oder Insulin entsprechend dem in Abb. 8.**1** dargestellten Stufenplan.

Monografien

Insuline und Analoga

Insulin ist essenzieller Bestandteil der Behandlung von Typ-1-Diabetikern. Bei Patienten mit Diabetes mellitus Typ 2 wird es eingesetzt, wenn eine Therapie mit oralen Antidiabetika nicht ausreichend ist. Neben gentechnologisch hergestelltem Normalinsulin haben auch Präparate mit veränderten pharmakokinetischen Eigenschaften einen wichtigen Stellenwert. Verzögerungsinsuline, z. B. Neutrales-Protamin-Hagedorn-Insulin (NPH-Insulin), sind durch galenische Maßnahmen oder partialsynthetische Abwandlungen über einen längeren Zeitraum wirksam. Insulinanaloga werden durch eine gezielte Modifikation der Aminosäuresequenz des Insulinmoleküls gewonnen. Insulin aspart, Insulin glulisin und Insulin lispro sind besonders rasch und kurz wirksam. Die Insulin-Analoga Insulin detemir und Insulin glargin verfügen im Vergleich zu Normalinsulin über eine längere Wirkdauer. In kontrollierten Langzeitstudien wurde der Nutzen einer Insulintherapie nachweislich bewiesen. Für die Insulin-Analoga existiert im Hinblick auf patientenrelevante Endpunkte kein Beleg für einen Zusatznutzen.

Basistherapie:	Schulung, Ernährungstherapie, Bewegungstherapie
Zielwert: $HbA_{1c} \leq 6{,}5$	↓
Bei $HbA_{1c} \geq 6{,}5$ nach 3 Monaten/ zusätzlich medikamentöse Therapie:	
1.Wahl:	Metformin (nach den aktuellen Leitlinien wird ein Therapiebeginn bei Diagnosestellung empfohlen)
2.Wahl:	Sulfonylharnstoff (bei Kontraindikation oder Unverträglichkeit für Metformin)
Weitere Optionen:	α-Glucosidasehemmer, Glinide, Gliptine, Glitazone, Insulin
	↓
Bei $HbA_{1c} \geq 6{,}5$ nach 3 Monaten/ zusätzliches Antidiabetikum:	
Bei Metformin-Therapie:	α-Glucosidasehemmer, Glinide, Gliptine, Glitazone, Glucagon-like-Peptide-1-Rezeptoragonisten, Sulfonylharnstoff
Bei Sulfonylharnstoff-Therapie:	α-Glucosidasehemmer, Gliptine, Glitazone, Glucagon-like-Peptide-1-Rezeptoragonisten
Weitere Optionen:	Glitazon und Gliptin; Insulintherapie (zusätzlich zu einem oralen Antidiabetikum zur Nacht oder Insulinmonotherapie)
	↓
Bei $HbA_{1c} \geq 6{,}5$ nach 3 Monaten/ Insulintherapie	zusätzlich zu oralen Antidiabetika Verzögerungs-Insulin zur Nacht präprandial kurz wirkendes Insulin, abends Metformin oder Sulfonylharnstoff Insulinmonotherapie (CT, ICT) Insulintherapie mit Metformin bei Übergewicht

Abb. 8.**1** Stufenplan der medikamentösen Therapie des Diabetes mellitus Typ II in Anlehnung an die Empfehlungen der Arzneimittelkommission der deutschen Ärzteschaft.

Normalinsulin

Indikationen	Diabetes mellitus Typ 1 und Diabetes mellitus Typ 2, wenn eine Behandlung mit oralen Antidiabetika nicht ausreichend ist.
Wirkung und Nutzen	Blutzuckersenkende Wirkung durch Erhöhung der Aufnahme von Glukose in Muskel- und Fettzellen sowie Reduktion der Freisetzung von Glukose aus der Leber. Rascher Wirkungseintritt (innerhalb von 30 min), maximale Plasmakonzentrationen nach 1,5–3,5 h, Wirkdauer 7–8 h. Reduktion der Mortalität und diabetesbedingten Komplikationen.
Dosierung/Hinweise	Patientenindividuelle Dosierung (Insulinbedarf in der Regel 0,3–1,0 I.E./kg/Tag). Innerhalb von 30 min nach Applikation sollte Nahrungsaufnahme erfolgen. Dosisreduktion kann bei Nieren- oder Leberfunktionsstörungen notwendig sein. Cave bei Hypoglykämien.
Elimination und Metabolisierung	Metabolisierung in Leber und Niere, 1,5 % werden unverändert renal ausgeschieden.
Unerwünschte Wirkungen	Hypoglykämie, Urtikaria, Exanthem, periphere Neuropathie, Refraktionsanomalien, Lipodystrophie, Überempfindlichkeitsreaktionen.
Wechselwirkungen	Orale Kontrazeptiva, Thiazide, Glukokortikoide, Schilddrüsenhormone, β-Sympathomimetika, Wachstumshormon, Danazol (verminderte blutzuckersenkende Wirkung). Orale Antidiabetika, MAO-Hemmer, nichtselektive β-Rezeptorenblocker, ACE-Hemmer, Salicylate, Alkohol, anabole Steroide, Sulfonamide (verstärkte blutzuckersenkende Wirkung).
Geeignete Kombination	Verzögerungsinsuline, langwirkende Insulin-Analoga, orale Antidiabetika (insbesondere Metformin und Sulfonylharnstoffe).
Schwangerschaft und Stillzeit	Mittel der Wahl in Schwangerschaft, Anwendung in Stillzeit unproblematisch.

Neutrales-Protamin-Hagedorn-Insulin (NPH-Insulin)

Indikationen
Diabetes mellitus Typ 1 und Diabetes mellitus Typ 2, wenn eine Behandlung mit oralen Antidiabetika nicht ausreichend ist.

Wirkung und Nutzen
Verzögerungsinsulin. Allmählicher Wirkungseintritt und lange Wirkdauer (bis zu 24 h). Reduktion der Mortalität und diabetesbedingten Komplikationen.

Dosierung/Hinweise
Patientenindividuelle Dosierung. Applikation 45–60 min vor einer Mahlzeit. Dosisreduktion kann bei Nieren- oder Leberfunktionsstörungen notwendig sein. Cave bei Hypoglykämien.

Elimination und Metabolisierung
Langsamere und länger anhaltende Resorption und damit auch Elimination und Metabolisierung im Vergleich zu Normalinsulin.

Unerwünschte Wirkungen
Hypoglykämie, Urtikaria, Exanthem, periphere Neuropathie, Refraktionsanomalien, Lipodystrophie, Überempfindlichkeitsreaktionen.

Wechselwirkungen
Orale Kontrazeptiva, Thiazide, Glukokortikoide, Schilddrüsenhormone, β-Sympathomimetika, Wachstumshormon, Danazol (verminderte blutzuckersenkende Wirkung).
Orale Antidiabetika, MAO-Hemmer, nichtselektive β-Rezeptorenblocker, ACE-Hemmer, Salicylate, Alkohol, anabole Steroide, Sulfonamide (verstärkte blutzuckersenkende Wirkung).

Geeignete Kombination
Normalinsulin, kurzwirkende Insulin-Analoga, orale Antidiabetika (insbesondere Metformin und Sulfonylharnstoffe).

Schwangerschaft und Stillzeit
Anwendung in Schwangerschaft und Stillzeit möglich.

Insulin aspart

Indikationen
Diabetes mellitus Typ 1 und Diabetes mellitus Typ 2, wenn eine Behandlung mit oralen Antidiabetika nicht ausreichend ist (Kinder ab 2. Lebensjahr).

Wirkung und Nutzen
Schnell wirkendendes Insulin-Analogon. Rascher Wirkungseintritt (innerhalb von 10–20 min), Wirkmaximum nach 1–3 h, Wirkdauer 3–5 h. Zusatznutzen im Vergleich zu Normalinsulin nicht belegt.

Dosierung/Hinweise
Patientenindividuelle Dosierung. Bei Basis-Bolus-Behandlungs-Schema Anteil 50–70 % am gesamten Insulinbedarf (30–50 % durch intermediär- und langwirkendes Insulin). Applikation unmittelbar vor einer Mahlzeit. Dosisreduktion kann bei Nieren- oder Leberfunktionsstörungen notwendig sein. Cave bei Hypoglykämien.

Elimination und Metabolisierung
Schneller Resorption und damit auch Elimination und Metabolisierung im Vergleich zu Normalinsulin.

Unerwünschte Wirkungen
Hypoglykämie, Urtikaria, Exanthem, periphere Neuropathie, Refraktionsanomalien, Lipodystrophie, Überempfindlichkeitsreaktionen.

Wechselwirkungen
Orale Kontrazeptiva, Thiazide, Glucokortikoide, Schilddrüsenhormone, β-Sympathomimetika, Wachstumshormon, Danazol (verminderte blutzuckersenkende Wirkung).
Orale Antidiabetika, MAO-Hemmer, nichtselektive β-Rezeptorenblocker, ACE-Hemmer, Salicylate, Alkohol, anabole Steroide, Sulfonamide (verstärkte blutzuckersenkende Wirkung).

Geeignete Kombination
Verzögerungsinsuline, langwirkende Insulin-Analoga, orale Antidiabetika (insbesondere Metformin und Sulfonylharnstoffe).

Schwangerschaft und Stillzeit
Anwendung in Schwangerschaft und Stillzeit möglich.

Weitere kurzwirksame Insulin-Analoga

- **Insulin lispro**: Wirkmaximum nach 30–70 min
- **Insulin glulisin**: Wirkmaximum nach etwa 60 min

Insulin glargin

Indikationen	Diabetes mellitus Typ 1 und Diabetes mellitus Typ 2, wenn eine Behandlung mit oralen Antidiabetika nicht ausreichend ist (Kinder ab 6. Lebensjahr).
Wirkung und Nutzen	Langwirkendendes Insulin-Analogon, Wirkdauer 24 h. Zusatznutzen im Vergleich zu Verzögerungsinsulinen nicht belegt.
Dosierung/Hinweise	Patientenindividuelle Dosierung. Bei Basis-Bolus-Behandlungs-Schema Anteil 30–50 % am gesamten Insulinbedarf (50–70 % durch kurzwirkendes Insulin). Applikation 1-mal täglich. Dosisreduktion kann bei Nieren- oder Leberfunktionsstörungen notwendig sein. Cave bei Hypoglykämien.
Elimination und Metabolisierung	Langsamere und länger anhaltende Resorption und damit auch Elimination und Metabolisierung im Vergleich zu Normalinsulin.
Unerwünschte Wirkungen	Hypoglykämie, Urtikaria, Exanthem, periphere Neuropathie, Refraktionsanomalien, Lipodystrophie, Überempfindlichkeitsreaktionen.
Wechselwirkungen	Orale Kontrazeptiva, Thiazide, Glukokortikoide, Schilddrüsenhormone, β-Sympathomimetika, Wachstumshormon, Danazol (verminderte blutzuckersenkende Wirkung). Orale Antidiabetika, MAO-Hemmer, nichtselektive β-Rezeptorenblocker, ACE-Hemmer, Salicylate, Alkohol, anabole Steroide, Sulfonamide (verstärkte blutzuckersenkende Wirkung).
Geeignete Kombination	Normalinsulin, kurzwirkende Insulin-Analoga, orale Antidiabetika (insbesondere Metformin und Sulfonylharnstoffe).

Schwangerschaft und Stillzeit Anwendung in Schwangerschaft und Stillzeit nur nach strenger Nutzen-Risiko-Abwägung.

Weitere langwirksame Insulin-Analoga

- **Insulin detemir**: Wirkdauer bis zu 24 h, Applikation 1- oder 2-mal täglich

Orale Antidiabetika

Biguanide

Metformin gilt aufgrund der guten Ergebnisse aus Langzeitstudien (Reduktion makrovaskulärer Komplikationen wie Herzinfarkt und Gesamtsterblichkeit) als Medikament der ersten Wahl in der Behandlung des Diabetes mellitus Typ 2. Seine blutzuckersenkende Wirkung beruht vermutlich auf der Hemmung der Glukoseresorption im Dünndarm, der Reduktion der Glukoseproduktion in der Leber und der Verbesserung der Glukoseverwertung in den peripheren Geweben. Die Insulinproduktion wird nicht stimuliert. Metformin löst keine Hypoglykämien und Gewichtszunahme aus. Andere Biguanidin-Derivate (wie z.B. Phenformin) sind wegen ihres ausgeprägten Laktatazidoserisikos nicht mehr auf dem Markt.

Indikationen Diabetes mellitus Typ 2, insbesondere bei übergewichtigen Patienten, wenn eine Diät und körperliche Aktivität allein nicht ausreichend sind. Mono- oder Kombinationstherapie mit anderen Antidiabetika

Wirkung und Nutzen Senkung des basalen und postprandialen Blutzuckerspiegels, keine Stimulation der Insulinsekretion. Mittel der ersten Wahl, Reduktion der Häufigkeit von diabetesbedingten Komplikationen.

Dosierung/Hinweise Initialdosis 2- bis 3-mal täglich 500–850 mg, maximal 3000 mg pro Tag. Laktatazidoserisiko bei Niereninsuffizienz, hypoxischen Zuständen und Alkoholismus. Regelmäßige Kontrolle des Serumkreatinspiegels. Cave bei diabetischer Ketoazidose, diabetischem Präkoma, Nierenversagen oder Störungen der Nierenfunktion (Kreatinin-Clearance <60 ml/min), Leberinsuffizenz.

Elimination und Metabolisierung	Renale Ausscheidung in unveränderter Form.
Unerwünschte Wirkungen	Gastrointestinale Beschwerden, Geschmacksveränderungen, (sehr selten) Laktatazidose, Hautreaktionen, Vitamin B_{12}-Mangel.
Wechselwirkungen	Alkohol und jodhaltige Kontrastmittel (erhöhtes Risiko Laktatazidose), Glukokortikoide, β_2-Sympathomimetika, Diuretika (verminderte blutzuckersenkende Wirkung), ACE-Hemmer (verstärkte blutzuckersenkende Wirkung).
Geeignete Kombination	Sulfonylharnstoff (Kombination erhöht möglicherweise kardiovaskuläres Risiko), Glinide, α-Glukosidasehemmer, Glitazone, DPP-4-Hemmer, Inkretinmimetika, Insulin.
Schwangerschaft und Stillzeit	Behandlung mit Metformin in der Schwangerschaft nicht empfohlen, möglichst bereits bei Planung einer Schwangerschaft Umstellung auf Insulin, in Stillzeit Anwendung möglich.

Sulfonylharnstoffe

Sulfonylharnstoffe sind insulinotrope Antidiabetika. Sie stimulieren die Insulinfreisetzung aus den β-Zellen des Pankreas, in dem sie das Ansprechen der β-Zellen auf den physiologischen Glukosestimulus verbessern. Sulfonylharnstoffe sind daher nur wirksam, wenn die körpereigene Insulinproduktion zumindest noch teilweise funktionsfähig ist. Für den Wirkstoff Glibenclamid liegen Endpunktdaten vor, die eine signifikante Reduktion von diabetischen Sekundärkomplikationen zeigen. Aufgrund des Risikos für Hypoglykämien und Gewichtszunahme zählen Sulfonylharnstoffe nach Metformin als Medikamente der zweiten Wahl. In Deutschland ist gegenwärtig Glimepirid das am häufigsten verordnete Sulfonylharnstoff. Für dieses werden im Vergleich zu Glibenclamid eine längere Wirkdauer und ein niedrigere Hypoglykämieinzidenz postuliert.

Glimepirid

Indikationen
Diabetes mellitus Typ 2, wenn eine Diät und körperliche Aktivität allein nicht ausreichend sind. Mono- oder Kombinationstherapie.

Wirkung und Nutzen
Stimulation der Insulinfreisetzung. Mittel der 2. Wahl (bei Kontraindikationen oder Unverträglichkeit für Metformin).

Dosierung/Hinweise
Initialdosis 1-mal täglich 1 mg, Erhaltungsdosis 2–4 mg, maximal 6 mg pro Tag. Einnahme unmittelbar vor oder während einer Mahlzeit. Regelmäßige Kontrolle der Leberfunktion und des Blutbilds. Cave bei Ketoazidose, diabetischem Koma, schweren Störungen der Nieren- oder Leberfunktion.

Elimination und Metabolisierung
Nach hepatischer Metabolisierung erfolgt die Elimination zu knapp 60 % über den Urin und zu 40 % über die Fäzes.

Unerwünschte Wirkungen
Hypoglykämien, gesteigerter Appetit, gastrointestinale Beschwerden, Überempfindlichkeitsreaktionen, Blutbildveränderungen.

Wechselwirkungen
Östrogene und Progestagene, Saluretika, Thiaziddiuretika, Schilddrüsenhormone, Glukokortikoide, Phenothiazin, β_2-Sympathomimetika, Laxanzien, Phenytoin, Rifampicin (verminderte blutzuckersenkende Wirkung).
Insulin und andere Antidiabetika, Phenylbutazon, Salicylate, Anabolika und männliche Sexualhormone, Chloramphenicol, bestimmte Sulfonamide, Tetracycline und Clarithromycin, Fluconazol, Antikoagulanzien vom Cumarin-Typ, Fibrate, ACE-Hemmer, Fluoxetin, MAO-Hemmer, Allopurinol, Sympatholytika (verstärkte blutzuckersenkende Wirkung).

Geeignete Kombination
Metformin (Kombination erhöht möglicherweise kardiovaskuläres Risiko), α-Glukosidasehemmer, Glitazone, DPP-4-Hemmer, Inkretinmimetika, Insulin.

Schwangerschaft und Stillzeit	Anwendung in Schwangerschaft und Stillzeit nicht empfohlen, möglichst bereits bei Planung einer Schwangerschaft Umstellung auf Insulin.

Weitere Sulfonylharnstoffe

- **Glibenclamid:** Studien belegen Reduktion von diabetischen Sekundärkomplikationen
- **Gliquidon:** Kurze Halbwertzeit (3 h), Applikation 1- bis 3-mal täglich
- **Gliclazid**: Längere Halbwertzeit (12–20 h), Applikation 1-mal täglich

Glinide

Glinide zählen wie die Sulfonylharnstoffe zu den insulinotropen Antidiabetika. Aufgrund ihres pharmakokinetischen Profils (schnelle Resorption und Elimination) bestehen möglicherweise Vorteile hinsichtlich der Blutzuckereinstellung und der Hypoglykämiehäufigkeit. Allerdings fehlen bisher aussagekräftige Langzeitstudien, die eine abschließende Beurteilung des Nutzens der Wirkstoffgruppe ermöglichen.

Repaglinid

Indikationen	Diabetes mellitus Typ 2, wenn eine Diät und körperliche Aktivität allein nicht ausreichend sind. Monotherapie oder Kombinationstherapie mit Metformin.
Wirkung und Nutzen	Senkung des Blutzuckerspiegels durch Stimulation der Insulinfreisetzung. Therapiealternative bei Kontraindikationen oder Unverträglichkeiten für Metformin und Sulfonylharnstoffe, keine klinischen Endpunktstudien verfügbar, im Vergleich zu Sulfonylharnstoffen erhöhtes Risiko eines akuten Koronarsyndroms (Ergebnisse einer epidemiologischen Studie).
Dosierung/Hinweise	Initialdosis 1-mal täglich 0,5 mg, maximal 4-mal täglich 4 mg. Einnahme innerhalb von 15 min vor einer Hauptmahlzeit. Vorsichtige Einstellung von Patienten mit einge-

schränkter Nierenfunktion, ansonsten keine Dosisanpassung bei Niereninsuffizienz. Cave bei Ketoazidose, diabetischem Koma, schweren Störungen der Leberfunktion und gleichzeitiger Behandlung mit Gemfibrozil.

Elimination und Metabolisierung

Repaglinid wird nahezu vollständig über CYP2C8 und CYP3A4 metabolisiert, die Metabolite werden vorwiegend über die Galle ausgeschieden, nur 8 % des Arzneistoffs können im Urin nachgewiesen werden.

Unerwünschte Wirkungen

Hypoglykämien, Bauchschmerzen, Diarrhoe und andere gastrointestinale Beschwerden, Überempfindlichkeitsreaktionen, akutes Koronarsyndrom (Kausalzusammenhang nicht gesichert), vorübergehende Sehstörungen, Leberfunktionsstörungen.

Wechselwirkungen

Orale Kontrazeptiva, Rifampicin, Barbiturate, Carbamazepin, Thiazide, Kortikoide, Danazol, Schilddrüsenhormone, β_2-Sympathomimetika (verminderte blutzuckersenkende Wirkung).
Insulin und andere Antidiabetika, Gemfibrozil, Salicylate, nichtsteroidale Antirheumatika, Trimethoprim, Clarithromycin, Itraconazol, Ketoconazol, Ciclosporin, ACE-Hemmer, MAO-Hemmer, β-Rezeptorenblocker, Octreotid, Alkohol und anabole Steroide (verstärkte blutzuckersenkende Wirkung).

Geeignete Kombination

Metformin.

Schwangerschaft und Stillzeit

Anwendung in Schwangerschaft und Stillzeit nicht empfohlen, möglichst bereits bei Planung einer Schwangerschaft Umstellung auf Insulin.

Weitere Glinide

- **Nateglinid:** Anwendung nur in Kombination mit Metformin

α-Glukosidasehemmer

α-Glukosidasehemmer inhibieren die enzymatische Spaltung von Di-, Oligo- und Polysacchariden im Dünndarm. In der Folge wird die Resorption dieser Kohlenhydrate vermindert. Sie gelangen in den unteren Dünndarm und das Kolon, wodurch sie infolge bakterieller Verdauung zu abdominalen Beschwerden führen können. α-Glukosidasehemmer selbst lösen keine Hypoglykämien aus. Beim Auftreten einer Hypoglykämie im Verlauf einer α-Glukosidasehemmer-Behandlung durch andere Antidiabetika muss Trauben- anstatt Haushaltszucker eingenommen werden, da das Disaccharid nur langsam gespalten wird. Die Aufnahme von Monosacchariden wird hingegen nicht beeinflusst.

Acarbose

Indikationen

Diabetes mellitus Typ 2, wenn eine Diät und körperliche Aktivität allein nicht ausreichend sind. Monotherapie oder Kombinationstherapie.

Wirkung und Nutzen

Senkung des Blutzuckerspiegels durch reversible Hemmung von α-Glukosidasen und die damit verbundene verminderte Spaltung von Di-, Oligo- und Polysacchariden im Dünndarm. Therapiealternative bei Kontraindikationen oder Unverträglichkeiten für Metformin und Sulfonylharnstoffe und bei Patienten, bei denen eine Monotherapie nicht ausreichend ist, keine klinischen Endpunktstudien verfügbar.

Dosierung/Hinweise

Initialdosis 3-mal täglich 50 mg (einschleichend dosieren), maximal 3-mal täglich 200 mg. Einnahme mit den ersten Bissen einer Hauptmahlzeit (Wirkung abhängig vom Einnahmezeitpunkt). In den ersten 6–12 Behandlungsmonaten Kontrolle der Leberwerte (Anstieg möglich). Cave bei chronischen Darmerkrankungen, Erkrankungen, die durch Blähungen verschlechtert werden (z. B. Hernien, Verengungen und Geschwüre des Darms), schwere Niereninsuffizienz (Kreatinin-Clearance < 25 ml/min) und schwere Leberfunktionsstörungen. Kontrolle der Leberenzyme (Anstieg möglich).

Elimination und Metabolisierung	Acarbose wird über die Fäzes ausgeschieden und durch Darmbakterien und Verdauungsenzyme hydrolysiert. Die Spaltprodukte werden z. T. resorbiert und über den Urin abgegeben.
Unerwünschte Wirkungen	Blähungen, Diarrhoe, gastrointestinale und abdominale Schmerzen, Übelkeit und Erbrechen, Verdauungsstörungen.
Wechselwirkungen	Gleichzeitige Einnahme von Saccharose und saccharosehaltigen Lebensmitteln können verstärkt Darmbeschwerden auslösen. Cholestyramin, Darmadsorbenzien und Verdauungsenzyme (Abschwächung der blutzuckersenkenden Wirkung), Digoxin (Beeinträchtigung Bioverfügbarkeit nicht ausgeschlossen).
Geeignete Kombination	Metformin, Sulfonylharnstoff, Insulin.
Schwangerschaft und Stillzeit	Anwendung in Schwangerschaft und Stillzeit nicht empfohlen, möglichst bereits bei Planung einer Schwangerschaft Umstellung auf Insulin.

Weitere α-Glukosidasehemmer

- **Miglitol:** Renale Elimination, keine Dosisanpassung bei Leberfunktionsschäden

Glitazone

Glitazone verringern die Insulinresistenz. Sie entfalten ihre Wirkung durch die Aktivierung spezifischer Kernrezeptoren (Peroxisomal Proliferator Activated Receptor-γ, PPAR-γ). Derzeit ist in Deutschland nur noch Pioglitazon im Handel. Aussagekräftige Langzeitstudien zur Wirksamkeit liegen derzeit nicht vor. Gleichzeitig können unerwünschte Wirkungen wie Ödembildung und Herzinsuffizienz auftreten. Pioglitazon ist daher als Mittel der Reserve anzusehen. Die Zulassung für Rosiglitazon ruht seit November 2010 aufgrund seines potenziellen kardiovaskulären Risikos.

Pioglitazon

Indikationen	Diabetes mellitus Typ 2, wenn eine Diät und körperliche Aktivität allein nicht ausreichend sind und Metformin ungeeignet ist (Monotherapie). Kombinationstherapie mit Metformin und/oder einem Sulfonylharnstoff bzw. Insulin.
Wirkung und Nutzen	Verringerung der Insulinresistenz durch eine Aktivierung von PPAR-γ. Therapiealternative bei Kontraindikationen oder Unverträglichkeiten für Metformin und Sulfonylharnstoffe bzw. bei Patienten, bei denen eine Monotherapie nicht ausreichend ist.
Dosierung/Hinweise	Initialdosis 1-mal täglich 15–30 mg, maximal 1-mal täglich 45 mg. Einnahme kann unabhängig von der Nahrungsaufnahme erfolgen. Keine Dosisanpassung bei eingeschränkter Nierenfunktion (Kreatinin-Clearance >4 ml/min) notwendig. Kontrolle der Leberenzyme (Anstieg möglich). Cave bei Herzinsuffizienz, diabetischer Ketoazidose. Kontraindiziert bei schwerer Leberfunktionsstörung oder ALT>2,5 der oberen Normgrenze.
Elimination und Metabolisierung	Hepatische Metabolisierung (vorwiegend CYP2C8), Ausscheidung über Fäzes (55 %) und Urin (45 %).
Unerwünschte Wirkungen	Ödeme, Herzinsuffizienz (bei gleichzeitiger Insulintherapie), Sehstörungen, erhöhtes Frakturrisiko, Gewichtszunahme, Infektionen der oberen Atemwege, Leberfunktionsstörungen.
Wechselwirkungen	Gemfibrozil (CYP2C8-Inbitor): Wirkungsverstärkung Pioglitazon Rifampicin (CYP2C8-Induktor): Wirkungsabschwächung Pioglitazon
Geeignete Kombination	Metformin, Sulfonylharnstoff, Insulin.
Schwangerschaft und Stillzeit	Anwendung in Schwangerschaft und Stillzeit nicht empfohlen, möglichst bereits bei Planung einer Schwangerschaft Umstellung auf Insulin.

Glucagon-like-Peptide-1-Rezeptoragonisten

Einen weiteren Ansatzpunkt in der Behandlung des Diabetes mellitus Typ 2 bildet das Inkretin-System. Inkretine sind Darmhormone, die bei der Resorption von Kohlenhydraten ausgeschüttet werden. Das wichtigste dieser Modulatoren ist das Glucagon-like Peptide-1 (GLP-1). Neben der blutzuckerabhängigen Stimulation der Insulinausschüttung führt es zu einer vermehrten Insulinbiosynthese, erhöht die Glukoseempfindlichkeit der β-Zellen und vermindert die Glukagonfreisetzung. GLP-1 kann aufgrund seiner kurzen Halbwertzeit therapeutisch nicht eingesetzt werden. In den letzten Jahren wurden daher die GLP-1-Analoga Exenatid und Liraglutid entwickelt.

Exenatid

Indikationen
Diabetes mellitus Typ 2, in Kombination mit Metformin und/oder Sulfonylharnstoffen bzw. Glitazonen bei Patienten, bei denen mit der maximal verträglichen Dosis dieser Arzneistoffe keine angemessene Blutzuckerkontrolle erzielt werden kann.

Wirkung und Nutzen
Glukoseabhängige Steigerung der Insulinsekretion. Therapiealternative bei Kontraindikationen oder Unverträglichkeiten für Metformin und Sulfonylharnstoffe bzw. bei Patienten, bei denen eine Monotherapie nicht ausreichend ist, keine klinischen Endpunktstudien verfügbar.

Dosierung/Hinweise
Initialdosis 2-mal täglich 5 µg, maximal 2-mal täglich 10 µg. Applikation innerhalb von 60 min vor dem Frühstück bzw. Abendessen. Subkutane Injektion in Oberschenkel, Oberarm oder Bauch. Bei leichter Nierenfunktionsstörung (Kreatinin-Clearance >50 ml/min) keine Dosisanpassung bzw. bei mäßiger Nierenfunktionsstörung (Kreatinin-Clearance 30–50 ml/min) zurückhaltende Dosissteigerung. Cave bei schweren Nierenfunktionsstörungen (Kreatinin-Clearance <30 ml/min), diabetischer Ketoazidose.

Elimination und Metabolisierung
Überwiegend glomeruläre Filtration mit sich anschließender Proteolyse.

Unerwünschte Wirkungen	Gastrointestinale Beschwerden (u. a. Übelkeit, Erbrechen, Durchfall), verminderter Appetit, Antikörperbildung, (selten) akute Pankreatitis.
Wechselwirkungen	Magensaftresistente Arzneimittel und Arzneistoffe mit geringer therapeutischer Breite, z. B. Digoxin und Warfarin (Verlangsamung der Magenentleerung bzw. Adsorption).
Geeignete Kombination	Metformin, Sulfonylharnstoff, Glitazon, Insulin.
Schwangerschaft und Stillzeit	Anwendung in Schwangerschaft und Stillzeit nicht empfohlen, möglichst bereits bei Planung einer Schwangerschaft Umstellung auf Insulin.

Weitere Glucagon-like-Peptide-1-Rezeptoragonisten

- **Liraglutid:** Erhöhte Plasmaproteinbindung ermöglicht 1-mal tägliche Applikation

Dipeptidyl-Peptidase-4-Inhibitoren

Dipeptidyl-Peptidase-4-Inhibitoren (Gliptine) hemmen den Abbau des Glucagon-like-Peptide-1 und verlängern dadurch dessen Wirkung. Studien zum Langzeitnutzen und der Sicherheit existieren bisher nicht. Der Stellenwert der Dipeptidyl-Peptidase-4-Inhibitoren kann daher gegenwärtig nicht abschließend beurteilt werden.

Sitagliptin

Indikationen	Diabetes mellitus Typ 2, als Monotherapie, wenn eine Diät und körperliche Aktivität allein nicht ausreichend sind und Metformin nicht eingesetzt werden kann sowie in der Kombinationstherapie mit Metformin, einem Sulfonylharnstoff, Glitazon oder Insulin; ggf. auch als Dreifachtherapie: Sitagliptin, Metformin und Sulfonylharnstoff oder Glitazon.

Wirkung und Nutzen	Hemmung des Abbaus von Inkretinhormonen und damit Steigerung der Insulinsynthese und -freisetzung. Therapiealternative bei Kontraindikationen oder Unverträglichkeiten für Metformin und Sulfonylharnstoffe bzw. bei Patienten, bei denen eine Monotherapie nicht ausreichend ist, keine klinischen Endpunktstudien verfügbar.
Dosierung/Hinweise	1-mal täglich 100 mg. Einnahme kann unabhängig von der Nahrungsaufnahme erfolgen. Keine Dosisanpassung bei leichter Nierenfunktionsstörung (Kreatinin-Clearance > 50 ml/min) und leichter bis mäßiger Leberfunktionsstörung notwendig. Cave bei schweren Leber- oder Nierenfunktionsstörungen, diabetische Ketoazidose.
Elimination und Metabolisierung	Hepatische Metabolisierung (CYP3A4, CYP2C8) hat keine große Bedeutung, ca. 79 % werden unverändert renal ausgeschieden.
Unerwünschte Wirkungen	Kopfschmerzen, Obstipation, Schwindel, Hypoglykämie (in Kombination mit einem Sulfonylharnstoff), Überempfindlichkeitsreaktionen.
Wechselwirkungen	Digoxin (geringfügig erhöhte Plasmakonzentration).
Geeignete Kombination	Metformin, Sulfonylharnstoff, Glitazon.
Schwangerschaft und Stillzeit	Anwendung in Schwangerschaft und Stillzeit nicht empfohlen, möglichst bereits bei Planung einer Schwangerschaft Umstellung auf Insulin.

Weitere Dipeptidyl-Peptidase-4-Inhibitoren

- **Vildagliptin**: Anwendung nur in Kombination mit Metformin, einem Sulfonylharnstoff oder Glitazon; seltene Fälle von Leberfunktionsstörungen berichtet (Kontrolle der Leberfunktion vor und während der Therapie empfohlen)
- **Saxagliptin**: Anwendung nur in Kombination mit Metformin, einem Sulfonylharnstoff oder Glitazon

8.2 Fettstoffwechselstörungen

8.2.1 Therapeutisches Vorgehen

Die Hypercholesterinämie ist die häufigste Fettstoffwechselstörung. Hohe LDL-Cholesterinwerte stehen im Zusammenhang mit der Entstehung von Arteriosklerose. Grundlage der Behandlung von Fettstoffwechselstörungen sind die Einhaltung von diätetischen Maßnahmen, eine Steigerung der körperlichen Aktivität mit dem Ziel der Normalisierung des Körpergewichts sowie ggf. die Einschränkung des Alkoholkonsums und Rauchens. Eine medikamentöse Behandlung ist indiziert, wenn neben den erhöhten Cholesterinspiegeln weitere Risikofaktoren vorliegen und damit das 10-Jahres-Risiko für ein kardiovaskuläres Ereignis auf der Basis von Kalkulatoren (z.B. PROCAM-Score) mehr als 20% beträgt. Daneben wird eine medikamentöse Therapie empfohlen, wenn bereits eine vaskuläre Erkrankung (KHK, zerebrovaskuläre Manifestation, pAVK) besteht. Mittel der Wahl sind Statine. Bei Unverträglichkeiten oder Kontraindikationen kann eine Behandlung mit Ionenaustauscherharzen, Cholesterinresorptionshemmern, Nikotinsäure oder Fibraten in Erwägung gezogen werden.

Monografien

Statine

Statine blockieren die HMG-CoA-Reduktase, die wesentlich an der Biosynthese des Cholesterins beteiligt ist. Um die Abnahme der Cholesterinkonzentration zu kompensieren, kommt es in der Folge zu einer vermehrten Aktivität bzw. verstärkten Bildung von LDL-Rezeptoren, damit mehr Cholesterin aus dem Blut aufgenommen werden kann. Der LDL-Cholesterin-, der Gesamtcholesterin- und der Triglyceridspiegel sinken. Die HDL-Konzentration nimmt mäßig zu. Klinische Studien haben zudem eine Reduktion der kardiovaskulären Morbidität und der koronaren bzw. Gesamtsterblichkeit gezeigt.

Simvastatin

Indikationen Primäre Hypercholesterinämie oder kombinierte Hyperlipidämie, wenn nicht medikamentöse Maßnahmen nicht ausreichen. Homozygote familiäre Hypercholesterinämie,

Kardiovaskuläre Sekundärprävention und Primärprävention (letzteres nur bei hohem kardiovaskulärem Risiko).

Wirkung und Nutzen Senkung des LDL-Cholesterin-, Gesamtcholesterin- und Triglyceridspiegels, mäßige Erhöhung des HDL-Cholesterinspiegels. Mittel der Wahl zur Behandlung der Hypercholesterinämie, Reduktion der Morbidität und Mortalität.

Dosierung/Hinweise Dosierungsbereich 1-mal täglich 5–80 mg, Standarddosis 20–40 mg/Tag, Einnahme am Abend. Bei schweren Nierenfunktionsstörung (Kreatinin-Clearance <30 ml/min) sollten Dosen über 10 mg/Tag nur mit Vorsicht angewendet werden. Cave bei Myopathien, Lebererkrankungen (Anstiege der Leberenzyme möglich) und gleichzeitiger Einnahme von starken CYP3A4-Inhibitoren.

Elimination und Metabolisierung Prodrug, Metabolisierung über CYP3A4, Ausscheidung über Urin und Fäzes.

Unerwünschte Wirkungen Gastrointestinale Beschwerden, Schlafstörungen, neurologische Störungen, Hautausschlag, Myopathie/Rhabdomyolyse (verbunden mit einer Erhöhung der Kreatinkinase), Erhöhung der Serum-Transaminase-Spiegel.

Wechselwirkungen Starke CYP3A4-Inhibitoren, u. a. Azolantimykotika, Makrolidantibiotika, Ciclosporin, Kalzium-Antagonisten, Grapefruitsaft (erhöhtes Risiko Myopathie/Rhabdomyolyse), Antikoagulanzien vom Cumarin-Typ (Kontrolle der Gerinnungsparameter).

Geeignete Kombination Fibrate, Ezetimib, Nikotinsäure, Anionenaustauscherharze (strenge Nutzen-Risiko-Abwägung).

Schwangerschaft und Stillzeit Kontraindiziert in Schwangerschaft und Stillzeit.

Weitere Statine

- **Lovastatin:** Hoher First-pass-Effekt, aktive Metabolite
- **Pravastatin:** Beste Studienlage für Simvastatin und Pravastatin, keine Verstoffwechslung über das Cytochrom P450-System
- **Fluvastatin:** Überwiegend hepatische Elimination, keine Dosisanpassung bei Niereninsuffizienz erforderlich
- **Atorvastatin:** Stärkere Senkung des Cholesterin- und Triglyceridspiegels (Zusatznutzen im Vergleich zu anderen Statinen aber nicht belegt)
- **Rosuvastatin:** Tagesmaximaldosis 20 mg bzw. bei Patienten mit schwerer Hypercholesterinämie und hohem kardiovaskulären Risiko 40 mg beachten (erhöhte Nebenwirkungsraten bei Dosierungen ab 40 mg)

Fibrate

Fibrate bewirken v. a. eine deutliche Senkung der Triglyceride (40–55 %). Daneben wird die LDL- und Gesamtcholesterinkonzentration gesenkt sowie die HDL-Konzentration erhöht. Die Wirkung beruht vermutlich auf einer Steigerung der Lipoproteinlipase, einer Reduktion der VLDL-Freisetzung und einer Verminderung der Cholesterinbildung in der Leber. Anders als bei den Statinen konnte für die Fibrate kein Nutzen auf die Mortalität ermittelt werden. Daher haben sie in den letzten Jahren deutlich an Bedeutung verloren.

Fenofibrat

Indikationen	Schwere Hypertriglygeridämie; gemischte Hyperlipidämie, wenn die Anwendung eines Statins nicht möglich ist.
Wirkung und Nutzen	Clofibrat-Analogon, Senkung des Triglyzerid-, LDL-Cholesterin- und Gesamtcholesterinspiegels, Erhöhung des HDL-Cholesterinspiegels. Alternative bei Statinunverträglichkeit, kein Nachweis positiver Wirkung auf Morbidität und Mortalität.
Dosierung/Hinweise	Dosierungsbereich 145–300 mg/Tag. Bei schweren Nierenfunktionsstörung Dosisreduktion auf 100 mg/Tag. Kontrolle der Transaminasen-Spiegel im ersten Behandlungsjahr. Kontraindiziert bei Leberinsuffizienz inkl. biliärer

	Zirrhose und unerklärlich persistierender Leberfunktionsstörung. Cave bei Niereninsuffizienz, Gallenblasenerkrankungen.
Elimination und Metabolisierung	Metabolisierung zu Fenofibrinsäure (aktiv), vorwiegend renale Ausscheidung.
Unerwünschte Wirkungen	Gastrointestinale Beschwerden, Hauterscheinungen, Fotosensibilität, Anstieg der Transaminasen, Gallensteinbildung, Myotoxizität/Rhabdomyolyse (verbunden mit Erhöhung der Kreatinkinase).
Wechselwirkungen	Antikoagulanzien vom Cumarin-Typ (Kontrolle der Gerinnungsparameter), Ciclosporin (u. U. Einschränkung Nierenfunktion), Statine und andere Fibrate (erhöhtes Risiko Myotoxizität/Rhabdomyolyse).
Geeignete Kombination	Statine (strenge Nutzen-Risiko-Abwägung).
Schwangerschaft und Stillzeit	Sollte in Schwangerschaft und Stillzeit nicht eingesetzt werden.

Weitere Fibrate

- **Bezafibrat:** Clofibrat-Analogon
- **Gemfibrozil:** Clofibrat-Analogon, komplexe Interaktionen (CYP2C8, CYP2C9, CYP2C19, CYP1A2, UGTA1, UGTA3), Kombination mit Repaglinid ist kontraindiziert
- **Etofibrat:** Diester aus Nikotinsäure und Clofibrinsäure (Bindeglied Ethylenglykol)

Cholesterinresorptionshemmer

Ezetimib ist der erste zugelassene Cholesterinresorptionshemmer. Der Wirkstoff hemmt durch die Blockade des Steroltransporters (Niemann-Pick-C1-Like1-Protein) selektiv die intestinale Resorption von Cholesterin und verwandten Phytosterinen. In der Folge wird weniger Cholesterin aus dem Darm in die Leber überführt. Ezetimib führt zu einer mäßigen Abnahme der Werte von Gesamtcholesterin, LDL-Cholesterin und Triglyzeriden sowie zu einer geringen Zunahme des HDL-Cholesterins. Ein Beleg für die Reduktion der kardiovaskulären Morbidität und Mortalität existiert bisher allerdings nicht.

Ezetimib

Indikationen
Monotherapie bei primärer Hypercholesterinämie, wenn die Anwendung eines Statins nicht möglich ist, und bei homozygoter familiärer Hypercholesterinämie. Kombinationstherapie mit einem Statin bei primärer Hypercholesterinämie oder homozygoter familiärer Hypercholesterinämie.

Wirkung und Nutzen
Mäßige Senkung des LDL-Cholesterin-, Gesamtcholesterin- und Triglyceridspiegels, leichte Erhöhung des HDL-Cholesterinspiegels. Alternative bei Statinunverträglichkeit, kein Nachweis positiver Wirkung hinsichtlich kardiovaskulärer Morbidität und Mortalität.

Dosierung/Hinweise
Dosierung 1-mal täglich 10 mg. Einnahme unabhängig von der Mahlzeit. Bei Nieren- und milder Leberfunktionsstörung keine Dosisanpassung notwendig. Cave bei schweren Lebererkrankungen und einer Erhöhung der Transaminasen im Serum.

Elimination und Metabolisierung
Metabolisierung vorwiegend über Glucuronidkonjugation, Ausscheidung hauptsächlich über Fäzes.

Unerwünschte Wirkungen
Gastrointestinale Beschwerden, Fatigue, Erhöhung der Transaminasen im Serum, Schmerzen, Flush, in einer klinischen Studie unter der Kombination Ezetimib/Simvastatin erhöhte Anzahl von Krebsfällen (Zusammenhang nicht geklärt).

Wechselwirkungen
Ciclosporin (Kontrolle Ciclosporin-Konzentration), Antikoagulanzien vom Cumarin-Typ (Kontrolle der Gerinnungsparameter), Fibrate (erhöhtes Risiko Cholelithiasis), Anionenaustauscherharze.

Geeignete Kombination	Statine.
Schwangerschaft und Stillzeit	In Schwangerschaft nur nach strenger Nutzen-Risiko-Bewertung. Kontraindiziert in Stillzeit.

8.3 Hyperurikämie/Gicht

8.3.1 Therapeutisches Vorgehen

Therapeutisch wird zwischen der Behandlung einer symptomlosen bzw. symptomarmen moderaten Hyperurikämie und einem akuten Gichtanfall differenziert. Eine medikamentöse Behandlung asymptomatisch erhöhter Harnsäurespiegel über 6,4 mg/dl sollte nur erfolgen, wenn ein Therapieversuch mit nicht medikamentösen Maßnahmen (u. a. Verzicht auf besonders purinhaltige Nahrungsmittel) keinen Erfolg gezeigt hat. Bei klinisch manifester Gicht ist hingegen eine pharmakotherapeutische Reduktion des Harnsäurewerts im Serum lebenslang notwendig. Zum Einsatz kommen v. a. Arzneistoffe, die die Harnsäurebildung hemmen (Urikostatika, insbesondere Allopurinol). Wenn diese nicht angewendet werden können, ist alternativ der Einsatz von Substanzen möglich, welche die Harnsäureausscheidung fördern (Urikosurika, z. B. Brenzbromaron). Beide Substanzklassen sollten bei einem akuten Gichtanfall allerdings nicht verabreicht werden. In diesem Fall sind in erster Linie nichtsteroidale Antirheumatika (z. B. Indometacin, Diclofenac, Ibuprofen) angezeigt. Bei Unverträglichkeiten oder Kontraindikationen ist eine Behandlung mit Colchicin oder Glukokortikoiden möglich.

Monografien

Urikostatika

Urikostatika reduzieren die Harnsäurebildung. Gegenwärtig wird nur Allopurinol therapeutisch eingesetzt. Dieses hemmt das Enzym Xanthinoxidase, das an der Oxidation von Hypoxanthin zu Harnsäure beteiligt ist. In der Folge sinken die Plasmakonzentration und die renale Ausscheidung von Harnsäure. Allopurinol ist Mittel der Wahl bei Hyperurikämie, wenn nicht medikamentöse Maßnahmen keine ausreichende Wirkung gezeigt haben.

Allopurinol

Indikationen
Hyperurikämie (Serum-Harnsäurewert ≥8,5 mg/dl), wenn diätetische Maßnahmen nicht ausreichen oder klinische Komplikationen auftreten. Verhinderung der Bildung von Kalziumoxalatsteinen, sekundäre Hyperurikämie, Harnsäurenephropathie bei Leukämie-Behandlung, Lesch-Nyhan-Syndrom, Adenin-Phosphoribosyl-Transferasemangel.

Wirkung und Nutzen
Reduktion der Harnsäurebildung durch Hemmung der Xanthinoxidase. Mittel der Wahl bei der Behandlung der chronischen Hyperurikämie.

Dosierung/Hinweise
Initialdosis 1-mal täglich 100 mg, Erhaltungsdosis 100–300 mg/Tag, maximal 800 mg/Tag (Einzeldosis maximal 300 mg). Einnahme nach einer Mahlzeit. Bei schweren Nierenfunktionsstörung (Kreatinin-Clearance <10 ml/min) maximal 100 mg/Tag. Cave bei akuten Gichtanfällen (Auslösen akuter Gichtanfälle durch Mobilisierung größerer Harnsäuredepots möglich). Dosisreduktion bei Leberinsuffizienz empfohlen.

Elimination und Metabolisierung
Oxidative Umwandlung zum aktiven Metaboliten Oxipurinol. Elimination erfolgt überwiegend über den Urin.

Unerwünschte Wirkungen
Überempfindlichkeitsreaktionen, Hauterscheinungen (u. a. Stevens-Johnson-Syndrom), gastrointestinale Beschwerden (Übelkeit, Erbrechen, Durchfall), (selten) Blutbildveränderungen und Leberfunktionsstörungen.

Wechselwirkungen
6-Mercaptopurin und Azathioprin (Dosisreduktion der Immunsuppressiva um ca. 75 % erforderlich), Antikoagulanzien vom Cumarin-Typ (Kontrolle der Gerinnungsparameter), Theophyllin (Kontrolle des Theophyllin-Plasmaspiegels), Captopril, Ampicillin und Amoxicillin (erhöhtes Risiko Hautreaktionen), Zytostatika (häufiger Blutbildveränderungen), Ciclosporin (erhöhte Ciclosporin-Plasmakonzentration).

Geeignete Kombination	Urikosurika (bei extrem hohen Harnsäurespiegeln).
Schwangerschaft und Stillzeit	Anwendung in Schwangerschaft und Stillzeit nicht empfohlen, möglichst Umstellung auf das Urikosurikum Probenecid.

Weitere Urikostatika

- **Febuxostat:** Stärkere Harnsäuresenkung als Allopurinol in zugelassenen Dosierungen, langfristiger Nutzen und Verträglichkeit bisher aber unklar

Urikosurika

Urikosurika steigern die Harnsäureausscheidung durch eine Hemmung der tubulären Rückresorption. Sie sind indiziert, wenn eine Anwendung mit Allopurinol nicht möglich ist (Unverträglichkeit bzw. Kontraindikation). Daneben kann es in Kombination mit dem Urikostatikum bei extrem hohen Harnsäurespiegeln eingesetzt werden, um eine schnelle Senkung zu erzielen.

Benzbromaron

Indikationen	Hyperurikämie (Serum-Harnsäurewert ≥8,5 mg/dl), wenn diätetische Maßnahmen nicht ausreichen oder klinische Komplikationen auftreten und Allopurinol nicht eingesetzt werden kann.
Wirkung und Nutzen	Erhöhung der Harnsäureausscheidung durch Hemmung der tubulären Rückresorption. Mittel der zweiten Wahl (bei Kontraindikationen oder Unverträglichkeiten für Allopurinol).
Dosierung/Hinweise	Initialdosis 1-mal täglich 20 mg (einschleichende Dosierung), Erhaltungsdosis 100 mg/Tag. Einnahme nach einer Mahlzeit. Ausreichende Flüssigkeitszufuhr und Einstellung Urin-pH (pH 6,5–6,8), purinreiche Lebensmittel und Alkohol vermeiden. Kontrolle der Leberenzyme vor und wäh-

	rend der Behandlung. Cave bei eingeschränkter Nierenfunktion, Nierensteindiathese, Lebererkrankungen, akuten Gichtanfällen (Verschlimmerung der Symptome möglich).
Elimination und Metabolisierung	Metabolisierung zu 6- bzw. 1-Hydroxy-Benzbromaron. Vorwiegend biliäre Ausscheidung (nur 5% über Urin).
Unerwünschte Wirkungen	Gastrointestinale Beschwerden (Übelkeit, Erbrechen, Durchfall), Hautreaktionen, Leberstörungen.
Wechselwirkungen	Allopurinol (Wirkungsabschwächung durch Ausscheidungsbeschleunigung des aktiven Metaboliten Oxipurinol), Salicylate (Abschwächung urikosurischer Wirkung von Benzbromaron).
Geeignete Kombination	Urikostatika (bei extrem hohen Harnsäurespiegeln).
Schwangerschaft und Stillzeit	Anwendung in Schwangerschaft und Stillzeit nicht empfohlen, möglichst Umstellung auf das Urikosurikum Probenecid.

Weitere Urikosurika

- **Probenecid:** Mittel der Wahl in der Schwangerschaft, Hemmung der tubulären Sekretion von Penicillinen (erhöhte Plasmakonzentration)

9 Arzneitherapie hämato-onkologischer Erkrankungen

K.-H. Zurborn und M. Kahnt

9.1 Therapeutisches Vorgehen

Die Effektivität der Chemotherapie eines Tumors ist abhängig von dessen Wachstumsfraktion, d.h. dem im aktiven Zellzyklus befindlichen Anteil der Tumorzellen. Dies gilt insbesondere für zellzyklus-phasenspezifische Zytostatika wie z.B. die Antimetaboliten, die nur in der S-Phase und die Spindelgifte, die nur in der M-Phase wirksam werden können. Für diese Zytostatika besteht also eine temporäre Resistenz für den Anteil Tumorzellen, die sich derzeit nicht in der therapiesensitiven Phase befinden, die jedoch zu einem anderen Zeitpunkt in diese Zyklusphase rekrutiert werden können.

Neben dieser zellkinetisch bedingten Resistenz gibt es weitere biochemisch bedingte Resistenzmechanismen. Häufig wird daher eine Kombinationschemotherapie eingesetzt, um gegen einen größeren Anteil des Tumors wirksam zu sein, jedoch möglichst ohne erhöhte Toxizität infolge unterschiedlicher Nebenwirkungsprofile der Einzelsubstanzen. Zum Teil wird in den Therapieschemata auch die unterschiedliche Phasenspezifität der Medikamente ausgenutzt, indem zu Beginn nicht zellzyklusphasenspezifische Zytostatika (z.B. Alkylanzien oder zytostatische Antibiotika) und in der 2. Phase (z.B. an Tag 8) zellzyklusphasenspezifische Substanzen eingesetzt werden.

Bei einigen Tumoren mit hoher Wachstumsrate kann die systemische Chemotherapie heute in kurativer Absicht durchgeführt werden, wie bei malignen Lymphomen und Leukämien, aber auch bei einigen soliden Tumoren (insgesamt ca. 12 Erkrankungen). Da in diesen Fällen eine anderweitige Heilungschance nicht besteht, können schwerwiegendere akute oder auch Langzeitnebenwirkungen in Kauf genommen werden. Eine myeloablative Hochdosischemotherapie ermöglicht bei speziellen Indikationen eine kurative Behandlung. Unmittelbar im Anschluss an die Therapie müssen autologe periphere Blutstammzellen reinfundiert werden, die zuvor in der Regenerationsphase nach einer myelosuppressiven Chemotherapie zusammen mit hämatopoetischen Wachstumsfaktoren gesammelt wurden. Mit intensiven supportiven Maßnahmen muss die 10- bis 20-tägige Phase der absoluten Zytopenie überbrückt werden.

Die palliative Therapie hingegen zielt lediglich auf eine Besserung der Symptome ohne Heilungsaussichten der Erkrankung ab. Sehr nebenwirkungsreiche Therapieschemata sind daher hierbei nicht gerechtfertigt.

Die adjuvante Chemo- oder Hormontherapie wird nach Abschluss einer in kurativer Absicht durchgeführten Primärtherapie (z.B. Operation) zusätzlich (prophylaktisch) gegeben, um das Risiko von Rezidiven oder Metastasen durch evtl. zurückgebliebene Tumorzellen zu reduzieren.

Zytostatika können nicht selektiv auf Tumorzellen wirken, da keine grundsätzlichen biochemischen Unterschiede zwischen Tumorzellen und normalen Zellen bestehen. Es ist daher mit zahlreichen Nebenwirkungen zu rechnen. Ganz entscheidend ist der Einsatz von supportiven Maßnahmen zur Linderung der Nebenwirkungen, die u.a. die Prophylaxe und Therapie von Infektionen mit Antibiotika, Antimykotika und auch Wachstumsfaktoren, eine antiemetische Therapie, Blutzellersatz, Hydratation und Schmerztherapie umfassen. Die moderne onkologische Behandlung wurde dadurch erst ermöglicht.

Die zytostatische Wirkung betrifft besonders rasch proliferierende Zellen, daher stehen Nebenwirkungen auf das Knochenmark, Darmepithel, Haarfollikel und Keimzellen im Vordergrund. Durch die Proliferationshemmung des Keimepithels besteht grundsätzlich die Gefahr der Infertilität. Dieses Risiko ist bei Männern größer als bei Frauen. Aufgrund der Teratogenität besteht bei jeder zytostatischen Therapie grundsätzlich eine Kontraindikation während der Schwangerschaft und auch der Stillzeit. Dies gilt für alle in diesem Kapitel besprochenen Präparate. Entsprechende Hinweise sind daher in den Monografieseiten zu den Einzelsubstanzen nicht mehr enthalten. Während und im Verlauf des ersten Jahres nach der Chemotherapie sind Maßnahmen zur Verhinderung einer Schwangerschaft erforderlich.

Als Folge der mutagenen Potenz aller Zytostatika ist das Risiko der Entstehung maligner Zweiterkrankungen (Myelodysplasie, akute Leukämien, maligne Lymphome oder auch solide Tumoren), nach einer Latenz von 1–10 Jahren, deutlich erhöht. Die Inzidenz liegt dabei für alle Behandelten bei ca. 1% und bei bestimmten Entitäten wie dem Morbus Hodgkin noch höher.

Da einige Tumoren wie das Mamma- und das Prostatakarzinom hormonabhängig wachsen, werden Medikamente mit hormoneller Wirkung als antineoplastische Substanzen eingesetzt. Dazu gehören Medikamente mit ablativer (LH-RH-Agonisten), kompetitiver (Antiöstrogene, Antiandrogene) oder inhibierender hormoneller Wirkung (Aromatasehemmer). Weiterhin kann auch der antineoplastische Effekt monoklonaler Antikörper in speziellen Fällen (ein Teil der Mammakarzinome und bei malignen Lymphomen) therapeutisch ausgenutzt werden.

Monografien

Alkylanzien

Stickstofflostderivate

Cyclophosphamid

Indikationen

Maligne Lymphome, akute Leukämien, das Plasmozytom, Ovarialkarzinome, Mammakarzinome, kleinzellige Bronchialkarzinome, Hodentumoren, das Ewingsarkom, die Konditionierungstherapie vor Knochenmarktransplantationen und der Einsatz als Immunsuppressivum bei Autoimmunerkrankungen und Erkrankungen des rheumatischen Formenkreises sowie die Organtransplantation.

Wirkung und Nutzen

Die Wirkung von Cyclophosphamid beruht auf einer Alkylierung der DNA. Folge der Alkylierung ist eine Überbrückung beider DNA-Stränge („cross-links"). Durch die Vernetzungen der DNA-Stränge ist eine Trennung des DNA-Doppelstrangs während der DNA-Synthese nicht möglich. Es kommt zu Strangbrüchen und die DNA-Synthese wird verhindert.

Dosierung/Hinweise

In der Monotherapie 740–1200 mg/m^2 und in der Kombinationstherapie 500–1000 mg/m^2 alle 3–4 Wochen. Höhere Dosen werden zur Konditionierung vor Knochenmarktransplantation gegeben (z. B. 50 mg/kg an 4 aufeinander folgenden Tagen). Bei der kontinuierlichen Therapie werden 1–5 mg/kg täglich gegeben, wobei eine individuelle Anpassung der Dosis nach dem Blutbild erfolgen muss.
Sonderfälle: Reduktion der Dosis bei Leber- und Nierenfunktionseinschränkung um 25 % bei einem Bilirubinspiegels im Serum von > 3 mg/dl bzw. um 50 % bei einer glomerulären Filtrationsrate von < 10 ml/min.
Die Cyclophosphamidgabe sollte unter gleichzeitiger reichlicher Flüssigkeitszufuhr erfolgen. Auf den Nachweis von blutigem Urin ist zu achten, eine Abflussbehinderung im Bereich der ableitenden Harnwege zur Cyclophospha-

midgabe muss ausgeschlossen sein. Die Tabletten werden unzerkaut 0,5–2 h vor der Mahlzeit mit Wasser, nicht mit Milch, eingenommen.

Elimination und Metabolisierung

Die gastrointestinale Resorption liegt bei ca. 90 %. Das Medikament selbst ist zu 13 % plasmaproteingebunden. Die Eliminationshalbwertzeit ($t_{1/2}$) der alkylierenden Aktivität beträgt ca. 7,5 h. Bei Niereninsuffizienz und chronischen Lebererkrankungen ist die Plasmahalbwertzeit von Cyclophosphamid verlängert, was mit einer erhöhten Myelosuppression einhergehen kann. Cyclophosphamid ist dialysierbar.

Unerwünschte Wirkungen

Übelkeit, Erbrechen und Alopezie treten häufig und dosisabhängig auf, dabei ist die dosislimitierende Toxizität die Myelosuppression. Der Nadir der neutrophilen Granulozyten ist am 10. Tag zu erwarten. Die Thrombozyten werden durch Cyclophosphamid ebenfalls, allerdings weniger stark, supprimiert. Eine sterile hämorrhagische Zystitis kann sich entwickeln, die als Spätfolge Harnblasenmalignome nach sich ziehen kann. Diese Nebenwirkung ist auf Freisetzung von toxischen Abbauprodukten (Acrolein) von Cyclophosphamid in den ableitenden Harnwegen zurückzuführen. Na-2-Mercaptoethansulfonat (Mesna; Uromitexan) entgiftet diese Stoffe in den Nieren. Mesna wird dabei rasch zum Disulfid oxidiert, glomerulär filtriert und reabsorbiert, anschließend in der Tubuluszelle durch Glutathion reduziert. Die freie Thiolverbindung wird in den Harn ausgeschieden und reagiert dabei mit den toxischen Abbauprodukten. Mesna verhindert wirksam die Blasentoxizität und auch eventuelle Blasentumoren. Die Mesnadosen betragen bei der i. v.-Applikation jeweils 20 % der Cyclophosphamiddosis und werden unmittelbar nach sowie 4 und 8 h nach der Cyclophosphamidgabe appliziert. Bei der oralen Applikation nach 4 und 8 h im Rahmen der ambulanten Versorgung ist eine Dosis von 40 % der Cyclophosphamiddosis zu wählen (geringere Bioverfügbarkeit). Die Cyclophosphamidmedikation sollte unter reichlicher Flüssigkeitsgabe erfolgen. Nach höher dosierter und Langzeitgabe von Cyclophosphamid ist mit Infertilität zu rechnen.

Wechselwirkungen

Mit einer Verstärkung der Myelotoxizität ist bei gleichzeitiger Allopurinolgabe durch signifikante Erhöhung der Konzentration von Cyclophosphamid und seiner Metabolite im Serum zu rechnen. Cyclophosphamid führt zur Verstärkung der kardiotoxischen Effekte von Anthrazyklinen und der blutzuckersenkenden Wirkung von Sulfonylharnstoffen.

Geeignete Kombination

- Chronische lymphatische Leukämie: Vincristin, Prednison
- Morbus Hodgkin: Vincristin, Procarbazin und Prednison (COPP)
- Non-Hodgkin-Lymphom: Doxorubicin, Vincristin und Prednison (CHOP)
- Plasmozytom: Melphalan, Carmustin, Vincristin und Prednison
- Mammakarzinom: 5-Fluorouracil, Methotrexat (CMF)
- Ovarialkarzinom: Cisplatin oder Carboplatin
- SCLC: Doxorubicin, Vincristin (CAV)

Chlorambucil

Indikationen

Chronische lymphatische Leukämie (CLL), niedrig maligne Non-Hodgkin-Lymphome, Waldenström Makroglobulinämie.

Wirkung und Nutzen

Chlorambucil ist ein aromatisches Stickstofflostderivat, das als bifunktionelles Alkylans wirkt. Es führt zur Alkylierung von RNA und DNA mit Einzel- und Doppelstrangvernetzung. Das Präparat ist günstig zur Langzeittherapie.

Dosierung/Hinweise

Als Monotherapie wird Chlorambucil als Einmaldosis alle 14 Tage gegeben. Die anfängliche Dosierung beträgt 0,4 mg/kg Körpergewicht. Ab dem 2. Behandlungskurs wird die Dosierung schrittweise um 0,1 mg/kg erhöht.
Im so genannten Knospe-Schema werden 0,4 mg/kg Chlorambucil an Tag 1 mit Kortison Tag 1–3 kombiniert (75 mg, 50 mg, 25 mg). Der Behandlungszyklus wird alle 14 Tage wiederholt. Dosisreduktion bei schwerer Leberinsuffizienz empfohlen.

Elimination und Metabolisierung	Die orale Bioverfügbarkeit liegt bei ca. 90 %. Es liegt eine 99 %ige Plasmaproteinbindung vor. Die Eliminationshalbwertzeit ($t_{1/2}$) beträgt ca. 1,5 h.
Unerwünschte Wirkungen	Die Knochenmarktoxizität steht im Vordergrund. Daneben werden gastrointestinale Symptome und Mukositis beobachtet. Bei hohen Dosen kann es zu zentralnervösen Nebenwirkungen wie Erregungszuständen, Ataxien oder Krampfanfällen kommen. Das Auftreten einer interstitiellen Pneumonitis ist beschrieben.
Wechselwirkungen	Es resultiert eine Verstärkung der Nebenwirkungen bei gleichzeitiger Gabe von Phenylbutazon, Vitamin A und Phenobarbital.
Geeignete Kombination	Prednison (Knospe-Schema).

Weitere Stickstofflost-Derivate

- **Ifosfamid:** Hodentumore, Mammakarzinom, NSCLC, SCLC, Weichteilsarkom, Ewingsarkom, Non-Hodgkin-Lymphom
- **Melphalan:** Multiples Myelom, fortgeschrittenes Ovarialkarzinom
- **Chlorambucil**: CLL, niedrig maligne Non-Hodgkin-Lymphome
- **Bendamustin**: NHL, multiples Myelom, CLL

Schwermetallkomplexverbindungen

Cisplatin

Indikationen	Ovarialkarzinom, kleinzellige und nichtkleinzellige Bronchialkarzinome, maligne Hodentumoren, das Blasenkarzinom, Ösophagus- und Magenkarzinome, Osteosarkome, Weichteilsarkome, Kollumkarzinome, Endometriumkarzinome, Prostatakarzinome und Melanome. Intraperitoneale Applikation, z. B. bei refraktären Ovarialkarzinomen mit kleinen Tumorresiduen und bei malignem Aszites. Intraarterielle Applikation zur regionalen Therapie, z. B. von Lebertumo-

ren. Wirkung als „Strahlensensitizer“ bei einer simultanen Chemo-Radiotherapie, z. B. bei HNO-Karzinomen.

Wirkung und Nutzen

Cisplatin ist ein planarer cis-Diammin-Komplex mit einem zentralen zweiwertigen Platinatom und 2 Chloridionen als Anionen. Durch die hohe Chloridionen-Konzentration im extrazellulären Bereich ist der Platin-Komplex stabil. Die eigentliche Wirkform ist der elektrophile Aquo-Komplex, der v. a. im intrazellulären Bereich durch Ligandenaustausch entsteht. Cisplatin entfaltet seine zytotoxische Wirkung durch Bindung an alle DNA-Basen, wobei allerdings die N-7-Position des Guanins und des Adenins bevorzugt wird. Dadurch werden Quervernetzungen („crosslinks“) ausgebildet und es kommt infolge einer gestörten DNA-Synthese zu einer Hemmung des Zellwachstums.
Cisplatin ist wegen seiner geringen Clearance aus dem Peritonealraum für die intraperitoneale Applikation geeignet, z. B. bei refraktären Ovarialkarzinomen mit kleinen Tumorresiduen und bei malignem Aszites. Weiterhin ist es auch zur intraarteriellen Applikation zur regionalen Therapie z. B. von Lebertumoren geeignet. Wegen der Wirkung als „Strahlensensitizer“ ist Cisplatin wichtiger Kombinationspartner für eine simultane Chemo-Radiotherapie, z. B. bei HNO-Karzinomen.

Dosierung/Hinweise

In verschiedenen Therapieschemata werden 15–20 mg/m^2 i. v. an Tag 1–5 alle 3–4 Wochen oder 40 mg/m^2 i. v. an Tag 1–5 alle 4 Wochen bzw. 80–120 mg/m^2 i. v. an Tag 1 alle 3–4 Wochen gegeben. Zur palliativen Behandlung als Monotherapie werden auch 50 mg/m^2 i. v. an Tag 1 alle 3 Wochen appliziert. Zur topischen Anwendung bei malignem Aszites werden 90 mg/m^2 intraperitoneal an Tag 1 alle 3 Wochen gegeben.
Bei einer Kreatininclearance unter 80 ml/min und bei schwerer Leberfunktionsstörung ist Cisplatin kontraindiziert.
Eine intensive antiemetische Therapie ist grundsätzlich erforderlich. Obligat ist auch die Durchführung eines Hydratationsprogramms zur Vermeidung von Nierenfunktionseinschränkungen.

Elimination und Metabolisierung

Die Plasmaproteinbindung beträgt nach 2h bereits über 90%. Die Urinrecovery liegt nach 24h bei 14–25% und nach 120h bei 22–65% für Platin. Die Liquorgängigkeit ist bei Patienten mit intakter Blut-Hirn-Schranke gering (5% des korrespondierenden Plasmaspiegels). Die Elimination ist für das Platin dreiphasig und das filtrierbare Platin zweiphasig mit terminalen Eliminationshalbwertzeiten ($t_{1/2}$) von 5 Tagen bzw. 0,5–1,3h. Eine Anreicherung von Cisplatin findet in Nieren, Leber, Darm und Haut statt.

Unerwünschte Wirkungen

Fast alle Patienten leiden unter Übelkeit und Erbrechen (über 90%). Die Myelotoxizität ist dosislimitierend mit einem Leukozytennadir meist nach 11–14 Tagen und einem Thrombozytennadir nach 21 Tagen. Vor Einführung der heute obligaten Hydratationsprogramme war die Nephrotoxizität dosislimitierend. Bei Dosen über 100 mg/m² kommt es in 18–30% zu einer meist reversiblen Plasmakreatininerhöhung über 2 mg/dl. Neuropathien treten bei 20% der Patienten und Hörstörungen mit klinisch relevantem Hörverlust bei ca. 6% der Patienten auf.

Wechselwirkungen

Es ist mit einer erhöhten Nephro- und Ototoxizität bei Komedikation z. B. von Aminoglykosiden zu rechnen.

Geeignete Kombination

- Hodentumore: Etoposid und Bleomycin (PEB), Etoposid und Ifosfamid (PEI) oder Bleomycin und Vinblastin (PVB)
- Ovarialkarzinom: Paclitaxel (PT)
- SCLC: Etoposid (PE)
- NSCLC: Paclitaxel, Gemcitabin, Vinorelbin, Etoposid oder Mitomycin und Ifosfamid (MIC)
- Ösophaguskarzinom: 5-Fluorouracil
- Endometriumkarzinom: Doxorubicin
- Harnblasenkarzinom: Gemcitabin

Weitere Schwermetallkomplexverbindungen

- **Carboplatin**: Ovarialkarzinom, SCLC
- **Oxaliplatin:** Kolonkarzinom

Sonstige Alkylanzien

- **Procarbazin**: Morbus Hodgkin
- **Dacarbazin**: Metastasiertes malignes Melanom, Morbus Hodgkin, Weichteilsarkom
- **Temozolomid**: Glioblastoma multiforme
- **Busulfan**: Zur Konditionierung vor einer hämatopoetischen Stammzelltransplantation
- **Treosulfan**: Ovarialkarzinom

Antimetabolite

Folsäure-Antagonisten

Methotrexat

Indikationen

Akute Leukämien, die Meningeosis leucaemica, maligne Lymphome, Chorion-, Mamma-, Zervix-, Ovarial-, das kleinzellige Bronchialkarzinom, Osteosarkom, Kopf-Hals-Karzinome und ZNS-Tumoren. Zur immunsuppressiven Therapie wird Methotrexat bei Erkrankungen des rheumatischen Formenkreises (z. B. rheumatoide Arthritis, Wegener-Granulomatose) und bei der Psoriasis-Arthritis eingesetzt.

Wirkung und Nutzen

Methotrexat ist ein Folsäure-Analogon, wobei die 4-Hydroxygruppe der Folsäure durch eine Aminogruppe ersetzt und zusätzlich eine Methylgruppe in Stellung 10 eingefügt ist. Es hemmt kompetitiv aufgrund der strukturellen Ähnlichkeit die Dihydrofolsäurereduktase. Es kommt auf diese Weise zu einem Mangel an Tetrahydrofolsäure (THF), die normalerweise rasch in N-10-Formyl-THF oder Methylen-THF umgewandelt wird, wichtige Donatoren von Cl-Einheiten für die Biosynthese von Purinen und Thymidin. Leucovorin (Folinsäure, N-5-Formyl-Tetrahydrofolsäure, Citrovorum-Faktor) kann den durch Methotrexat bedingten Block der Dihydrofolsäurereduktase umgehen und füllt den Pool aktivierter Cl-Einheiten wieder auf. Bei entsprechender Dosierung und nicht zu großem Abstand zur Methotrexatgabe, meist innerhalb von 24 h, kann die Wirkung derselben abgeschwächt oder aufgehoben werden. Bei mittelhoch (100 mg/m^2 bis 1,5 g/m^2) und hochdosierter (1,5 g bis 10 g/m^2) Methotrexattherapie ist die Gabe von Leucovorin (Leucovorin-Rescue) zur Vermeidung schwerster toxischer Nebenwirkungen auf die normalen, schnell proliferierenden Wechselgewebe zwingend erforderlich. Einzeldosis, Zeitintervall und Dauer des Leucovorin-Rescue muss dem Verlauf der Methotrexat-Serumspiegel angepasst werden.

Dosierung/Hinweise

Methotrexat wird, meist in der Kombinationstherapie mit 30–40 mg/m^2 i.v. niedrig dosiert beim Mammakarzinom, Kopf-Hals-Karzinom, Ewingsarkom, Non-Hodgkin-Lymphom und Chorionkarzinom gegeben. Eine mittelhohe Dosierung mit 300–500 mg/m^2 als Infusion über 5–8–24 h erfolgt bei kindlicher Leukämie, kolorektalem Karzinom und Magenkarzinom. Die hochdosierte Methotrexattherapie, 8–12 g/m^2 über 4–6 h, wird beim Osteosarkom eingesetzt. Intrathekal werden 8–12 mg/m^2 (bei Erwachsenen meist eine Gesamtdosis von 15 mg) 1- bis 2-mal wöchentlich allein oder in Kombination mit Cytosinarabinosid und Dexamethason zur Prophylaxe oder Therapie der Meningeosis leucaemica gegeben. Zur immunsuppressiven Therapie bei Erkrankungen des rheumatischen Formenkreises werden initial 15–25 mg/Woche verabreicht und die Dosis in der Langzeittherapie auf 5–15 mg/Woche reduziert.

Sonderfälle: Bei Niereninsuffizienz muss die Dosis um 50–70 % reduziert werden, sofern die Kreatinin-Clearance < 50 ml/min liegt. Eine Hochdosis-Methotrexattherapie ist bei glomerulärer Filtrationsrate von < 60 ml/min kontraindiziert. Bei Bilirubinwerten > 3 mg/dl oder AST > 180 U/l sollte eine Dosisreduktion um 25 % erfolgen (kontraindiziert bei Bilirubin > 5 mg/dl).

Eine Hochdosis-Methotrexattherapie setzt verschiedene Maßnahmen wie Hydratation, Alkalisierung des Urins, Leucovorin-Rescue und Methotrexat-Serumkonzentrationsbestimmungen voraus. Da Methotrexat in saurem Milieu kristallisiert und Präzipitationen in den Nierentubuli entstehen, muss der Urin-pH konstant bei 7 oder darüber liegen. Vor Beginn der Therapie werden 40 mval Bicarbonat in 500 ml 5 %iger Glukoselösung gegeben und wiederholt der Urin-pH während der gesamten Behandlungsphase kontrolliert. Am 2. und 3. Tag ist auch eine orale Medikation zur Harnalkalisierung (z. B. Uralyt U) möglich. Zudem werden 300 mg Allopurinol täglich verabreicht. Zur Hydrierung werden 2,5–3 l Flüssigkeit/m^2 über 24 h gegeben, um eine Urinmenge von 2,5–3 l/m^2/d aufrecht zu erhalten. Eine Leucovorin-Rescue wird üblicherweise bei einer Dosis von >500 mg Methotrexat durchgeführt, individuell allerdings auch bereits unter 500 mg. Meist werden 15 mg/m^2 Leucovorin oral alle 6 h gegeben, bei Erbrechen i. v. die gleiche Dosis alle 3 h. Die Leucovorin-Rescue beginnt spätestens nach 24 h und wird mindestens bis zu 72 h nach Beginn der Methotrexatinfusion weitergeführt. Grundsätzlich ist eine Fortführung erforderlich, bis die Methotrexat-Serumkonzentrationen unter 10^{-7} bis 10^{-8} mol/1 abgefallen sind, bei den meisten Patienten nach 72 h. Eine intensivierte Leucovorin-Rescue erfolgt bei Methotrexat-Serumkonzentrationen über 10^{-5} mol/l nach 24 h oder $>10^{-6}$ mol/l nach 48 h oder $>10^{-7}$ mol/l nach 72 h. Die Berechnung der erforderlichen Leucovorindosis kann nach der Formel nach Sauer erfolgen.

Formel nach Sauer:

Leucovorin (mg) = 10 × MTX (mg/l)* × 0,76 × kg KG

$$(^{*}MTX\ (mg/l) = \frac{MTX\ (mol/l)}{10^{-6} mol/l} \times 0{,}5)$$

MTX = Methotrexat

Die Dosierung kann auch einfacher einem grafischen Diagramm nach Kotz u. Krisch entnommen werden.

Eine Methotrexattherapie bei malignen Ergüssen („third space“) erfordert besondere Maßnahmen, da die Toxizität durch verzögerte Freisetzung des Medikaments aus dem Erguss erhöht ist. Der Erguss muss in jedem Falle vor Therapiebeginn abpunktiert werden und auf ein evtl. rasches Nachlaufen des Ergusses ist zu achten. Eine intrathekale Applikation erfolgt nach Lumbalpunktion und Entnahme einer Liquormenge, die der Menge Lösung entspricht, welche anschließend eingespritzt werden soll. Das Zytostatikum muss langsam injiziert werden, wobei die Methotrexatkonzentration nicht über 5 mg MTX/ml Lösungsmittel liegen sollte.

Elimination und Metabolisierung

Orale Dosen unter 30 mg werden fast vollständig gastrointestinal resorbiert, höhere Dosen haben eine orale Bioverfügbarkeit von nur ca. 30 % und werden daher i.v. verabreicht. Die Plasmaproteinbindung beträgt 50–85 %. Metabolismus/Exkretion: Ca. 90 % werden innerhalb von 30 h im Urin ausgeschieden, ca. 50 % davon unverändert, und weniger als 10 % via Fäzes. Die Löslichkeit im leicht alkalischen Urin ist gut. Die Elimination ist 3-phasig mit einer terminalen Eliminationshalbwertzeit ($t_{1/2}$) von 7–8 h.

Unerwünschte Wirkungen

Die Hauptnebenwirkungen betreffen die Myelotoxizität und den Gastrointestinaltrakt in Form einer Mukositis bis zu schweren Mundulzerationen und Diarrhoen. Bei höheren Dosen ist auf die Entwicklung einer Niereninsuffizienz zu achten. Seltenere Nebenwirkungen betreffen Leberschäden, ZNS-Symptome, Parästhesien, Allergien, Hauterscheinungen („Hand- and Foot-Syndrome"), makulopapulöses Exanthem und Fieber. Ein Meningismus und selten periphere Lähmungen können nach intrathekaler Gabe auftreten.

Wechselwirkungen

Eine Verstärkung der Nephrotoxizität von Methotrexat ist bei gleichzeitiger Cisplatingabe möglich. Eine Hemmung der Methotrexat-Ausscheidung durch Probenecid und in geringerem Maße durch andere organische Säuren wie nichtsteroidale Antiphlogistika, Penicillin oder Sulfonamide ist beschrieben. Die Methotrexat-Toxizität ist bei gleichzeitiger Therapie mit Trimethoprim oder anderen Inhibitoren der Dihydrofolat-Reduktase erhöht. Das Auftreten einer Leukenzephalie kann durch Bestrahlung des ZNS begünstigt werden. Cholestyramin reduziert die Resorption von Methotrexat.

Geeignete Kombination

- Mammakarzinom: Cyclophosphamid, 5-Fluorouracil (CMF)
- Harnblasenkarzinom: Vinblastin, Doxorubicin, Cisplatin (M-VAC)

Weitere Folsäure-Antagonisten

- **Pemetrexed:** Pleuramesotheliom, NSCLC
- **Raltitrexed:** CRC

Purinanaloga

Fludarabin

Indikationen
Chronische lymphatische Leukämie (B-CLL), die auf eine Therapie mit einem Standardalkylans bisher nicht angesprochen hat oder darunter progredient ist, sowie andere niedrigmaligne Non-Hodgkin-Lymphome.

Wirkung und Nutzen
Fludarabin ist ein fluoriertes Purinnukleosidanalogon und wirkt als Antimetabolit. Es erfolgt eine intrazelluläre enzymatische Aktivierung zu Fludarabin-Triphosphat und Inkorporation als „falsche Base" in DNA und RNA. Es existiert keine Kreuzresistenz zu anderen Medikamenten, die bei der chronischen lymphatischen Leukämie benutzt werden.

Dosierung/Hinweise
Es werden 25 mg/m^2/d für 5 Tage alle 3–4 Wochen über 30 min infundiert und in 100–125 ml Flüssigkeit gelöst verabreicht.
Sonderfälle: Dosisreduktion bei Niereninsuffizienz bei Kreatinin-Clearance < 50 ml/min auf 50 %.

Elimination und Metabolisierung
Die Elimination erfolgt überwiegend renal (60 %). Ca. 23 % der Dosis werden unverändert als 2-Fluoro-ara-A im Urin ausgeschieden. Die terminale Eliminationshalbwertzeit ($t_{1/2}$) des Metaboliten 2-Fluoro-ara-A beträgt ca. 10 h.

Unerwünschte Wirkungen
Die entscheidende und dosislimitierende Nebenwirkung ist die Myelosuppression. Symptome nicht hämatologischer Toxizität wie Fieber und Schüttelfrost, Exantheme. Myalgie, Übelkeit, Erbrechen und Diarrhoen sind selten, keine Alopezie. Es kann zu schweren neurotoxischen Störungen mit Erblindung kommen. Ein Koma entsteht bei ca. einem Drittel der Patienten, wenn sehr hohe Dosen

verwendet werden, aber bei Verwendung der üblichen Dosen nur in <0,2 % der Fälle. Andere ZNS-Symptome sind Schwäche, Sehstörungen, Parästhesien, Agitation und Verwirrtheit.

Wechselwirkungen

Die Anwendung von Fludarabin in Kombination mit Pentostatin wird nicht empfohlen, da es in einer klinischen Untersuchung zu gehäuften Fällen tödlich verlaufender Lungentoxizität kam.

Geeignete Kombination

- NHL: Cyclophosphamid, Rituximab
- AML: Idarubicin, Cytosin

Weitere Purinanaloga

- **6-Mercaptopurin**: ALL
- **6-Thioguanin**: AML, ALL
- **Pentostatin**: Haarzell-Leukämie
- **Cladribin**: Haarzell-Leukämie

Pyrimidinanaloga

5-Fluorouracil (5-FU)

Indikationen

Verschiedene solide Tumore, wie gastrointestinale Neoplasien (kolorektale Karzinome, Magenkarzinome, Insulinome und Pankreaskarzinome), Mammakarzinome, Ovarial- und Blasenkarzinome und Kopf-Hals-Tumoren. Auch eine regionale intraarterielle Applikation in die A. hepatica wird bei Lebermetastasen des kolorektalen Karzinoms durchgeführt. Eine topische Anwendung bei malignem Aszites ist möglich. In Salbenform wird 5-Fluorouracil topisch bei solaren und senilen Keratosen sowie beim Morbus Bowen angewandt.

Wirkung und Nutzen

5-Fluorouracil ist ein Pyrimidinanalogon Es erlangt seine Wirksamkeit erst nach Aufbau zu den Nukleotiden Fluorouracil-Triphosphat (FUTP) und Fluorodesoxyuridin-

Monophosphat (FdUMP). FUTP wird als falsches Substrat in die RNA eingebaut und stört dadurch deren Funktion und damit die Eiweißsynthese. Wohl bedeutsamer noch ist die Wirkung von FdUMP als starker kompetitiver Hemmer der Thymidilatsynthetase, einem wichtigen Enzym der DNA-Synthese. Die Wirkung ist zellzyklusphasenspezifisch (S-Phase). Die Effektivität einer 5-Fluorouraciltherapie kann durch Folinsäure (N-5-Formyl-THF, Leucovorin) gesteigert werden (Biomodulation). Folinsäure wird intrazellulär u. a. in 5,10-Methylen-Tetrahydrofolsäure (THF) umgewandelt. Ein hoher intrazellulärer Spiegel davon bildet mit FdUMP und Thymidilatsynthetase einen festen ternären Komplex und verursacht eine ausgeprägte Hemmung der Thymidinsynthese.
Capecitabin ist eine oral einzunehmende Vorstufe der zytostatischen Substanz 5-Fluorouracil (5-FU), die in einem dreistufigen Prozess in der Leber und im Tumorgewebe aktiviert wird. Die enterale Resorption ist fast 100 %ig. Thymidin-Phosphorylase katalysiert den letzten Aktivierungsschritt bevorzugt im Tumorgewebe. Es kommt im kolorektalen Tumorgewebe in ca. 3-fach höherer Konzentration vor als im umgebenden gesunden Gewebe.

Dosierung/Hinweise

5-Fluorouracil wird zur palliativen Chemotherapie z. B. beim kolorektalen Karzinom als Bolus i. v. in einer Dosis von 340–400 mg/m^2 an den Tagen 1–5 alle 3 Wochen in dem herkömmlichen Machover-Schema in Kombination mit Folinsäure gegeben. Heute werden wöchentliche Schemata mit Dosen von 600 mg bis zu 2,5 g/m^2/Woche oder Dauerinfusionen von 300 mg/m^2/Tag über mehrere Wochen meist bevorzugt. Zur Verstärkung des Effekts durch Biomodulation der 5-Fluorouracilwirkung wird Folinsäure (Leucovorin) in stark unterschiedlichen Dosen von 20–500 mg/m^2, meist jedoch zu 200 mg/m^2, verabreicht.
Sonderfälle: Eine Dosisreduktion bei Leberinsuffizienz ist erforderlich, sobald das Bilirubin > 5 mg/dl beträgt. Die 5-Fluorouracildosis sollte bei Niereninsuffizienz ab einer Kreatininerhöhung von 3 mg/dl angepasst werden.
Patienten sollen unter Fluorouracilgabe eine Sonnenexposition meiden. Auf die Entwicklung einer Stomatitis ist zu achten. Das Risiko einer schweren Toxizität unter 5-Fluo-

rouracil beträgt aufgrund einer Mutation der Dihydropyrimidindehydrogenase (DPD) 1–3%. Aufgrund der geringeren bis fehlenden DPD-Enzymaktivität kommt es zum verringerten bis fehlenden Abbau von 5-FU. Es kommt zu entsprechenden Toxizitäten wie gastrointestinaler Toxizität mit schweren Diarrhoen, Hauttoxizität bis hin zu Epidermiolyse und schwerer hämatopoetischer Toxizität. Es besteht ein hohes Letalitätsrisiko, insbesondere, wenn die Toxizität spät erkannt wird. Mithilfe einer Analyse lässt sich die Exon-14-Skipping-Mutation nachweisen.

Elimination und Metabolisierung

Wegen einer schlechten Bioverfügbarkeit von <30% ist die perorale Gabe nicht mehr gebräuchlich. Die Plasmaeiweißbindung beträgt nur 8–12%. Metabolismus/Exkretion: Die Metabolisierung erfolgt in der Leber. Bei der intraarteriellen Therapie ist mit einer hepatischen Extraktion von ca. 50% zu rechnen. Renal werden ca. 15% unverändert innerhalb von 6 h, 90% davon in der ersten Stunde, ausgeschieden. Die terminale Eliminationshalbwertzeit ($t_{1/2}$) beträgt ca. 15 min.

Unerwünschte Wirkungen

Die wichtigsten Nebenwirkungen sind die Mukositis, Stomatitis und Diarrhoen sowie bei den Dauerinfusionsschemata das „Hand-and-Foot-Syndrom". Die Knochenmarktoxizität ist gering, eine Alopezie kommt selten vor. Bei hohen Dosen sind Kleinhirnsymptome möglich (Ataxie, Schwindel, verwaschene Sprache). Als akute Toxizität sind psychotische Reaktionen und Somnolenz möglich.

Wechselwirkungen

Allopurinol vermindert die Toxizität und die Wirkung von Fluorouracil. Es verstärkt die Alkoholwirkung.

Geeignete Kombination

Kolonkarzinom: Oxaliplatin, Folinsäure (FOFOX), Irinotecan, Folinsäure (FOLFIRI)
Mammakarzinom: Cyclophosphamid, Methotrexat (CMF), Epirubicin, Cyclophosphamid (FEC)

Weitere Pyrimidinanaloga

- **Capecitabin**: Kolonkarzinom, Magenkarzinom, Mammakarzinom
- **Cytosinarabinosid, Cytarabin**: NHL
- **Gemcitabin**: Harnblasenkarzinom, Adenokarzinom, NSCLC, Ovarialkarzinom
- **Tegafur**: Kolorektalkarzinom

Zytostatische Antibiotika

Anthrazykline

Doxorubicin (Adriamycin)

Indikationen

Maligne Lymphome, Plasmozytom, kleinzelliges Bronchialkarzinom, Mammakarzinom, gastrointestinale Tumoren, Ovarialkarzinome, Weichteilsarkome und verschiedene andere solide Tumoren sowie neoadjuvante und adjuvante Therapie des Osteosarkoms.

Wirkung und Nutzen

Adriamycin ist ein zytostatisch wirksames Antibiotikum, das von Streptomycesarten gebildet wird. Seine Wirkung besteht in einer Synthesehemmung der DNA und der nukleären RNA durch Fragmentierung der zellulären DNA und Schädigung der Zellmembran. Durch Interkalation in die DNA wird die DNA-Replikation blockiert und somit die RNA- sowie Proteinsynthese. Weiter werden DNA-Strangbrüche erzeugt. Dies geschieht durch Bildung freier Radikale oder auch durch Triggerung der DNA-Spaltung mittels Topoisomerase II, ein Enzym, das die DNA-Tertiärstruktur aufrechterhält.

Dosierung/Hinweise

In der Monotherapie werden 60–90 mg/m² und in der Kombinationstherapie 30–60 mg/m² am ersten Therapietag alle 3 Wochen gegeben. Eine wöchentliche „Low-dose“-Therapie mit 8–12 mg/m² kann zur palliativen Behandlung beim metastasierten Mammakarzinom verabreicht werden. Die topische Anwendung in der Harnblase erfolgt mit Dosen von 30–60 mg/m². Eine kumula-

tive Gesamtdosis von 550 mg/m² ist einzuhalten. Kleinere wöchentliche Dosen oder Langzeitinfusionen über 96 h senken die Kardiotoxizität bei erhaltener zytostatischer Aktivität. So wird beim Plasmozytom Adriamycin im so genannten VAD-Schema (Vincristin, Adriamycin, Dexamethason) als Dauerinfusion über 4 Tage in einer Dosierung von 9 mg/m²/Tag gegeben.
Sonderfälle: Eine Dosisreduktion ist bei erhöhtem Bilirubinspiegels im Serum erforderlich, und zwar um 75 % bei Bilirubinwerten von 3,1–5,0 mg/dl und um 50 % bei Bilirubinwerten zwischen 1,2 und 3,0 mg/dl. Bei einem Serumbilirubinwert von >5,0 mg/dl kann keine Adriamycingabe mehr erfolgen. Bei Niereninsuffizienz ist keine Dosisreduktion erforderlich.
Unter Adriamycingabe muss eine Überwachung der kardialen Funktion durch Messung der Ejektionsfraktion mit Echokardiografie oder durch die Myokardszintigrafie erfolgen. EKG-Kontrollen sind zur alleinigen Beurteilung einer möglichen Kardiotoxizität unzureichend. Beim so genannten VAD-Schema (Vincristin, Adriamycin und Dexamethason zur Therapie des Plasmozytoms) können Vincristin und Adriamycin in einer Mischspritze gemeinsam über 4 Tage infundiert werden. Bei einem Paravasat sollte der venöse Zugang zunächst belassen werden, um so viel Substanz wie möglich zu aspirieren. Dann erfolgt ein Unterspritzen mit Heparin und Dexamethason (4–8 mg) alle 6 h für mehrere Tage.

Elimination und Metabolisierung

Adriamycin wird in der Leber durch die zytoplasmatische NADPH-abhängige Aldoketo-Reduktase metabolisiert und biliär ausgeschieden. Metabolismus/Exkretion: Der Hauptmetabolit ist Adriamycinol mit einem deutlich geringeren zytostatischen Effekt als die Muttersubstanz. Nur 14–23 % werden unverändert oder in Form von Metaboliten innerhalb 24 h im Urin ausgeschieden. Die Elimination erfolgt triphasisch mit einer terminalen Eliminationshalbwertzeit ($t_{1/2}$) von ca. 30–50 h.

Unerwünschte Wirkungen

Dosislimitierend ist eine ausgeprägte Myelotoxizität, wobei der Leuko- und Thrombozytennadir zwischen dem 10.–14. Tag erreicht wird. Daneben kommt es zu ausgeprägter Stomatitis, Übelkeit, Erbrechen und bei allen behandelten Patienten zu Alopezie. Wichtige Nebenwirkungen sind die akute und die kumulative Kardiotoxizität. Während der Injektion können passagere Rhythmusstörungen (Sinustachykardien, supraventrikuläre Tachykardien oder Extrasystolien) auftreten, meist ohne klinische Relevanz. Selten ist ein akutes Myokarditis-Perikarditis-Syndrom (Perikarderguss bei einigen Patienten) mit ausgeprägten Arrhythmien und Herzinsuffizienz, die sich innerhalb von 24–48 h entwickeln und letal verlaufen können. Vorwiegend bei älteren Patienten und vorbestehenden Herzerkrankungen kommt es zur dosisabhängigen kumulativen Kardiotoxizität. Die mit Myodegeneration einhergehende Langzeitschädigung tritt dabei häufiger (1–10 % der Fälle) bei Überschreiten einer kumulativen Gesamtdosis von 550 mg/m^2 auf. Eine Diagnosesicherung ist mit einer Myokardbiopsie möglich. Eine geringere Gesamtdosis (400 mg/m^2) ist bei Vorliegen von Risikofaktoren wie Alter über 70 Jahre, vorbestehende kardiale Erkrankungen, z. B. Myokardinfarkt oder Hypertonieherz, anzustreben. Echokardiografische Verlaufskontrollen der Ejektionsfraktion können auf eine Verschlechterung der Myokardfunktion hinweisen. Die verlässlichste Methode zum Nachweis der kardiotoxischen Wirkung von Adriamycin ist derzeit die Myokardszintigrafie. Beim Paravasat treten schwerwiegende Gewebsnekrosen auf. Erythem und Schmerz erscheinen innerhalb von 24 h, eine Progredienz ist aber über Wochen möglich, bis tiefe Ulzerationen entstehen, die langsam und schlecht abheilen.

Wechselwirkungen

Eine Mischung von Adriamycin mit Heparin als gemeinsame Infusionslösung ist nicht möglich.

Geeignete Kombination

Mammakarzinom: 5-Fluorouracil, Cyclophosphamid (FAC); Docetaxel, Cyclophosphamid (TAC)
Harnblasenkarzinom: Methotrexat, Vinblastin, Cisplatin (M-VAC)
NHL: Rituximab, Cyclphosphamid, Vincristin (R-CHOP)

Weitere Anthrazykline

- **Daunorubicin**: ALL, AML
- **Epirubicin**: Mammakarzinom, SCLC, Ovarialkarzinom, Magenkarzinom, Weichteilsarkom, Harnblasenkarzinom
- **Idarubicin**: AML

Andere zytostatisch wirksame Antibiotika

Mitomycin

Indikationen

Solide Tumore des Gastrointestinaltrakts, Bronchialkarzinom, Mammakarzinom, Osteosarkome und Blasentumore (intravesikal), Lebertumore (intraarteriell).

Wirkung und Nutzen

Das Antibiotikum Mitomycin ist ein Zytostatikum aus der Gruppe der Alkylanzien. Mitomycin ist ein aus Streptomyces caespitosus isoliertes Antibiotikum. Der Wirkungsmechanismus beruht überwiegend auf einer Alkylierung der DNA und somit einer Hemmung der DNA-Synthese.

Dosierung/Hinweise

10–15 mg/m^2 in der Monotherapie alle 6 Wochen. 5–10 mg/m^2 in der Kombinationstherapie alle 4–6 Wochen. Bis zu 60 mg/Woche können intravesikal bei Blasenkarzinom gegeben werden. Die kumulative Maximaldosis von ca. 100 mg wird meist nach 3–5 Zyklen erreicht.

Sonderfälle: Eine Dosisreduktion bei Niereninsuffizienz ist erforderlich, genauere Angaben sind jedoch nicht verfügbar. Vorsichtige Dosierung bei Leberfunktionsstörungen.

Mitomycin C muss streng i. v. oder intraarteriell verabreicht werden, da Nekrosen bei Paravasaten auftreten.

Elimination und Metabolisierung

Mitomycin wird hepatisch metabolisiert, lediglich 10–20 % werden unverändert renal eliminiert. Ein kleiner Teil nur wird biliär ausgeschieden und unterliegt einer enterohepatischen Zirkulation. Bei intraarterieller Anwendung in der Leber werden nur ca. 20 % bei der ersten Leberpassage verstoffwechselt, daher ist also mit einer systemischen Wirkung und Toxizität zu rechnen. Die Elimination nach i. v.-Gabe ist biphasisch mit einer terminalen Eliminationshalbwertzeit ($t_{1/2}$) von ca. 45 min.

Unerwünschte Wirkungen

Die Knochenmarktoxizität, die sich meist verzögert entwickelt (Granulozytennadir nach 3–4 Wochen) und kumulativ ist, ist die wichtigste Nebenwirkung. Häufiger werden Übelkeit und Erbrechen, Diarrhoe und Alopezie sowie Nephrotoxizität gesehen (bei kumulativen Dosen über 50 mg/ml in Form von Tubulusnekrosen). Es ist mit erheblicher Kanzerogenität und Teratogenität zu rechnen. Vereinzelt und nicht dosisabhängig kommt es zu pulmonalen Veränderungen (Pneumonitis, histologisch ähnlich der Busulfanlunge), die auf Cortisongaben ansprechen. Selten sind Mikroangiopathien oder ein hämolytisch urämisches Syndrom (HUS) bei einer Langzeittherapie.

Wechselwirkungen

Mitomycin C wird durch gleichzeitige Gabe von Vitamin B_2, B_6, B_{12}, C, K_1, Inosin, ATP, Glutathion, Orotsäure, Cystein und Natriumdithionit inaktiviert. Es besteht eine erhöhte Gefahr von pulmonalen Nebenwirkungen bei gleichzeitiger oder auch späterer Gabe von Vinca-Alkaloiden (meist bei Vindesin beobachtet). Die kardiotoxische Wirkung der Anthrazykline kann möglicherweise verstärkt werden.

Weitere zytostatisch wirksame Antibiotika

- **Mitoxantron:** Mammakarzinom, NHL, AML
- **Amsacrin:** AML, ALL
- **Bleomycin:** Hodentumor, Hodgkin-Lymphom, NHL

Mitosehemmstoffe

Alkaloide

Vincristin

Indikationen
Akute Leukämien, maligne Lymphome, Mammakarzinom, kleinzelliges Bronchialkarzinom, Osteosarkom und Weichteilsarkome, Wilmstumor, Neuroblastom und Melanom.

Wirkung und Nutzen
Vincristin ist ein Alkaloid der Vinca rosea (Immergrün). Die Wirkung erfolgt durch Bindung an mikrotubuläre Proteine (Tubulin) mit Depolarisation und Störung der Bildung des mitotischen Spindelapparats. Auf diese Weise kommt es zu einem Arrest in der Metaphase der Mitose.

Dosierung/Hinweise
Erwachsene: Es werden i.v. 1,4 mg/m^2 – maximale Einzeldosis 2 mg – wöchentlich gegeben. Die maximale kumulative Gesamtdosis beträgt 20 mg. Kinder: Die Dosis beträgt 2 mg/m^2.
Sonderfälle: Bei einem Biliubinspiegel im Serum >3 mg/dl ist initial eine Dosisreduktion um 50% zu empfehlen. Bei ausgeprägten Parästhesien ist eine Dosisreduktion um 50% und bei Paresen oder Ileus ein Absetzen des Medikaments erforderlich.
Bei einem Paravasat ist mit Nekrosen zu rechnen. Die kumulative Neurotoxizität ist zu beachten (maximale Gesamtdosis von 20 mg).

Elimination und Metabolisierung
Die Metabolisierung erfolgt in der Leber und die Metabolite werden ganz überwiegend biliär ausgeschieden. Die Elimination ist triphasisch mit einer terminalen Eliminationshalbwertzeit ($t_{1/2}$) von ca. 3,5 Tagen.

Unerwünschte Wirkungen
Die Neurotoxizität von Vincristin ist dosislimitierend; sie zeigt sich in Parästhesien und motorischen Ausfällen unter dem Bild einer Polyneuropathie. Es besteht keine relevante Myelotoxizität. Die Neuropathie am autonomen Nervensystem führt zu Obstipation bis zum Ileus (routine-

mäßige Obstipationsprophylaxe ist zu empfehlen), zu Blasenatonie und zu Bronchospasmen. Eine Alopezie ist häufig. In einigen Fällen wird ein Syndrom der inadäquaten ADH-Ausschüttung mit erhöhter Natriumausscheidung und erniedrigten Plasmanatriumwerten beobachtet. Selten kommt es zu Fieber.

Wechselwirkungen

Mit Verstärkung der Neurotoxizität durch Cisplatin und Etoposid und der Gefahr des Auftretens eines Subileus ist zu rechnen. Ein paralytischer Ileus ist bei Gabe von Opiaten möglich. Ein Bronchospasmus kann bei gleichzeitiger Gabe von Mitomycin C (bis zu 2 Wochen nach der letzten Mitomycin C-Gabe) auftreten. Die Verminderung der hepatischen Clearance bei Kombination mit L-Asparaginase (Vincristin 12–24 h vorher geben) ist zu beachten. Es kommt zur Verminderung der Wirkung von Phenytoin.

Geeignete Kombination

SCLC: Epirubicin, Cyclophosphamid (EpiCO)
NHL: Rituximab, Cyclophosphamid, Doxorubicin, Prednison (R-CHOP)
Morbus Hodgkin: Procarbazin, Prednison, Cyclophosphamid, Doxorubicin, Etoposidphosphat, Bleomycin (BEACOPP)
Multiples Myelom: Doxorubicin, Dexamethason (VAD)

Weitere Vinca-Alkaloide

- **Vinblastin**: NHL, Morbus Hodgkin, Hodenkarzinom, Mammakarzinom
- **Vindesin**: ALL, CML, Lymphom, Melanom, NSCLC
- **Vinorelbin**: NSCLC, Mammakarzinom
- **Vinflunin**: Urothelkarzinom

Taxane

Paclitaxel

Indikationen

Ovarialkarzinom in der First-line-Chemotherapie in Kombination mit Cisplatin bei fortgeschrittenem Stadium oder bei Resttumor (>1 cm) nach vorausgegangener Laparotomie. Weiterhin in der Second-line-Chemotherapie nach Versagen einer Standardtherapie mit platinhaltigem Zyto statikum, das Mammakarzinom nach Versagen einer anthracyclinhaltigen Standardtherapie oder bei Kontraindikation gegen eine anthracyclinhaltige Therapie, das fortgeschrittene nicht kleinzellige Bronchialkarzinom in Kombination mit Cisplatin.

Wirkung und Nutzen

Paclitaxel ist ein Alkaloid aus Rinde, Holz und Nadeln der pazifischen Eibe (Taxus brevifolia) mit grundsätzlich neuem Wirkmechanismus auf den mikrotubulären Zellapparat und daher ohne Kreuzresistenz mit anderen Zytostatika. Im Gegensatz zu weiteren Spindelgiften, wie den Vinca-Alkaloiden, erzeugt Paclitaxel eine überstürzte pathologische Bildung und Stabilisierung von Mikrotubuli der Mitosespindel durch exzessive Polymerisation von Tubulin-Dimeren. Der stabilisierende Effekt verhindert die normale dynamische Reorganisation des mikrotubulären Netzwerks, welche essenziell für vitale Prozesse in der Zwischenphase und während der Mitosephase des Zellzyklus ist.

Dosierung/Hinweise

Erwachsene: 175 mg/m^2 als Infusion über 3 h alle 3–4 Wochen.
Sonderfälle: Bei Knochenmarkdepression und bei schwerer peripherer Neuropathie muss die Dosis in den folgenden Kursen um 20 % vermindert werden. Dosisanpassung bei Leberinsuffizienz unter Berücksichtigung spezifischer Tabellen erforderlich.
Die Infusion muss mit Mikroporen-Filtern (Porendurchmesser ≤ 0,22 μ; In-line-Filter) und PVC-freiem Infusionsbesteck erfolgen. Eine Prämedikation mit 20 mg Dexamethason 12 h und 6 h sowie mit Cimetidin 300 mg oder Ranitidin 50 mg i.v. ist 30 min vor der Zytostatikagabe ebenso wie die Überwachung des Patienten notwendig.

Elimination und Metabolisierung

Die Plasmaproteinbindung liegt bei ca. 90 %. Metabolismus/Exkretion: Bis ca. 12 % werden unverändert renal ausgeschieden. Die Metabolisierung und Elimination dürfte überwiegend hepatobiliär erfolgen. Es findet eine biphasische Abnahme der Plasmakonzentrationen bei einer mittleren terminalen Eliminationshalbwertzeit ($t_{1/2}$) von ca. 6,5–12,5 h statt.

Unerwünschte Wirkungen

Die Nebenwirkungen sind bei der 24-h-Infusion deutlich ausgeprägter als bei der empfohlenen Infusion über 3 h. Dosislimitierend ist die Myelosuppression. Eine schwere Neutropenie (<500/µl) findet sich bei 27 %, mit Infektion bei 18 % und einer Thrombozytopenie bei 6 % der Patienten. Eine Alopezie tritt bei fast allen Patienten auf, periphere Neuropathie, Übelkeit und Erbrechen, Obstipation, kardiotoxische Nebenwirkungen wie Überleitungsstörungen und Bradykardien sind in 2 % der Fälle zu erwarten. Überempfindlichkeitsreaktionen bis zur Anaphylaxie entwickeln sich durch den Lösungsvermittler (Cremophor D), schwere bei ca. 1 %, leichte bei 39 % der Patienten. Daher ist eine obligate Prämedikation und Überwachung erforderlich. Geringfügige Überempfindlichkeitsreaktionen wie Exantheme, Dyspnoe, Hypotonie oder Tachykardie erfordern keine Therapieunterbrechung und sind relativ rasch reversibel. Arthralgien und Myalgien werden bei 54 % gesehen – bei 12 % der Patienten in schwerer Ausprägung.

Wechselwirkungen

Die Elimination von Doxorubicin kann vermindert sein, wenn Paclitaxel und Doxorubicin in engem zeitlichem Abstand gegeben werden. Daher soll Paclitaxel bei der Initialbehandlung des metastasierenden Mammakarzinoms 24 h nach Doxorubicin gegeben werden.

Der Metabolismus von Paclitaxel wird teilweise über die Cytochrom P450-Isoenzyme CYP2C8 und CYP3A4 katalysiert. Allerdings sind die Daten zum Interaktionspotential zwischen Paclitaxel und anderen CYP3A4-Substraten/Inhibitoren begrenzt. Bei gleichzeitiger Anwendung von Paclitaxel mit Arzneimitteln, die ebenfalls über CYP2C8 und CYP3A3 verstoffwechselt werden, sollte daher Vorsicht geboten sein.

Geeignete Kombination

NSCLC: Cisplatin oder Carboplatin
Mammakarzinom: Trastuzumab oder Bevacizumab; Doxorubicin, Cyclophosphamid (AC+Paclitaxel)

Weitere Taxane

- **Docetaxel**: Mammakarzinom, NSCLC, Magenkarzinom, Kopf-Hals-Karzinome
- **Cabazitaxel**: Prostatakarzinom

Topoisomerase-Hemmstoffe

Topoisomerase-I-Hemmer

Irinotecan (CPT-11)

Indikationen

Metastasiertes kolorektales Karzinom in Kombination mit 5-Fluorouracil und Folinsäure in der First-line-Therapie im fortgeschrittenen Stadium der Erkrankung und als Monotherapie in der Second-line-Therapie von erwachsenen Patienten mit metastasierten 5-Fluorouracil-resistenten kolorektalen Karzinomen.

Wirkung und Nutzen

CPT-11 ist ein semisynthetisches Derivat des Alkaloids Camptothecin mit verbesserter Wasserlöslichkeit und wirkt als Topoisomerase-I-Hemmer. Topoisomerase I induziert DNA-Einzelstrangbrüche, bei der Entspiralisierung der DNA wird der komplementäre DNA-Strang durch die Schnittstelle passagiert und der DNA-Einzelstrangbruch dann wieder verschlossen. Dieser Vorgang wird gehemmt und ein definitiver Einzelstrangbruch bleibt bestehen. Irinotecan ist ein Prodrug, das in den meisten Geweben durch die Carboxylesterase zu aktivem SN-38 metabolisiert wird. Es induziert letztlich einen irreversiblen DNA-Strangbruch und eine Apoptose.

Dosierung/Hinweise

Es werden 350 mg/m^2 als i. v.-Infusion über 30–90 min in Abständen von jeweils 3 Wochen gegeben. Bei einer wöchentlichen Gabe wird mit 100 mg/m^2 und bei 14-tägiger Gabe mit 150 mg/m^2 dosiert. Dosisanpassung bei Leberinsuffizienz unter Berücksichtigung spezifischer Tabellen erforderlich. Kontraindiziert bei Bilirubinwerten >2 mg/dl.

Sobald der erste flüssige Stuhl auftritt, sollte der Patient mit großen Mengen Flüssigkeit mit Elektrolyten trinken, außerdem sofort 2 mg Loperamid alle 2 h mindestens 12 und höchstens 48 h lang ununterbrochen.

Elimination und Metabolisierung

Die Clearance erfolgt zu ca. 50 % über die Galle. Die terminale Eliminationshalbwertzeit ($t_{1/2}$) beträgt 7,9 ± 2,8 h und für SN-38 13 ± 5,8 h.

Unerwünschte Wirkungen

Die dosislimitierende Toxizität besteht in einer Diarrhoe, die verzögert über mehr als 24 h nach Gabe einsetzt („delayed diarrhea"). Eine weitere dosislimitierende Toxizität ist die Neutropenie, die in knapp 80 % auftritt, davon ca. 20 % schwer (< 500 Neutrophile/µl). Die Neutropenie ist reversibel und nicht kumulativ. Weiterhin kann es zu Übelkeit und Erbrechen (10 % trotz Prophylaxe mit Antiemetika), Anorexie, abdominellen Schmerzen, Mukositis, Fieber (12 %), Anämie (ca. 60 %) und Thrombozytopenie (ca. 7,5 %) kommen, 9 % entwickeln ein vorübergehendes schweres akutes cholinerges Syndrom mit früh einsetzenden Diarrhoen, Konjunktivitis, Hypotonus, Schwitzen, Schüttelfrost, Sehstörungen, Miosis, Tränen- und Speichelfluss. Das akute cholinerge Syndrom wird durch Verabreichung von 0,25 mg Atropin subkutan 30 min vor Infusionsbeginn verhindert. Sehr häufig reversible Alopezie, selten milde Hautreaktionen, allergische Reaktionen und Reaktionen an der Einstichstelle.

Wechselwirkungen

Eine Wechselwirkung zwischen Irinotecan und Myotonolytika kann nicht ausgeschlossen werden. Da Irinotecan eine Anticholinesterase-Wirkung aufweist, könnten Arzneimittel mit Anticholinesterase-Wirkung die neuromuskuläre Blockade von Suxamethonium verlängern und die neuromuskuläre Blockierung von nicht depolarisierenden Medikamenten antagonisieren.

Geeignete Kombination

Kolorektalkarzinom: 5-Fluorouracil, Folinsäure (FOLFIRI); Kombination mit Cetuximab oder Bevacizumab.

Weitere Hemmstoffe der Topoisomerase I

- **Topotecan**: SCLC

Topoisomerase-II-Hemmer

Etoposid

Indikationen

Kleinzelliges und nicht kleinzelliges Bronchialkarzinom, Morbus Hodgkin, Non-Hodgkin-Lymphome, akute myeloische Leukämie (AML), Ovarialkarzinome, Chorionkarzinome, Hodenkarzinome und Neuroblastome.

Wirkung und Nutzen

Etoposid ist ein halbsynthetisches Podophyllotoxinderivat. Es lagert sich nicht wie die Vinca-Alkaloide an das Tubulin an und zerstört nicht das mikrotubuläre System der Zelle. Es erfolgt ein Arrest der Zelle in der späten S- und frühen G2-Phase, dabei im Unterschied zu den Vinca Alkaloiden nicht in der M-Phase. Dosisabhängig entstehen DNA-Strangbrüche, die mit der Toxizität korrelieren. Dies dürfte mit der Bildung freier Radikale unter der Mitwirkung mikrosomaler Leberenzyme zusammenhängen, die ihrerseits mit der DNA reagieren. Das DNA-Reparaturenzym Topoisomerase 2 wird gehemmt. Die Topoisomerase 2 induziert eine Spaltung des DNA-Doppelstrangs, um einen Durchtritt der Doppelhelix im Rahmen der Spiralisierung zu ermöglichen und führt dann zum Wiederverschluss des Doppelstrangs. Etoposid bewirkt nun keine Interkalation, aber die Bildung eines stabilen Komplexes zwischen DNA und der Topoisomerase 2 und damit die Entstehung von definitiven Doppelstrangbrüchen der DNA.

Dosierung/Hinweise

Bei zytostatisch vorbehandelten Patienten werden 80–120 mg/m^2/d i.v. über 3–5 Tage alle 4 Wochen oder bei nicht vorbehandelten Patienten 120–200 mg/m^2/d (maximal 330 mg/m^2/d) über 3 Tage oder an Tag 2, 3 und 5 alle 4 Wochen in der Monotherapie bzw. 100–120 mg/m^2/d über 3–5 Tage alle 3–4 Wochen in der Kombinationstherapie gegeben. Oral als Kapseln werden 100–

200 mg/m²/d über 5 Tage (maximal aber 300 mg/m²) alle 3–4 Wochen verabreicht.
Sonderfälle: Bei einem Bilirubinspiegel im Serum von >1,5 mg/dl oder AST 60–180 U/l ist eine Dosisreduktion auf 50 % erforderlich. Etoposid bei einem Bilirubinspiegel im Serum von >3,0 mg/dl oder AST >180 ml/min ist zu vermeiden.
Die Substanz ist schlecht wasserlöslich, sodass ein Gemisch von Lösungsvermittlern erforderlich ist. Das Infusionslösungskonzentrat enthält 30 Vol% Alkohol, daher kann die Verkehrstüchtigkeit eingeschränkt sein. Es muss mit physiologischer Kochsalzlösung verdünnt werden, nicht mit Glukoselösung. Die i. v.-Infusion sollte sich über 0,5–2 h erstrecken (Verdünnung von 1 : 50 bis 1 : 100).

Elimination und Metabolisierung

Bei oraler Gabe beträgt die gastrointestinale Resorption ca. 50 %. Die maximale Plasmakonzentration ist nach 2 h erreicht. Die Plasmaproteinbindung beträgt 74–94 %. Metabolismus/Exkretion: Innerhalb von 72 h nach i. v.-Gabe werden 45 % renal eliminiert, ca. 50 % davon unverändert, und nur ca. 16 % werden biliär ausgeschieden. Nach 1-stündiger Infusion erfolgt eine biphasische Elimination mit einer terminalen Eliminationshalbwertzeit ($t_{1/2}$) von ca. 8–12 h. Im Liquor liegen weniger als 10 % der Plasmakonzentration vor.

Unerwünschte Wirkungen

Wichtigste und dosislimitierende Nebenwirkung ist die Knochenmarktoxizität mit Leukozytopenie unter 3000/µl bei ca. 40 % (Leukozytennadir an Tag 8–14) und Thrombozytopenie unter 100 000/µl bei ca. 14 % der Patienten (Thrombozytennadir an Tag 11–17). Es liegt keine kumulative Knochenmarktoxizität vor, Übelkeit und Erbrechen werden in 25 % der Fälle, seltener Diarrhoen (10 %), bei Gabe von Kapseln gastrointestinale Nebenwirkungen, bei ca. 50 % Übelkeit beobachtet. Eine reversible Alopezie entsteht in bis zu 90 %. Periphere Neuropathien oder zentralnervöse Störungen wie Schläfrigkeit (ca. 3 %), Mukositis (5 %) und ausgeprägte phlebitische Lokalreaktion werden beobachtet. Nach rascher i. v.-Gabe wurden Hypotonien sowie in Einzelfällen Herzrhythmusstörungen und anaphylaktische Reaktionen mit Bronchospasmus beobachtet.

	Selten sind transitorische reversible toxische Leberschäden mit Cholestase.
Wechselwirkungen	Eine Verstärkung der Neuropathie wurde bei Gabe von Vincristin und der Kardiomyopathie bei Anthrazyklinen beschrieben.
Geeignete Kombination	SCLC: Cisplatin oder Carboplatin Hodenkarzinom: Cisplatin, Bleomycin (PEB); Cisplatin, Ifosfamid (PEI)

Weitere Hemmstoffe der Topoisomerase II

- **Etoposidphosphat**: SCLC, NSCLC, Morbus Hodgkin, NHL, AML, Hodenkarzinom, Chorionkarzinom

Monoklonale Antikörper

CD20-Antikörper

Rituximab

Indikationen	Non-Hodgkin-Lymphome, speziell follikuläre Lymphome im Stadium III und IV bei Chemotherapieresistenz bzw. Rezidiv, und kombiniert mit CHOP-Chemotherapie CD20-positive großzellige diffuse B-Zell-Lymphome, schwere aktive rheumatoide Arthritis in Kombination mit Methotrexat.
Wirkung und Nutzen	Rituximab ist ein monoklonaler chimärer Antikörper, der spezifisch an das CD20-Antigen von reifen und späten Vorstufen der B-Zellen und von B-Zell-Lymphomen bindet. Es werden eine komplementvermittelte Lyse der malignen Tumorzellen, eine zellvermittelte Zytotoxizität durch Killerzellen und Makrophagen und eine Apoptose induziert. Wegen der Gefahr eines Tumorlyse- oder eines Zytokinfreisetzungssyndroms muss jeder Patient in der ersten

Stunde der Infusionsbehandlung überwacht und Medikamente zur Behandlung von Überempfindlichkeitsreaktionen müssen bereitgehalten werden. Die Prämedikation mit einem Schmerzmittel (z.B. Paracetamol) und einem Antihistaminikum (z.B. Diphenhydramin) wird empfohlen. Bei Auftreten von Hypotonie oder Bronchospasmus ist die Infusion abzubrechen und es sind Gegenmaßnahmen zu treffen. Nach Besserung der Symptomatik kann die Therapie fortgesetzt werden. Es wird empfohlen, Antihypertensiva 12h vorher abzusetzen und Patienten mit bekannter Angina pectoris und Herzrhythmusstörungen engmaschig zu überwachen.

Dosierung/Hinweise

375 mg/m² als i.v.-Infusion werden in der Monotherapie 1-mal wöchentlich über 4 Wochen, in der Kombinationstherapie alle 3 Wochen über 8 Zyklen und in der Erhaltungstherapie einmal alle 2 Monate gegeben. Die initiale Infusionsgeschwindigkeit sollte 50 mg/h nicht überschreiten, sie kann dann alle 30 min um jeweils 50 mg/h erhöht werden bis zu maximal 400 mg/h. Weitere Infusionen können mit 100 mg/h begonnen werden und dann alle 30 min um jeweils 100 mg/h gesteigert werden.

Elimination und Metabolisierung

Die erreichten Plasmaspiegelmaxima variieren beträchtlich und nehmen mit den Infusionen zu, nach der ersten Infusion ca. 240 µg/ml und nach der 4. Infusion 480 µg/ml. Zu ca. 81 % an Plasmaproteine gebunden. 70–90 % werden innerhalb 24h unverändert im Urin ausgeschieden. Die Eliminationshalbwertzeit ($t_{1/2}$) beträgt ca. 68h nach der ersten und ca. 190h nach der 4. Infusion. Rituximab ist nach 3–6 Monaten noch im Serum nachweisbar. Ein Ansprechen auf die Behandlung ist daher auch nach Therapieende noch möglich.
Bei Niereninsuffizienz (Kreatinin-Clearance <45 ml/min) und bei schwerer Herzinsuffizienz ist eine Anwendung nicht möglich.

Unerwünschte Wirkungen

Praktisch bei allen Patienten treten in den ersten Stunden Begleiterscheinungen wie grippeähnliche Symptome, Fieber oder Schüttelfrost auf. Weiterhin können Hautausschlag, Juckreiz, Übelkeit, Hitzegefühl und vorübergehend

Hypotonie auftreten. Schweregrad und Häufigkeit dieser Nebenwirkungen nehmen bei weiteren Infusionen deutlich ab. Behandlungsbedürftige Bronchospasmen kommen in ca. 2% vor. Schwere Blutbildveränderungen sind selten, Thrombozytopenie in 1,3%, Neutropenie in 1,9% und schwere Anämie in 1%. Mit erhöhter Infektionsrate oder mit Antikörperbildung gegen Rituximab ist in der Regel nicht zu rechnen.

Wechselwirkungen

Zurzeit liegen nur wenige Daten über mögliche Wechselwirkungen zwischen Rituximab und anderen Arzneimitteln vor.

Geeignete Kombination

NHL: Bendamustin; Cyclophosphamid, Doxorubicin, Vincristin, Prednison
CLL: Fludarabin, Cyclophosphamid

Schwangerschaft und Stillzeit

Immunglobuline der Klasse G können die Plazentaschranke passieren. Rituximab sollte nur dann bei Schwangeren angewendet werden, wenn der mögliche Nutzen das potenzielle Risiko überwiegt. Frauen im gebärfähigen Alter sollten während und weitere 12 Monate nach der Behandlung mit Rituximab wirksame kontrazeptive Methoden anwenden. Frauen sollten während und weitere 12 Monate nach der Behandlung mit Rituximab nicht stillen.

Weitere CD20-Antikörper

- **Ofatumumab**: CLL

CD52-Antikörper

Alemtuzumab

Indikationen

Mit Alkylanzien vorbehandelte chronische lymphatische Leukämien (CLL), die auf Fludarabin nicht oder nur kurzfristig (mit Remissionen <6 Monaten) ansprechen.

Wirkung und Nutzen

Alemtuzumab ist ein monoklonaler Antikörper, der spezifisch an das Panlymphozytenantigen CD52 bindet. Es wird eine antikörpervermittelte Zytotoxizität und eine Apoptose induziert.

Dosierung/Hinweise

In der ersten Woche eskalierende Dosen von 3 mg am 1. Tag, 10 mg am 2. Tag und 30 mg am 3. Tag jeweils als i. v.-Infusion über 2 h, immer vorausgesetzt einer guten Verträglichkeit. Danach 3-mal pro Woche 30 mg bis zu 12 Wochen.

Sonderfälle: Bei Thrombozytopenie <25 000/µl oder Neutropenie <250/µl muss die Therapie abgesetzt werden.

Jeder Patient muss in der ersten Stunde der Infusionsbehandlung überwacht werden und es müssen Medikamente zur Behandlung von Überempfindlichkeitsreaktionen bereitgehalten werden. Die Prämedikation mit einem Schmerzmittel (z. B. Paracetamol 500 mg) und einem Antihistaminikum (z. B. Diphenhydramin 50 mg) wird empfohlen. Bei mittelgradiger bis schwerer Ausprägung der unerwünschten Reaktionen in der ersten Therapiewoche ist vor weiterer Dosissteigerung zunächst unverändert die gleiche Dosis unter entsprechender Prämedikation (evtl. auch bis 200 mg Hydrokortison) so lange zu geben, bis diese gut vertragen wird. Bei Unterbrechung der Therapie für den Zeitraum von über 7 Tagen ist erneut eine allmähliche Dosiseskalation erforderlich. Während der Therapie beginnend und mindestens 2 Monate danach fortsetzend sollte eine Pneumocystis-carinii-Prophylaxe (z. B. mit Trimethoprim/Sulfamethoxazol) durchgeführt und ein orales Anti-Herpes-Präparat (z. B. Famciclovir) gegeben werden. Bei schweren Infektionen ist die Therapie mit Alemtuzumab zu unterbrechen und kann ggf. danach fortgesetzt werden.

Elimination und Metabolisierung

Die erreichten Plasmaspiegelmaxima nach i. v.-Infusion variieren stark zwischen 2,8 und 26,4 µg/ml. Sie steigen bei 3-maliger Gabe pro Woche über ca. 6 Wochen an und erreichen dann ein Steady-state-Niveau. Die Eliminationshalbwertzeit ($t_{1/2}$) beträgt ca. 23–30 h.

Unerwünschte Wirkungen

Bei >80 % der Patienten ist mit Reaktionen wie Hypotonie, Rigor, Fieber, Dyspnoe, Frösteln, Bronchospasmen und Exanthem in der ersten Therapiewoche zu rechnen, danach in der Häufigkeit abnehmend. Infektionen wie Sepsis, Pneumonien und Herpes simplex 3. und 4. Grades sind häufig, auch mit opportunistischen Infektionen ist zu rechnen (u. a. Pneumocystis carinii, Aspergilluspneumonie, Zytomegalievirusinfektion, Herpes zoster und Pilzinfektionen). Granulozytopenie, Thrombozytopenie, Anämie und Panzytopenien, häufig Schweregrad 3–4 sowie Blutungen sind häufig. Starke Lymphozytendepletion ist unvermeidlich und kann über längere Zeit anhalten. CD4- und CD8-Lymphzytenzahlen beginnen nach Therapieende wieder zu steigen, der Ausgangswert wird manchmal jedoch erst nach 1 Jahr wieder erreicht. Kardiovaskuläre Reaktionen wie Hypertonie, Tachykardie und Hitzewallungen kommen vor.

Wechselwirkungen

Alemtuzumab sollte nicht innerhalb von 3 Wochen vor oder nach der Behandlung mit anderen zytostatischen Chemotherapeutika verabreicht werden.

Geeignete Kombination

Monotherapie.

HER2-Antikörper

Trastuzumab

Indikationen

Nur bei Mammakarzinomen, die HER2 überexprimieren:

- als Monotherapeutikum zur Behandlung von Patientinnen, die bereits eine oder mehrere Chemotherapien gegen ihre metastasierte Erkrankung erhalten haben,
- in Kombination mit Paclitaxel oder Docetaxel zur Behandlung von Patientinnen, die noch keine Chemotherapie gegen ihre metastasierte Erkrankung erhalten haben,

- in Kombination mit einem Aromatasehemmer zur Behandlung von postmenopausalen Patientinnen mit Hormonrezeptor-positivem metastasiertem Mammakarzinom, die noch keine Chemotherapie gegen ihre metastasierte Erkrankung erhalten haben,
- im Frühstadium im Anschluss an eine Operation, eine (neoadjuvante oder adjuvante) Chemotherapie und (falls anwendbar) eine Strahlentherapie.

Metastasiertes Magenkarzinom (MGC) mit HER2-Überexpression:

- in Kombination mit Capecitabin oder 5-Fluorouracil und Cisplatin indiziert zur Behandlung von Patientinnen mit HER2-positivem metastasiertem Adenokarzinom des Magens oder des gastroösophagealen Übergangs, die bisher keine Krebstherapie gegen ihre metastasierte Erkrankung erhalten haben.

Wirkung und Nutzen

Trastuzumab ist ein humanisierter monoklonaler Antikörper gegen die extrazelluläre Domäne des HER2/neu-Proteins. Bei 25–30 % der Patientinnen mit Mammakarzinom liegt eine Überexpression dieses epidermalen Wachstumsfaktors vor, einhergehend mit einem aggressiven Wachstumsverhaltens und einer ungünstigen Prognose. Der Antikörper blockiert zum einen den Rezeptor und damit die permanenten Wachstumssignale für die Tumorzellen und induziert zum anderen eine zytotoxische Immunreaktion an der Zelloberfläche, die die Krebszelle angreift.

Dosierung/Hinweise

In der Erstinfusion werden 4 mg/kg über 90 min und in der Folgeinfusion 2 mg/kg über 30 min 1-mal wöchentlich bis zum Progress gegeben. Bei 3-wöchentlichem Schema initial 8 mg/kg und dann alle 3 Wochen 6 mg/kg über 90 min.

Vorsicht bei Patienten mit symptomatischer Herzinsuffizienz, bekannter arterieller Hypertonie oder koronarer Herzkrankheit (häufigere Überwachung, z. B. alle 6–8 Wochen erforderlich). Patienten mit Ruhedyspnoe aufgrund der fortgeschrittenen Tumorerkrankung oder einer Begleiterkrankung können ein erhöhtes Risiko einer letalen Infusionsreaktion haben, die meist unmittelbar im

Rahmen der ersten Infusion auftritt. Es kann aber auch eine verzögerte Verschlechterung innerhalb von Stunden bis zu einer Woche auftreten. Die Patienten sollten auf die Möglichkeit eines solch späten Auftretens von Symptomen hingewiesen und angewiesen werden, dann sofort den Arzt aufzusuchen.

Elimination und Metabolisierung

Die Elimination scheint ähnlich dem IgG über das retikuloendotheliale System (RES) zu erfolgen. Die Substanz ist im Mittel 18 (15–22) Wochen nach Therapieende im Serum nachweisbar. Die terminale Eliminationshalbwertzeit ($t_{1/2}$) beträgt 25 Tage.

Unerwünschte Wirkungen

Es ist mit einem nicht unerheblichen Kardiotoxizitätsrisiko zu rechnen. Unter Monotherapie kommt es in 5 % zu einer relevanten Kardiotoxizität (NYHA III oder IV). Diese wird in der Kombination mit anderen Zytostatika erhöht. Eine Therapie zusammen mit Anthrazyklin und Cyclophosphamid führte bei 27 % zu kardialer Dysfunktion und zusammen mit Paclitaxel in 13 %. Häufige Nebenwirkungen sind zudem abdominelle Schmerzen, Schmerzen im Brustkorb, Schüttelfrost, Fieber und Kopfschmerzen sowie Übelkeit und Erbrechen.

Wechselwirkungen

Verstärkung der Kardiotoxizität in Kombination mit Anthrazyklinderivaten, Cyclophosphamid und Paclitaxel.

Geeignete Kombination

Metastasiertes Magenkarzinom: Capecitabin oder 5-Fluorouracil und Cisplatin
Mammakarzinom: Paclitaxel oder Docetaxel

VEGF-Antikörper (Angiogenesehemmer)

Bevacizumab

Indikationen

Kombiniert mit 5-FU/Folinsäure/± Irinotecan Chemotherapie bei metastasiertem kolorektalem Karzinom, kombiniert mit Paclitaxel oder Docetaxel zur First-line-Behandlung bei metastasiertem Mammakarzinom (HER2-negativ), kombiniert mit Platin-haltiger Chemotherapie zur First-line-Behandlung bei inoperablem fortgeschrittenem, metastasiertem oder rezidiviertem nicht kleinzelligem Bronchialkarzinom (außer Plattenepithelkarzinom). In Kombination mit Interferon-α-2a zur First-line-Behandlung von nephrektomierten Patienten mit fortgeschrittenem und/oder metastasiertem Nierenzellkarzinom. Bei Patienten mit rezidivierendem Glioblastom (WHO Grad IV) nach Vortherapie mit Temozolomid.

Wirkung und Nutzen

Bevacizumab ist ein rekombinanter humanisierter monoklonaler Antikörper, der selektiv an den humanen vaskulären endothelialen Wachstumsfaktor (VEGF) bindet. Die Bindung von VEGF an seine Rezeptoren Flt-1 (VEGFR-1) und KDR (VEGFR-2) auf der Oberfläche von Endothelzellen wird verhindert. Die Neutralisierung der biologischen Aktivität von VEGF reduziert die Vaskularisierung von Tumoren und hemmt damit das Tumorwachstum.
Die initiale Dosis sollte über 90 min infundiert werden. Bei guter Verträglichkeit erfolgt die 2. Infusion über 60 min und alle folgenden über 30 min. Eine Behandlungsdauer bis zum Krankheitsprogress wird empfohlen. Patienten mit vorausgegangener oder gleichzeitiger i. v.-Behandlung mit Bisphosphonaten haben ein erhöhtes Risiko für die Entstehung von Kiefernekrosen. Invasive zahnärztliche Eingriffe erhöhen ebenfalls das Risiko und sollten vor Behandlungsbeginn mit Bevacizumab (Avastin) abgeschlossen sein.

Dosierung/Hinweise

Metastasiertes Kolorektalkarzinom: 5 mg/kg oder 10 mg/kg KG 1-mal alle 2 Wochen oder 7,5 mg/kg oder 15 mg/kg KG 1-mal alle 3 Wochen.
Metastasiertes Mammakarzinom: 10 mg/kg KG 1-mal alle 14 Tage oder 15 mg/kg KG 1-mal alle 3 Wochen.
Nicht kleinzelliges Bronchialkarzinom: 7,5 mg/kg oder 15 mg/kg KG 1-mal alle 3 Wochen über 6 Zyklen zusätzlich zu einer Platin-haltigen Chemotherapie und in der Folge als Monotherapie metastasierter Nierenzellkarzinome: 10 mg/kg KG 1-mal alle 2 Wochen.

Elimination und Metabolisierung	Die terminale Eliminationshalbwertzeit ($t_{1/2}$) beträgt ca. 20 Tage und entspricht einem humanen endogenen IgG (18–23 Tage).
Unerwünschte Wirkungen	Schwerwiegende Nebenwirkungen sind Magen-Darm-Perforationen (Behandlung dauerhaft absetzen), Entstehung von Fisteln. Avastin ist bei Patienten mit Tracheoösophageal-Fisteln oder anderen Fisteln vom Schweregrad 4 dauerhaft abzusetzen. Blutungen einschließlich Lungeneinblutungen/Bluthusten bei Patienten mit NSCLC, Hirnblutungen bei Hirnmetastasen und Epistaxis, arterielle Thromboembolien, Lungenembolien. Sehr häufig, schwer: Hypertonie, Wundheilungsstörungen, Leukopenie, febrile Neutropenie, Thrombozytopenie, periphere sensible Neuropathie, Müdigkeit oder Asthenie, Bauchschmerzen, Muskelschmerzen, Diarrhoe, Kopfschmerzen, Sepsis, Abszess, Harnwegsinfekt, Herzinsuffizienz, Proteinurie.
Wechselwirkungen	Bei Kombination mit Irinotecan muss dies in der Dosis angepasst werden bei schwerer Diarrhoe, Leuko- oder Neutropenie. Kontraindiziert bei unbehandelten ZNS-Metastasen. Bei Kombination mit Sunitinib ist ein erhöhtes Risiko einer mikroangiopathischen hämolytischen Anämie (MAHA) gegeben.
Geeignete Kombination	Kolonkarzinom: Irinotecan, Folinsäure, 5-Fluorouracil (FOLFIRI+Bevacizumab) Mammakarzinom: Paclitaxel Nierenzellkarzinom: Interferon α

Weitere Angiogenesehemmer

- **Ranibizumab**: Behandlung der neovaskulären (feuchten) altersabhängigen Makuladegeneration (AMD) und Behandlung einer Visusbeeinträchtigung infolge eines diabetischen Makulaödems (DMÖ)

EGFR-Antikörper

- **Cetuximab**: Plattenepithelkarzinom im Kopf- und Halsbereich
- **Panitumumab**: Kolorektalkarzinom, EGFR exprimierend mit Wildtyp-K-Ras-Gen (nach Versagen von Fluoropyrimidin-, Oxaliplatin- und Irinotecan-haltigen Chemotherapieregimen)

EpCAM-Antikörper

- **Catumaxomab**: Intraperitonealen Behandlung des malignen Aszites bei Patienten mit EpCAM-positiven Karzinom

CTLA-4-Antikörper

- **Ipilimumab**: Zur Behandlung von fortgeschrittenen (nicht resezierbaren oder metastasierten) Melanomen bei Erwachsenen, die bereits zuvor eine Therapie erhalten haben

Proteasomen-Inhibitor

Bortezomib

Indikationen	Multiples Myelom im Progress nach vorangegangener Therapie und Knochenmarktransplantation bzw. fehlender Eignung für eine Knochenmarktransplantation.
Wirkung und Nutzen	Bortezomib ist ein Inhibitor des Proteasom-gebundenen Proteinabbauwegs und greift daher in Regulatorproteine des Zellzyklus ein. Bei den Myelomzellen beeinflusst es speziell deren Fähigkeit, mit dem Mikromilieu des Knochenmarks in Wechselwirkung zu treten.
Dosierung/Hinweise	Monotherapie: 1,3 mg/m^2 KOF i.v. 2-mal wöchentlich über einen Zeitraum von 2 Wochen (Tage 1, 4, 8 und 11), gefolgt von einer 10-tägigen Therapiepause (Tage 12–21). Zwischen 2 aufeinanderfolgenden Dosen soll eine Mindestzeitspanne von 72 h eingehalten werden.

Kombinationstherapie: 1,3 mg/m^2 KOF kombiniert mit Melphalan (9 mg/m^2) und Prednison (60 mg/m^2) für 9 6-Wochen-Behandlungszyklen verabreicht; in den Zyklen 1–4 wird VELCADE 2-mal wöchentlich verabreicht (Tage 1, 4, 8, 11, 22, 25, 29 u. 32). In den Zyklen 5–9 wird VELCADE 1-mal wöchentlich verabreicht (Tage 1, 8, 22 u. 29). Melphalan und Prednison sollten an den Tagen 1, 2, 3 und 4 der 1. Woche eines jeden Zyklus oral verabreicht werden.
Bei mittlerer bis schwerer Leberfunktionsstörung sollte die Behandlung mit einer reduzierten Dosis von 0,7 mg/m^2 begonnen werden. Je nach Toxizität im weiteren Verlauf Dosisreduktion auf 0,5 mg/m^2 erforderlich.
Hinweise: i. v.-Bolusinjektion über 3–5 s, danach Spülung mit Kochsalzlösung, Hydratation und Elektrolytsubstitution. Überwachung der Elektrolyte. Reaktionsvermögen beachten, da häufig Ermüdung und Schwindel, orthostatische Hypotonie oder Verschwommensehen auftreten. Vorsicht bei Teilnahme am Straßenverkehr. Antivirale Prophylaxe zur Verhinderung einer Reaktivierung von Herpesinfektionen.

Elimination und Metabolisierung

Die mittlere Proteinplasmabindung beträgt 82,9 %, für die Metabolisierung sind hauptsächlich CYP3A4 und CYP2C19 verantwortlich. Die terminale Eliminationshalbwertzeit ($t_{1/2}$) beträgt ca. 5–15 h.

Unerwünschte Wirkungen

Sehr häufig: Herpes zoster (inkl. disseminierter Form), Thrombozytopenie (4 %), Neutropenie, periphere Polyneuropathie (4 %), gastrointestinale Unverträglichkeit (Übelkeit, Erbrechen, Diarrhoe [2 %] und Obstipation), Müdigkeit (2 %), Appetitlosigkeit, Infekte des oberen Respirationstrakts, Dehydratation. Häufig: Leukopenie, Lymphopenie, Schwindel, Geschmacksstörungen, Hyperglykämie, Hypokaliämie, Schlaflosigkeit, Angstzustände, Depression, Verschwommensehen, Hypotonie, Phlebitis, Hämatom, Hypertonie, Epistaxis, Dyspnoe, Stomatitis, Erythem, trockene Haut, Ekzem, Arthralgie, Knochenschmerzen, muskuloskelettale Schmerzen, Nierenfunktionsstörung, Dysurie, Schwäche, Rigor, Gewichtsabnahme, erhöhte Laktatdehydrogenase.

Wechselwirkungen Überwachung bei gleichzeitiger Gabe von potenten CYP3A4-Inhibitoren (z. B. Ketoconazol, Ritonavir) und CYP3A4-Induktoren (z. B. Rifampicin, Carbamazepin). Bei Diabetikern mit oralen Antidiabetika besteht die Gefahr der Hypo- und Hyperglykämie (engmaschige Überprüfung der Blutzuckerwerte und Dosisanpassung der Antidiabetika erforderlich).

Geeignete Kombination Multiples Myelom: Prednison, Melphalan.

Tyrosinkinase-Inhibitoren

Imatinib

Indikationen Philadelphiachromosom-(bcr-abl)-positive chronische myeloische Leukämie (CML) in der chronischen Phase nach Versagen einer Interferontherapie, in der akzelerierten Phase oder in der Blastenkrise, Philadelphia-Chromosom-(bcr-abl)-positive akute lymphatische Leukämie, hypereosinophiles Syndrom und weiterhin der inoperable oder metastasierte maligne gastrointestinale Stromatumor.

Wirkung und Nutzen Imatinib und Dasatinib hemmen die Tyrosinkinase Bcr-abl, die bei CML-Patienten entsteht und für die unkontrollierte Proliferation von weißen Blutzellen verantwortlich ist. Das Phenylaminopyrimidin-Derivat Imatinib bindet in der Tasche der Tyrosinkinase und verhindert die Bindung des ATP-Moleküls und damit den zentralen Schritt der katalysierten Reaktion, nämlich die Übertragung von Phosphatresten auf verschiedene Proteine. Damit werden der Signaltransduktionsweg und damit die Proliferation der Zellen essenziell blockiert.

Dosierung/Hinweise Bei CML in der chronischen Phase 400 mg/Tag (maximal 600 mg/Tag) und in der akzelerierten Phase oder in der Blastenkrise 600 mg/Tag (maximal 2-mal 400 mg/Tag). Bei GIST werden 400 mg/Tag gegeben.
Sonderfälle: Imatinib sollte bei Patienten mit Leberfunk-

tionsstörung nur mit Vorsicht eingesetzt werden. Dosisreduktion um 25% bei schwerer Leberfunktionsstörung empfohlen.
Dosis 1-mal täglich oral mit einer Mahlzeit und einem großen Glas Wasser einnehmen, um die gastrointestinale Irritation zu minimieren. Die Leberfunktion sollte unter der Therapie in regelmäßigen Abständen kontrolliert werden (Transaminasen, Bilirubin und alkalische Phosphatase).

Elimination und Metabolisierung

Die orale Bioverfügbarkeit liegt bei 98%. Die Plasmaeiweißbindung beträgt ca. 95%. Die Substanz wird über CYP3A4 abgebaut. Der Hauptmetabolit ist das N-demethylierte Piperazinderivat. Etwa 68% der Dosis werden innerhalb von 7 Tagen in den Fäzes und 13% im Urin ausgeschieden. Unverändert werden 20% der Imatinibdosis in den Fäzes und 5% im Urin ausgeschieden. Die terminale Eliminationshalbwertzeit ($t_{1/2}$) beträgt ca. 18 h.

Unerwünschte Wirkungen

Die häufigsten Nebenwirkungen sind leichte Übelkeit in 56%, Erbrechen in 33%, Muskelkrämpfe in 33%, Hautrötung in 25%, Diarrhoe in 24% und Myalgie in 11%. Häufig treten auch Ödeme auf als periorbitale Ödeme in 30% oder Unterschenkelödeme in 17%. Eine mögliche bedrohliche Nebenwirkung ist die Flüssigkeitsretention (1–5%) als Pleuraerguss, Aszites, Lungenödem oder rasche Gewichtszunahme, die mit Therapieunterbrechung und diuretischer Behandlung beherrscht werden kann. Häufig kommt es zu Blutbildveränderungen (Neutro-, Thrombozytopenie oder Panzytopenie), Alopezie, Fieber, Schüttelfrost, Gewichtsverlust.

Wechselwirkungen

Pharmaka wie Ketoconazol, Itraconazol, Erythromycin und Clarithromycin, die das Cytochrom-P450-Isoenzym CYP3A4 hemmen, können den Plasmaspiegel von Imatinib erhöhen. Pharmaka wie Dexamethason, Phenytoin, Carbamazepin, Rifampicin, Phenobarbital oder Johanniskraut, die zur Induktion von CYP3A4 führen, können den Plasmaspiegel erniedrigen.

Geeignete Kombination

Monotherapie.

Weitere Tyrosinkinase-Inhibitoren

- **Erlotinib**: NSCLC
- **Sunitinib**: GIST, MRCC, pNET
- **Sorafenib**: Leberzellkarzinom, Nierenzellkarzinom
- **Lapatinib**: Mammakarzinom
- **Dasatinib**: CML, ALL
- **Gefitinib**: NSCLC

Zytokine

Interferon

Indikationen

Haarzell-Leukämie und die chronische myeloische Leukämie, daneben aber auch solide Tumore wie das Melanom, das Hypernephrom, Harnblasenkarzinome, das Ovarialkarzinom und das Kaposi-Sarkom bei Patienten mit erworbener Immunschwäche (AIDS) ohne vorangegangene oder bestehende opportunistische Infektionen. Weitere Indikationen betreffen die Erhaltungstherapie bei niedrigmalignen Non-Hodgkin-Lymphomen und beim Plasmozytom.

Wirkung und Nutzen

Interferone wurden primär durch ihre zytoprotektive Wirkung gegenüber Virusinfektionen identifiziert. Neben der antiviralen und immunmodulatorischen Wirkung ist für die Onkologie deren antiproliferativer Effekt interessant.

Dosierung/Hinweise

Bei der Haarzell-Leukämie werden unter einer Dosierung von 2-mal 10^6 I. E./m^2 3-mal pro Woche subkutan in ca. 80 % komplette Remissionen erreicht, die im Mittel innerhalb von 3 Monaten eintreten. Bei der chronischen myeloischen Leukämie sind zur Induktionstherapie 5-mal 10^6 I. E./m^2, meist 9-mal 10^6 I. E., täglich subkutan erforderlich, die in ca. 50–70 % zu kompletten hämatologischen Remissionen führen und die im Mittel ebenfalls nach ca. 3 Monaten eintreten. Patienten, die nicht nach 4 Wochen ansprechen, sollten mit Hydroxyurea weiterbehandelt werden. Als Erhaltungstherapie ist eine Dosis zu

wählen, die zu Leukozytenzahlen zwischen 2000 und 4000/µl führt, in der Regel als Dauertherapie.
Sonderfälle: Eine Dosisreduktion ist bei Knochenmarkinsuffizienz und bei chronischen Lebererkrankungen erforderlich.

Elimination und Metabolisierung

Länger anhaltende Plasmaspiegel von Interferon werden nach subkutaner Gabe mit Plasmaspiegelmaxima nach 4–8 h erreicht. Erst nach 36 h ist Interferon im Blut nicht mehr nachweisbar. Die maximalen Plasmaspiegel liegen bei 100 IE/ml nach subkutaner Applikation einer Dosis von 10 Mio. I. E. Interferon.

Unerwünschte Wirkungen

Die häufigste Nebenwirkung ist ein grippeähnliches Syndrom („flu-like syndrome"), das mit Fieber, Schüttelfrost, Arthralgien, Kopfschmerzen, Mattigkeit und Gliederschmerzen einhergeht. Diese Beschwerden sind meist zu Beginn der Therapie ausgeprägter als im weiteren Verlauf und können oft durch die Gabe einfacher Analgetika (z. B. Paracetamol) gebessert werden. Eine weitere wesentliche Nebenwirkung, die mitunter zum Therapieabbruch führt, betrifft das zentrale Nervensystem und geht mit Somnolenz, Schwindel, Depressionen, Verwirrtheit bis hin zu Psychosen einher. Übelkeit ohne Erbrechen ist häufig. Mit einer Myelosuppression (milde Thrombozytopenie und Leukozytopenie) ist nur bei hohen Dosen zu rechnen. Weiterhin kommen leichte Erhöhungen der Leberenzyme und diskret erhöhte Blutdruckwerte vor. Die Entwicklung neutralisierender Antikörper führt zur Therapieresistenz. In diesen Fällen ist eine Fortsetzung der Therapie evtl. mit natürlichem Interferon möglich.

Wechselwirkungen

Die Wirkung von Betäubungsmitteln, Schlafmitteln oder Sedativa kann verstärkt werden. Eine Wechselwirkung mit Theophyllin ist möglich, sodass unter der Interferontherapie eine Kontrolle der Theophyllin-Serumkonzentration ratsam ist.

Geeignete Kombination

Nierenzellkarzinom: Vinblastin oder Bevacizumab.

Weitere Zytokine

- **Interferon-α-2a**: Kaposi-Sarkom bei AIDS-Patienten, T-Zell-Lymphom, Hepatitis B, Hepatitis C, NHL, Nierenzellkarzinom, malignes Melanom
- **Interferon-α-2b**: Hepatitis B, Hepatitis C, Haarzell-Leukämie, CML, multiples Myelom, malignes Melanom
- **Interferon-β-1a**: Multiple Sklerose
- **Interferon-β-1b**: Multiple Sklerose
- **Interferon-γ-1b**: Verringerung der Häufigkeit schwerwiegender Infektionen bei Patienten mit septischer Granulomatose und maligner Osteopetrose
- **Aldesleukin**: Metastasiertes Nierenzellkarzinom

Hormone

Antiöstrogene

Östrogenrezeptor-Antagonisten

Tamoxifen

Indikationen
Metastasiertes Mammakarzinom und die adjuvante Therapie nach Primärbehandlung des Mammakarzinoms.

Wirkung und Nutzen
Tamoxifen ist ein zytostatisch wirksames synthetisches nichtsteroidales Antiöstrogen. Es ist ein Triphenylethylen-Derivat und führt zur kompetitiven Hemmung der spezifischen Östrogenrezeptoren im Zytosol oder auch im Zellkern hormonabhängiger Gewebe. Damit wird eine Hemmung des östrogenabhängigen Tumorwachstums bewirkt.

Dosierung/Hinweise
20–40 mg täglich oral.
Hinweis: Zu Therapiebeginn werden über 14 Tage Thrombozyten und der Kalzium-Serumspiegel kontrolliert. Vorsichtige Dosierung bei Leberinsuffizienz empfohlen (keine vorliegenden Daten).

Elimination und Metabolisierung

Tamoxifen wird nach oraler Gabe gastrointestinal gut resorbiert. Die Plasmaproteinbindung beträgt ca. 99 %. Die Metabolisierung erfolgt in der Leber und es findet eine fast vollständige Ausscheidung über die Fäzes statt. Die terminale Eliminationshalbwertzeit ($t_{1/2}$) beträgt ca. 4 Tage für Tamoxifen und ca. 9 Tage für den aktiven Hauptmetaboliten.

Unerwünschte Wirkungen

Insgesamt besteht eine geringe Nebenwirkungsrate, die zu Therapieabbrüchen bei lediglich bis zu 6 % der Behandelten führt. Die häufigsten Beschwerden sind Übelkeit und Hitzewallungen bei ca. 10 % der Patienten, zudem können vaginale Blutungen, Flüssigkeitsretention und Depressionen auftreten. Sehr selten kommt es zu Thrombophlebitiden. Initial können eine Hyperkalzämie und Knochenschmerzen bestehen. Gelegentlich tritt eine Leukozytopenie (2 %) oder eine passagere Thrombozytopenie auf (Abfall bis auf 50 000/µl), die über 2–4 Wochen anhalten und trotz Weiterführung der Therapie reversibel sind. Persistierende Thrombozytopenien kommen nur in unter 0,5 % der Fälle vor. Bei prämenopausalen Frauen kann die Menstruation völlig unterdrückt werden. Leichter Haarausfall und selten Leberfunktionsstörungen (Cholestase, hepatitisches Syndrom) wurden beschrieben.

Wechselwirkungen

Die Wirkung von Tamoxifen wird durch gleichzeitige Gabe von Östrogenen aufgehoben (Konkurrenz um den Rezeptor).

Geeignete Kombination

Monotherapie.

Weitere Östrogenrezeptor-Antagonisten

- **Toremifen**: Mammakarzinom
- **Fulvestrant**: Mammakarzinom

Aromatasehemmer

Anastrozol

Indikationen

Fortgeschrittenes Mammakarzinom bei postmenopausalen Frauen mit progredientem Verlauf nach Behandlung mit Tamoxifen oder anderem Antiöstrogen.

Wirkung und Nutzen

Anastrozol ist ein selektiver nichtsteroidaler Aromatasehemmer. Er hemmt die Bildung von Östrogenen aus Testosteron und Androstendion durch die Blockade des Cytochrom P-450-Aromataseenzymkomplexes in der Nebenniere (wichtigste Östrogenquelle in der Postmenopause), ohne die Bildung anderer Steroidhormone (Kortisol, Aldosteron) zu beeinflussen. Damit kommt es zur Störung des östrogenabhängigen Tumorwachstums.

Dosierung/Hinweise

1 mg täglich.
Sonderfälle: Bei schwerer Niereninsuffizienz (Kreatinin-Clearance <20 ml/min) ist eine Anwendung nicht möglich. Bei schwerer Leberinsuffizienz Nutzen-Risiko-Abwägung empfohlen (keine vorliegenden Daten).
Beim Auftreten von Somnolenz oder Schwächegefühl wird die Fähigkeit zur aktiven Teilnahme im Straßenverkehr oder zum Bedienen von Maschinen beeinträchtigt.
Eine Begleittherapie mit Kortikosteroiden ist nicht erforderlich.

Elimination und Metabolisierung

Die orale Bioverfügbarkeit liegt bei 80–85%. Die Plasmaeiweißbindung beträgt ca. 40%. Die Substanz wird intensiv metabolisiert und vorwiegend renal ausgeschieden. Die terminale Eliminationshalbwertzeit ($t_{1/2}$) beträgt ca. 40–50 h.

Unerwünschte Wirkungen

Aufgrund des Östrogenentzugs kommt es häufig zu Hitzewallungen, trockener Scheide und leichtem Haarausfall. Außerdem kommen gelegentlich Magen-Darm-Beschwerden, Schwächegefühl, Somnolenz, Kopfschmerzen oder Hautausschlag vor. Leberenzymerhöhungen (häufiger von γ-GT als von alkalischer Phosphatase) sind möglich.

Wechselwirkungen	Die gleichzeitige Gabe östrogenhaltiger Arzneimittel hebt die pharmakologische Wirkung auf.
Geeignete Kombination	Monotherapie.
Schwangerschaft und Stillzeit	Anastrozol ist bei schwangeren und stillenden Frauen kontraindiziert.

Weitere Aromatasehemmer

- **Letrozol**: Mammakarzinom
- **Exemestan**: Mammakarzinom

Antiandrogene

Flutamid

Indikationen	Inoperables Prostatakarzinom.
Wirkung und Nutzen	Flutamid ist ein nichtsteroidales Antiandrogen, welches als Androgenrezeptorblocker wirkt. Es inhibiert die Aufnahme oder Bindung von Testosteron und Dihydrotestosteron im Hoden und in der Prostata. Dadurch kommt es zum Anstieg von LH und von Testosteron im Blut.
Dosierung/Hinweise	250 mg (3-mal täglich). Sonderfälle: Eine Dosisreduktion ist bei chronischen Lebererkrankungen erforderlich. Kontraindiziert bei schwerer Leberfunktionsstörung. Die Tabletten werden vorzugsweise nach den Mahlzeiten genommen. Mit einer Feminisierung muss unter der Therapie gerechnet werden. Die Transaminasen sind bei einer Langzeittherapie zu überwachen. Üblicherweise wird eine kombinierte Therapie mit einem LH-RH-Analogon durchgeführt.

Elimination und Metabolisierung	Flutamid wird nach oraler Gabe gut gastrointestinal resorbiert mit Plasmaspiegelmaxima nach 2–4 h. Metabolismus/Exkretion: Flutamid wird extensiv metabolisiert und der Hauptmetabolit α-Hydroxyflutamid ist biologisch aktiv. Die Elimination ist ganz überwiegend renal, nur ca. 4 % erscheinen in den Fäzes nach 72 h. Die terminale Eliminationshalbwertzeit ($t_{1/2}$) des Hauptmetaboliten beträgt ca. 8–10 h.
Unerwünschte Wirkungen	Das Medikament wird meist kombiniert mit LH-RH-Agonisten gegeben, daher sind individuelle Nebenwirkungen schwierig zu erfassen. Die häufigste Nebenwirkung unter einer Monotherapie ist die Gynäkomastie, teilweise mit Brustwarzenschmerz. Hitzewallungen (60 %), Libidoverlust und Impotenz (ca. 30 %), Diarrhoe und Übelkeit, Erbrechen ca. 10 %, vorübergehende Leberenzymerhöhungen, Hypertension, Verwirrtheit, Fotosensibilität, Müdigkeit, Schlaflosigkeit und verschiedene pulmonale Symptome kommen vor. Selten entwickeln sich Diarrhoen aufgrund einer Laktoseintoleranz.
Wechselwirkungen	Eine Verstärkung der Wirkung von oralen Antikoagulanzien ist möglich.
Geeignete Kombination	Kombination mit einem LH-RH-Analogon.
Schwangerschaft und Stillzeit	Flutamid ist nur für den Gebrauch bei männlichen Patienten vorgesehen.

Weitere Antiandrogene

- **Bicalutamid**: Prostatakarzinom
- **Cyproteronacetat**: Prostatakarzinom

LH-RH-Analoga

Buserelin

Indikationen

Inoperables Prostatakarzinom. Hormonabhängige Prostatakarzinome sprechen auf die Therapie an (ca. 20 % sind nicht hormonsensibel). Nach Entfernung der Hoden ist eine Therapie mit diesen Substanzen nicht mehr indiziert. Weiterhin werden diese Medikamente zur Hormontherapie des Mammakarzinoms bei prä- und perimenopausalen Frauen und zur Behandlung der Pubertas praecox bei Knaben und Mädchen eingesetzt.

Wirkung und Nutzen

LH-RH-Analoga sind als Nonapeptide langwirksame Agonisten des natürlichen Gonadotropin-Releasing-Hormons mit Substitution durch eine D-Aminosäure in Position 6 und einem C-terminalen Glycinamid. Sie verhindern die Produktion und Ausschüttung des luteinisierenden Hormons (LH-RH) aus der Hypophyse und damit die Synthese von Testosteron in den Hoden. Die Testosteronplasmaspiegel fallen bei kontinuierlicher Anwendung innerhalb von ca. 14–21 Tagen auf Kastrat-Konzentrationen ab. In den ersten Tagen ist mit einem kurzfristigen Anstieg der Testosteronplasmaspiegel zu rechnen.

Dosierung/Hinweise

Zur initialen Therapie beim Prostatakarzinom 7 Tage lang 3-mal 0,5 mg Buserelin subkutan täglich (1,5 mg/d) und im Anschluss zur Langzeitbehandlung 6-mal täglich 2 Sprühstöße nasal (1,2 mg/d) oder alle 2–3 Monate eine entsprechende Depotspritze mit einem Monatsimplantat. Praktikabel ist eine nasale Therapie mit Buserelin, indem vor und nach den 3 Hauptmahlzeiten jeweils in jedes Nasenloch ein Sprühstoß appliziert wird. Bei Schnupfen muss vor dem Sprühen die Nase geputzt werden. Die Resorption wird durch eine Rhinitis nicht beeinträchtigt. Eine konsequente Langzeittherapie ist erforderlich, eigenmächtiges Absetzen der Medikation durch den Patienten nach Besserung der Beschwerden muss daher verhindert werden. Praktikabler sind die langwirkenden Depotimplantate. Eine Bestrahlung der Mamillen ist nicht notwendig, da es unter LH-RH-Analoga nicht zur Erhöhung des Prolaktinspiegels kommt und damit nicht zu Gynäkomastien. Meist wird die Therapie initial mit einem Antiandrogen kombiniert, um ein „flare-up" der Tumorerkrankung durch den kurzfristigen initialen Testosteronanstieg zu verhindern. Beim Einsatz in der Endokrinologie sind Konzentrationsbestimmungen von Östrogenen und Androgenen zur Therapiesteuerung geeignet.

Elimination und Metabolisierung Eine rasche Inaktivierung erfolgt durch Enzyme der Leber, Nieren und anderer Gewebe. Die Elimination ist biphasisch mit einer terminalen Eliminationshalbwertzeit ($t_{1/2}$) von ca. 3 h.

Unerwünschte Wirkungen Die typischen Nebenwirkungen der Östrogentherapie sind nicht zu erwarten. Als Folge des Testosteronentzugs kommt es in allen Fällen zu Potenz- und Libidoverlust, bei vielen Patienten auch zu Hitzewallungen. Seltener entwickeln sich Appetitlosigkeit, Gewichtszunahme, Kopfschmerzen, Knochenschmerzen bei Metastasen, Müdigkeit, Übelkeit, Leberenzymerhöhungen und Hautreaktionen an der Einstichstelle, selten beim Mann zur Gynäkomastie.

Wechselwirkungen Während der Behandlung mit Buserelin könnte die Wirkung von Antidiabetika abgeschwächt werden.

Geeignete Kombination Kombination mit einem Antiandrogen.

Schwangerschaft und Stillzeit Buserelin ist bei schwangeren und stillenden Frauen kontraindiziert.

Weitere LH-RH-Analoga

- **Goserelin**: Prostatakarzinom, Mammakarzinom
- **Leuprorelin**: Prostatakarzinom, Mammakarzinom
- **Triptorelin**: Prostatakarzinom

Kolonie-stimulierende Faktoren

Filgrastim

Indikationen

Verkürzung der Neutropeniedauer durch prophylaktischen Einsatz nach der Chemotherapie bei nichtmyeloischen malignen Erkrankungen, bei Knochenmark- und peripherer Stammzelltransplantation. Eine weitere Indikation ist die Dauertherapie zur Prophylaxe von Infektionen bei angeborener schwerer Neutropenie (Kostmann-Syndrom) mit Neutrophilenzahlen <200/µl.

Wirkung und Nutzen

Filgrastim gehört als nicht glykosilierter rekombinanter humaner Granulozyten-stimulierender Faktor in die Gruppe der hämatopoetischen Wachstumsfaktoren. Er besteht aus 175 Aminosäuren und hat ein Molekulargewicht von 18800 D. G-CSF stimuliert vermittelt durch spezifische Membranrezeptoren die Proliferation hämatopoetischer Vorläuferzellen und verkürzt deren Reifungszeit von 5–6 Tagen auf einen Tag. Dies führt zum starken Anstieg der Neutrophilen im peripheren Blut (Schwellendosis 3,5 µg/kg/Tag) bei nur geringem Einfluss auf die Monozyten (Schwellendosis 10 µg/kg/Tag) und fehlendem Einfluss auf Eosinophile, Basophile, Lymphozyten und Thrombozyten. Neben der Proliferations- und Reifungsförderung kommt es zu einer Aktivitätszunahme der reifen Effektorzellen. Beim klinischen Einsatz werden die Anzahl Neutropenie-bedingter Fiebertage, der Tage mit Antibiotikagebrauch wie auch die Schwere der Mukositis nach zytostatischer Chemotherapie vermindert.

Dosierung/Hinweise

Die wirksame Dosis beträgt 5 µg/kg/Tag. Die Behandlung beginnt frühestens 24 h nach Abschluss der myelosuppressiven Chemotherapie und wird bis zum Anstieg der Neutrophilen in den Normbereich, meist über 7–10 Tage, fortgeführt.

Bei Kindern mit schwerer kongenitaler Neutropenie (Kostmann-Syndrom) werden individuell unterschiedliche Dosen G-CSF zwischen 3 und 15 µg/kg täglich subkutan in der Langzeittherapie gegeben, um die Neutrophilenzah-

len im peripheren Blut über 1000/µl zu halten und damit Infektionen zu verhindern.
Sonderfälle: G-CSF sollte immer abgesetzt werden, wenn die Leukozytenzahl über 50 000/µl angestiegen ist.
Mit einer Linksverschiebung im Differenzialblutbild (Stabkernige und Metamyelozyten) und Erhöhung der alkalischen Leukozytenphosphatase, im Einzelfall sogar mit einer leukämoiden Reaktion, ist zu rechnen.

Elimination und Metabolisierung

Nach i.v.-Gabe von 3–360 µg/kg Filgrastim (über 20–30 min) betragen die terminale Eliminationshalbwertzeit ($t_{1/2}$) 1,3–7,2 h und die Plasmaspiegelmaxima ca. 600 ng/ml. Nach einer einzigen subkutanen Gabe ergeben sich Plasmaspiegel von über 10 ng/ml für einen Zeitraum von 10–16 h.

Unerwünschte Wirkungen

Häufige und relevanteste Nebenwirkungen sind dumpfe, leichte bis mittelschwere Knochenschmerzen, überwiegend im Bereich von Wirbelsäule, Becken und Brust bei 15–20 % der Patienten. Diese Beschwerden sprechen gut auf einfache analgetische Maßnahmen an, z. B. der Gabe von Paracetamol, und sind nur selten Grund für einen Therapieabbruch. Weitere Nebenwirkungen sind Hautausschlag (<20 %), eine Erhöhung von Laborparametern wie alkalischer Phosphatase, Laktatdehydrogenase, Harnsäure und Transaminasen. Antikörperbildung gegen G-CSF mit Wirkverlust spielt in der Therapie keine Rolle. Mit einer Exazerbation entzündlich-immunologischer Erkrankungen wie z. B. der rheumatoiden Arthritis ist zu rechnen.
Bei der akuten myeloischen Leukämie und beim myelodysplastischen Syndrom ist mit einer Stimulation der leukämischen Blasten zu rechnen. Eine Anwendung bei diesen Erkrankungen ist daher derzeit nur in klinischen Studien möglich.

Wechselwirkungen

Der Wachstumsfaktor sollte 24 h vor, während und bis zu 24 h nach der zytostatischen Chemotherapie nicht gegeben werden, da bei simultaner Gabe zusammen mit der zytostatischen Chemotherapie eine gesteigerte Toxizität gegenüber den dann stimulierten myeloischen Vorläuferzellen zu erwarten ist und die Gefahr schwerer und anhaltender Neutropenien besteht.

Geeignete Kombination	–
Schwangerschaft und Stillzeit	Keine Anwendung in Schwangerschaft und Stillzeit.

Weitere Kolonie-stimulierende Faktoren

- **Lenograstim**: Verkürzung der Dauer von Neutropenien
- **Pegfilgrastim**: Verkürzung der Dauer von Neutropenien

10 Schmerztherapie und Lokalanästhetika

I. Curkovic und G. A. Kullak-Ublick

10.1 Schmerztherapie – Einführung

Gemäß des 1986 von der WHO eingeführten Stufenschemas (Abb. 10.**1**) wird zur Behandlung leichter bis mittelstarker chronischer Schmerzen initial die Verabreichung eines Nicht-Opioidanalgetikums empfohlen. Das Schema wurde zunächst für die Behandlung von Tumorschmerzen entwickelt, ist mittlerweile aber auch in der Behandlung chronischer Schmerzzustände etabliert. Die Therapie chronischer Schmerzen sollte nach einem gestaffelten Stufenschema („by the ladder"), zu festen Therapiezeiten, die sich nach der Wirkdauer des Analgetikums richten („by the clock"), und zur Gewährleistung der Patientenselbstständigkeit möglichst oral (alternativ transdermal) erfolgen. Da die wirksame Analgetikadosis von Patient zu Patient sehr stark variieren kann, muss diese individuell titriert werden. Bei der Behandlung akuter Schmerzen kann auch eine Bedarfsmedikation angemessen sein.

Neben Nicht-Opioidanalgetika und Opioiden kann abhängig von der Schmerzursache (z. B. bei neuropathischen Schmerzen) der zusätzliche Einsatz von Ko-Analgetika wie Antidepressiva (z. B. Amitriptylin, Doxepin) oder Antiepileptika (z. B. Gabapentin, Carbamazepin) die analgetische Wirksamkeit verstärken. Ko-Analgetika können in jeder Stufe des WHO-Schemas die medikamentöse Schmerztherapie ergänzen.

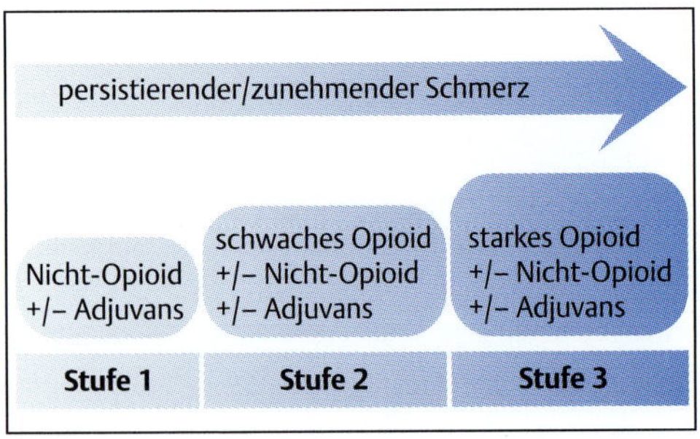

Abb. 10.**1** Stufentherapie, modifiziert nach WHO (2011).

10.2 Nicht-Opioidanalgetika

Nicht-Opioidanalgetika hemmen in unterschiedlichem Ausmaß die Cyclooxygenasen 1 und 2 (COX1 und 2). Zu den Hauptfunktionen der COX1 zählen

- die physiologische Prostaglandinsynthese im Magen (PGE2, wirkt über vermehrte Schleim- und Bicarbonatbildung zytoprotektiv),
- Prostaglandinsynthese in der Niere (PGE2, PGI2, regulieren renale Hämodynamik und glomeruläre Filtrationsrate) und
- die Thromboxansynthese in den Thrombozyten (TXA2, führt zur Plättchenaggregation).

Die COX2 hingegen wird durch Entzündungsmediatoren induziert. Sie spielt ebenfalls bei der renalen Prostaglandinsynthese eine Rolle und steuert vorwiegend die Ausscheidung von Salz und Wasser.

Neben der gewünschten analgetischen, antipyretischen und antiinflammatorischen Wirkung treten z.T. erhebliche Nebenwirkungen unter nichtsteroidalen Antirheumatika (NSAR) auf, die v.a. den Gastrointestinaltrakt (Magen- und Duodenalulkus mit Blutung und Perforation) und die Nieren (Funktionsverschlechterung) betreffen. Verglichen mit NSAR ist das gastrointestinale Risiko unter den selektiven COX2-Hemmern (Celecoxib, Parecoxib, Etoricoxib) deutlich reduziert. Das kardiovaskuläre Risiko (Infarkte, Ödeme, Blutdruckerhöhung) ist für selektive wie auch nichtselektive COX-Inhibitoren vergleichbar erhöht.

Monografien

Ibuprofen

Indikationen	Degenerative Gelenkerkrankungen, rheumatische Erkrankungen/Arthritiden, Weichteilverletzungen wie Verstauchungen und Zerrungen, Kopf- und Zahnschmerzen, Dysmenorrhoe, postoperative Schmerzen, Infektionen mit Fieber/entzündlicher Komponente.
Wirkung und Nutzen	Arylpropionsäure-Derivat mit analgetischer, antipyretischer und antiinflammatorischer Wirkung, hemmt die COX reversibel.

Dosierung/Hinweise	(Erwachsene) analgetische Therapie: 200–400 mg alle 6–8h, antiinflammatorische Therapie: 400–800 mg alle 8 h, maximale Tagesdosis 2400 mg, Niereninsuffizienz und hohes Lebensalter beeinflussen die Kinetik nicht relevant, Oralpräparate/Suppositorien/topische Präparate.
Elimination und Metabolisierung	Rasche und fast vollständige Resorption, orale Bioverfügbarkeit 80–100 %, Plasmaspitzenkonzentrationen nach 1–2 h, Abbau in der Leber (primär über CYP2C9) und größtenteils Ausscheidung über die Nieren in Form inaktiver Metaboliten (> 90 %), Plasmaeiweißbindung 99 %, Eliminationshalbwertzeit 1,5–2 h.
Unerwünschte Wirkungen	Häufig Nausea und Diarrhoe, andere gastrointestinale Komplikationen (Magen-Darm-Ulzerationen, Blutungen) seltener als unter anderen NSAR, Hemmung der Plättchenaggregation/Verlängerung der Blutungszeit, Natriumretention, erhöhtes Risiko für Nierenversagen bei Nieren- und Herzinsuffizienz, wie bei allen NSAR erhöhtes kardiovaskuläres Risiko, allergische Reaktionen/Asthma bei Patienten mit Nasenpolypen, selten Leberenzymanstieg.
Wechselwirkungen	Erhöhtes Blutungsrisiko bei Kombination mit oralen Antikoagulanzien/SSRI, verringerte Wirkung von Antihypertensiva/Diuretika, Verstärkung gastrointestinaler Nebenwirkungen bei Komedikation mit Glukokortikosteroiden, Anstieg von Lithiumkonzentrationen, erhöhte Methotrexattoxizität, erhöhte Toxizität nephrotoxischer Substanzen (z. B. Ciclosporin, Aminoglykoside).
Geeignete Kombination	Abb. 10.**1**.
Schwangerschaft und Stillzeit	Kann im 1. und 2. Trimenon und in der Stillzeit verabreicht werden, keine Gabe im 3. Trimenon, da sich der Ductus arteriosus Botalli vorzeitig verschließen kann.

Diclofenac

Indikationen	s. Ibuprofen.
Wirkung und Nutzen	Arylessigsäurederivat mit analgetischer, antipyretischer und antiinflammatorischer Wirkung, reversible, nichtselektive COX-Hemmung.
Dosierung/Hinweise	(Erwachsene) nicht retardiert: 100–150 mg täglich, verteilt auf 2–3 Einzelgaben, retardiert: 100 mg 1-mal täglich, i. m.: einmalig 75 mg i. m. Einnahme mit der Nahrung kann die gastrointestinale Verträglichkeit verbessern, Oralpräparate (nicht retardiert/retardiert), Suppositorien, i. m.-Injektionslösung, topische Präparate.
Elimination und Metabolisierung	Ausgeprägter First-pass-Metabolismus, orale Bioverfügbarkeit 35–70 %, maximale Plasmakonzentrationen nach 2 h (oral nicht retardiert), Abbau in der Leber (Hydroxylierung über CYP2C9 und CYP3A4, Glucuronidierung und Sulfatierung), Ausscheidung der inaktiven Metaboliten über Niere (70 %) und Galle (30 %), Plasmaeiweißbindung 99,7 %, Eliminationshalbwertzeit 1–2 h.
Unerwünschte Wirkungen	Häufig gastrointestinale Beschwerden wie Magenschmerzen, Übelkeit, Erbrechen, Durchfall, Anorexie (ca. 10 %), die sogar zum Therapieabbruch führen, seltener Magen- und Duodenalulzera und -blutungen, gastrointestinale Toxizität mit Acetylsalicylsäure vergleichbar, häufig Leberenzymanstieg (Transaminasen), Kopfschmerzen und Schwindel, ansonsten s. Ibuprofen.
Wechselwirkungen	s. Ibuprofen.
Geeignete Kombination	Abb. 10.**1**.
Schwangerschaft und Stillzeit	Diclofenac kann in den ersten zwei Dritteln der Schwangerschaft verwendet werden, im 3. Trimenon wegen der Gefahr des vorzeitigen Ductus arteriosus Botalli-Verschlusses nicht mehr verabreichen, bei gelegentlicher Anwendung in der Stillzeit akzeptabel.

Paracetamol

Indikationen

Leichte bis mittelstarke Schmerzen, Fieber.

Wirkung und Nutzen

Nichtsaures antipyretisches Analgetikum, schwach analgetisch und gut antipyretisch wirksam, ohne nennenswerte entzündungshemmende und ohne thrombozytenaggregationshemmende Wirkung, als Hauptwirkmechanismus wird eine COX-Hemmung im ZNS angenommen.

Dosierung/Hinweise

(Erwachsene) 500–1000 mg alle 6–8 h, maximale Tagesdosis 4 g, schwere Leber- und Nierenschäden sowie ein Glukose-6-Phosphat-Dehydrogenase-Mangel stellen eine Kontraindikation für die Therapie dar, bei Intoxikationen wird N-Acetylcystein oral oder parenteral verabreicht (gleich wirksam). Oralpräparate, Suppositorien, Infusionslösung.

Elimination und Metabolisierung

Praktisch vollständiger Abbau in der Leber zu inaktiven Glucuroniden und Sulfaten, über CYP2E1 entsteht der reaktive, hepatotoxische Metabolit N-Acetyl-p-Benzochinonimin (NAPQI), der über Glutathion entgiftet wird (sättigbarer Prozess!), Metaboliten werden über die Nieren ausgeschieden (> 90 %). Orale Bioverfügbarkeit 65–90 %, Eliminationshalbwertzeit 2 h.

Unerwünschte Wirkungen

In Normdosierung geringes Risiko für unerwünschte Wirkungen, bei Überdosierung/Risikofaktoren (chronischer Alkoholismus führt zu reduzierten Glutathionreserven) Gefahr von Leberzellnekrosen und tödlichem Leberversagen, frühe Symptome einer Paracetamol-Intoxikation sind Übelkeit, Erbrechen, Appetitlosigkeit (erste 24 h), Leberschädigung unwahrscheinlich bei Plasmakonzentrationen < 150 mg/l bzw. < 35 mg/l 4 h bzw. 12 h nach der Einnahme, bei Konzentrationen ≥ 200 mg/l bzw. ≥ 50 mg/l nach 4 h bzw. 12 h ist mit Lebertoxizität ist zu rechnen.

Wechselwirkungen

Enzyminduktoren (z. B. Phenytoin) können das Risiko für eine Hepatotoxizität erhöhen, in dieser Kombination sollte die Tagesdosis von Paracetamol auf 2 g begrenzt werden.

Geeignete Kombination
Abb. 10.1.

Schwangerschaft und Stillzeit
In üblichen Dosierungen Analgetikum der Wahl für Schwangere und Stillende.

Etoricoxib

Indikationen
Schmerztherapie und Entzündungshemmung bei aktivierten Arthrosen, rheumatoider Arthritis, Morbus Bechterew und Gichtarthritis.

Wirkung und Nutzen
Selektiver Hemmer der COX2 mit analgetischer, antipyretischer und antiinflammatorischer Wirkung, kein Einfluss auf die Thrombozytenfunktion.

Dosierung/Hinweise
(Erwachsene) Arthrose: 30–60 mg 1-mal täglich, rheumatoide Arthritis/Morbus Bechterew: 90 mg 1-mal täglich, Gichtarthritis: 120 mg 1-mal täglich (möglichst kurze Therapiedauer), Dosisanpassung bei Leberinsuffizienz erforderlich (bei Leberzirrhose Child B maximal 60 mg jeden 2. Tag), kontraindiziert bei schwerer Leberinsuffizienz, Kreatinin-Clearance ≤ 30 ml/min, Herzinsuffizienz NYHA II–IV, KHK, ungenügender Blutdruckkontrolle, pAVK, zerebrovaskulären Erkrankungen, als Filmtabletten erhältlich.

Elimination und Metabolisierung
Rasche Resorption, orale Bioverfügbarkeit 100 %, maximale Plasmakonzentrationen nach 1 h, Abbau in der Leber u. a. über CYP3A4 zu inaktiven Metaboliten, die über die Nieren (70 %) und Fäzes (20 %) ausgeschieden werden, Plasmaeiweißbindung 92 %, Halbwertzeit 22 h.

Unerwünschte Wirkungen
Erhöhtes Risiko für thromboembolische Ereignisse wie auch unter klassischen NSAR (Infarkt, zerebrovaskuläre Insulte), Verschlechterung der Nierenfunktion, z. T. erhebliche Natriumretention (Ödembildung, Hypertonie, Herzinsuffizienz, ausgeprägter als unter NSAR), Leberenzymerhöhungen, geringeres Risiko für gastrointestinale Nebenwirkungen als nichtselektive COX-Hemmer.

Wechselwirkungen Abgeschwächte Wirkung von Antihypertensiva/Diuretika, erhöhte Lithiumkonzentrationen, verlangsamte Methotrexatausscheidung, ca. um 40% erhöhte Konzentrationen von Ethinylestradiol (Risiko verstärkter Östrogennebenwirkungen, thromboembolischer Ereignisse), erhöhtes Ulkusrisiko in Kombination mit Acetylsalicylsäure, verstärkte Nephrotoxizität anderer Arzneimittel (z.B. Ciclosporin, Aminoglykoside).

Geeignete Kombination Abb. 10.**1**.

Schwangerschaft und Stillzeit Aufgrund mangelnder Erfahrungen und unbelegter Vorteile gegenüber klassischen NSAR in der Schwangerschaft und Stillzeit meiden.

Weitere NSAID und COX2-Hemmer

- **Indometacin:** NSAR, häufig auftretende gastrointestinale Beschwerden können durch Einnahme mit der Nahrung reduziert werden
- **Metamizol:** Prostaglandin-Synthesehemmer, Einsatz zur Analgesie (z.B. Koliken) und bei therapieresistentem Fieber, nur kurzfristig anwenden (Risiko der Agranulozytose), rasche i.v.-Gabe vermeiden (Blutdruckabfall bis hin zum letalen Schock)
- **Naproxen**: NSAR mit langer Halbwertzeit (14 h), Einnahme zu den Mahlzeiten zur Verringerung von Magenschmerzen und Übelkeit
- **Celecoxib:** Hochselektiver COX2-Hemmer zur Behandlung von aktivierten Arthrosen und Polyarthritis, unerwünschte Wirkungen und Wechselwirkungen ähneln Etoricoxib
- **Parecoxib:** Erster parenteral applizierbarer, selektiver COX2-Hemmer, zur Behandlung postoperativer Schmerzen

10.3 Opioide – Einführung

Die Wirkung von Opioiden wird über die Opioidrezeptoren μ, δ und κ vermittelt, welche alle 3, jedoch in unterschiedlichem Ausmaß, analgetische Effekte und eine Hemmung der Magen-Darm-Motilität induzieren. Euphorie wird über μ-Rezeptoren, Dysphorie über κ-Rezeptoren vermittelt. Unterschieden werden reine Agonisten an Opioidrezeptoren (z.B. Morphin) von Opioiden mit partiell agonistischer Wirkung wie z. B. Buprenorphin, welches weniger atemdepressiv als Morphin wirkt. Da Opioide bei kontinuierlicher Gabe besser wirken als bei intermittierender Verabreichung, sollten bei chronischen Schmerzen retardierte Präparate, transdermale Systeme oder Substanzen mit langer Wirkdauer zum Einsatz kommen.

Wegen ihres Suchtpotenzials dürfen die meisten Opioide (außer den niedrig potenten) nur auf einem Betäubungsmittelrezept verschrieben werden. Bei einer über mehrere Tage andauernden Opioidtherapie ist es wichtig, zusätzlich ein Laxans zu verabreichen, da Opioide obstipierend wirken. Übelkeit und Erbrechen, die häufig zu Beginn der Behandlung auftreten, klingen meist nach 1–2 Wochen wieder ab.

Kontraindikationen für den Einsatz von Opioiden sind: Lungenerkrankungen wie schwere COPD oder Bronchialasthma (Gefahr der Hyperkapnie), erhöhter Hirndruck, akutes Abdomen unklarer Genese, paralytischer Ileus und Gallenkolik. Bei erhöhter Krampfbereitschaft (Gabe nur unter antiepileptischer Abschirmung) und Pankreatitis (Gefahr der Kontraktion des Sphincter Oddi, außer bei Pethidin, welches eine spasmolytische Wirkungskomponente aufweist) sollte der Einsatz von Opioiden nur unter äußerster Vorsicht erfolgen. Bei Säuglingen ist die Indikationsstellung wegen der Gefahr der Atemdepression sehr eng zu stellen.

Zur Antagonisierung von **Opioidvergiftungen**, welche durch die Trias Atemdepression, Miosis (bei schwerer Atemdepression kann auch eine Mydriasis auftreten) und Bewusstlosigkeit gekennzeichnet sind, kommt der Opioid-Antagonist Naloxon zum Einsatz. Naloxon wird in der Regel fraktioniert i. v. verabreicht und muss wegen der kurzen Wirkdauer (40–60 min), die deutlich kürzer ist als diejenige von Methadon oder Heroin, repetitiv verabreicht werden. Bei Opioidabhängigen empfiehlt sich eine vorsichtige Dosierung, um ausgeprägte Entzugserscheinungen zu vermeiden. Zum Abstinenzerhalt kann das langwirksame Naltrexon oral (Wirkdauer 24–48 h, übliche Erhaltungsdosis 50 mg/d) verabreicht werden.

Monografien

Buprenorphin

Indikationen	Mittelstarke bis starke akute und chronische Schmerzen bzw. bei ungenügendem Ansprechen auf ein Nicht-Opioidanalgetikum und/oder ein schwaches Opioid, wird in Kombination mit Naloxon in der Substitutionstherapie von Opioidabhängigen eingesetzt.

Wirkung und Nutzen Partialagonist am μ-Rezeptor mit 20- bis 30-fach stärkerer Rezeptoraffinität als Morphin, kann deshalb von Morphin nicht vom Rezeptor verdrängt werden, in hohen Dosen kann Buprenorphin antagonistisch wirken, so genannter „ceiling effect": ab einer bestimmten Dosis nimmt die Atemdepression nicht mehr zu (kein Atemstillstand). Vergleichbare analgetische Wirkung zu Morphin, Wirkeintritt sublingual/i. m. nach 20–60 min/15–30 min.

Dosierung/Hinweise (Erwachsene) Pflaster: initial 20 mg (Freisetzung mit 35 μg/h), Wechsel alle 72 h (spätestens nach 96 h), i. v.: 0,3–0,6 mg alle 6–8 h, sublingual (Analgesie): 0,2–0,4 mg alle 6–8 h, sublingual (Substitutionsbehandlung): meist werden zum Erhalt 4–16 mg/d benötigt (als Einmaldosis), kann sublingual/i. v./i. m./transdermal verabreicht werden. Das Umsetzen von reinen Agonisten auf Buprenorphin kann am ersten Tag zu Entzugserscheinungen führen, unterliegt dem Betäubungsmittelgesetz, Naloxon kann die Wirkung von Buprenorphin nur partiell aufheben, da dieses nur sehr langsam von den Opioidrezeptoren dissoziiert.

Elimination und Metabolisierung Ausgeprägter First-pass-Effekt, Bioverfügbarkeit bei sublingualer Gabe 55 %, i. m. 90–100 %, hepatische Metabolisierung über CYP3A4 (zum aktiven Metaboliten Norbuprenorphin) und Konjugation mit Glukuronsäure, zwei Drittel werden unverändert über die Fäzes, ein Drittel als Konjugate renal eliminiert, Eliminationshalbwertzeit 3 h, Wirkdauer sublingual: 6–8 h, i. m.: 6–8 h und transdermal 72–96 h.

Unerwünschte Wirkungen Relativ häufig Nausea und Erbrechen, sonst im Vergleich zu anderen Opioiden eher weniger unerwünschte Wirkungen (ZNS, Obstipation, Atemdepression), Atemdepression kommt zwar vor, aber auch in hohen Dosen kein Atemstillstand.

Wechselwirkungen Keine Kombination mit reinen Opioidagonisten, da sich die Wirkung gegenseitig abschwächen bzw. aufheben kann, verstärkte Wirkung durch Sedativa, Hypnotika und/oder Alkohol.

Geeignete Kombination
Abb. 10.**1**.

Schwangerschaft und Stillzeit
Buprenorphin passiert die Plazentaschranke, bisher gibt es keine Hinweise auf teratogenes Potenzial. Ein akuter Opiatentzug sollte in der Schwangerschaft vermieden werden, deshalb kann der Einsatz von Buprenorphin zur Substitutionstherapie von Drogenabhängigen in der Schwangerschaft bei strenger Indikation erfolgen. Ein neonatales Entzugssyndrom kann auftreten. Buprenorphin geht in die Muttermilch über, von einer Anwendung in der Stillzeit wird abgeraten.

Morphin

Indikationen
Mittelstarke bis starke akute und chronische Schmerzen bzw. bei ungenügendem Ansprechen auf ein Nicht-Opioidanalgetikum und/oder schwaches Opioid.

Wirkung und Nutzen
Hauptalkaloid des Opiums mit rein agonistischer Wirkung am μ-Rezeptor.

Dosierung/Hinweise
(Erwachsene) i.m./s.c.: 5–30 mg alle 4–6 h, i.v.: 2 mg, maximal 10 mg alle 4–6 h. Analgosedation auf der Intensivstation: meist bolusweise in Kombination mit Midazolam oder Propofol. Als kontinuierliche Infusion in der Regel 1–5 mg/h bis maximal 30 mg/h.
Dauertherapie chronischer Schmerzen: Beginn mit 20–30 mg retardiertem Morphin alle 12 h p.o., individuelle Dosistitration, Umrechnung: Parenterale Morphin-Tagesdosis × 3 = Orale Morphin-Tagesdosis.
Unterliegt dem Betäubungsmittelgesetz, kann p.o., i.v., i.m., s.c., epidural und intrathekal verabreicht werden.

Elimination und Metabolisierung
Morphin wird in der Leber mit Glukuronsäure konjugiert, der aktive Metabolit Morphin-6-Glucuronid wird über die Nieren ausgeschieden und durchläuft einen enterohepatischen Kreislauf, orale Bioverfügbarkeit 15–50 %, Eliminationshalbwertzeit 2–3 h, Wirkdauer bei oraler Gabe (nicht

retardiert): 2–3 h, bei oraler Gabe (Retardform): 8–12 h, i. m./s. c.: 2–4 h.

Unerwünschte Wirkungen	Sedierung, Atemdepression, Nausea und Emesis (zu Beginn), verzögerte Magenentleerung, Obstipation, Spasmen der Gallenwege, Harnretention, Muskelrigidität, Miosis, Bradykardie, Blutdrucksenkung, Erniedrigung der Krampfschwelle. Morphin führt häufiger zu Histaminfreisetzung mit Juckreiz und urtikariellen Reaktionen als andere Opioide.
Wechselwirkungen	Verstärkte Wirkung durch Sedativa, Hypnotika und/oder Alkohol, additive Wirkung zu anderen Opioiden.
Geeignete Kombination	Abb. 10.**1**.
Schwangerschaft und Stillzeit	Bei strenger Indikationsstellung kann Morphin in der Schwangerschaft verwendet werden, Atemdepression bei Anwendung kurz vor der Geburt bzw. ein Entzugssyndrom können beim Neugeborenen auftreten, in der Stillzeit möglichst nur kurzzeitig anwenden.

Oxycodon

Indikationen	Mittelstarke bis starke akute und chronische Schmerzen bzw. bei ungenügendem Ansprechen auf ein Nicht-Opioidanalgetikum.
Wirkung und Nutzen	Stark analgetisch wirksames, halbsynthetisches Opioid mit überwiegender μ-rezeptoragonistischer Wirkung.
Dosierung/Hinweise	Initial 2-mal 10 mg täglich p. o. (Retardpräparat), Kombinationspräparat Oxycodon/Naloxon: initial 10 mg/5 mg 2-mal täglich p. o. Erhältliche Präparationen: oral retardiert/unretardiert und i. v./s. c. Dosisanpassung bzw. Verlängerung des Dosisintervalls bei Nieren- und Leberinsuffizienz nötig, da die Wirkung verstärkt bzw. verlängert ist. 10 mg Oxycodon entsprechen 20 mg Morphin (jeweils

orale Retardpräparationen); unterliegt dem Betäubungsmittelgesetz.

Elimination und Metabolisierung Abbau in der Leber über CYP3A4 und CYP2D6 zu den gering aktiven Metaboliten Noroxycodon und Oxymorphon und verschiedenen Glucuronidkonjugaten, Ausscheidung hauptsächlich über die Nieren (zu 19 % unverändert), orale Bioverfügbarkeit 60–70 %, Eliminationshalbwertzeit ca. 4 h, Wirkdauer 12 h (für orale Retardpräparate).

Unerwünschte Wirkungen s. Morphin.

Wechselwirkungen Verstärkte Wirkung durch Sedativa, Hypnotika und/oder Alkohol.

Geeignete Kombination Abb. 10.**1**.

Schwangerschaft und Stillzeit Kurzzeitige Anwendung bei entsprechender Indikation in der Schwangerschaft akzeptabel, Oxycodon tritt in die Muttermilch über, weshalb darunter eher nicht gestillt werden sollte.

Tramadol

Indikationen Mittelstarke (bis starke Schmerzen) bzw. bei ungenügender Wirksamkeit von Nicht-Opioidanalgetika.

Wirkung und Nutzen Niedrig potentes synthetisches Opioid mit geringer Affinität zu Opioidrezeptoren und deutlich geringerer analgetischer Potenz als Morphin (10 %), die opioide Wirkung am μ-Rezeptor wird v. a. durch den aktiven Metaboliten O-Desmethyltramadol vermittelt, zusätzlich entsteht über die Wiederaufnahmehemmung von Noradrenalin und Serotonin im präsynaptischen Spalt eine analgetische Wirkung, bei 10–15 % der europäischen Bevölkerung, bei denen CYP2D6 aufgrund genetischer Polymorphismen inaktiv ist (so genannte „Poor Metabolizer“), wirkt Tramadol weniger analgetisch.

Dosierung/Hinweise	Oral: 50–100 mg alle 4–6 h, oral retardiert: 50–200 mg 2-mal täglich, i. v./i.m: 50–100 mg (langsame i. v.-Gabe oder als Zusatz zu Infusionslösung), Wiederholung nach 4–6 h möglich, maximale Tageshöchstdosis 400 mg; unterliegt nicht dem Betäubungsmittelgesetz.
Elimination und Metabolisierung	Tramadol wird in der Leber über CYP2D6 zum aktiven Metaboliten O-Desmethyltramadol (M1) aktiviert, zu 90 % renale Ausscheidung (ca. 25–30 % in unveränderter Form), orale Bioverfügbarkeit 70 %, Eliminationshalbwertzeit 6 h; Wirkdauer oral nicht-retardiert: 6–9 h, oral retardiert: 11–14 h und i. m.: 6–9 h.
Unerwünschte Wirkungen	Nausea und Schwindel, insgesamt weniger ausgeprägte, aber ansonsten typische unerwünschte Wirkungen wie unter Morphin, durch Naloxon antagonisierbar.
Wechselwirkungen	Verstärkte ZNS-Effekte bei Kombination mit Sedativa, Hypnotika und/oder Alkohol. Hemmer von CYP2D6 (z. B. Chinidin, Paroxetin, Terbinafin) können die analgetische Wirkung von Tramadol reduzieren, in Kombination mit serotonerg wirkenden Substanzen (z. B. SSRI) erhöhtes Risiko für Serotonintoxizität.
Geeignete Kombination	Abb. 10.**1**.
Schwangerschaft und Stillzeit	Anwendung bei entsprechender Indikation in der Schwangerschaft möglich, Tramadol tritt zusammen mit O-Desmethyltramadol in sehr geringen Mengen in die Muttermilch über (0,1 % bzw. 0,02 % der applizierten Dosis). Einzeldosen erfordern keine Einschränkung des Stillens.

Weitere Opioid-Analgetika

- **Codein:** Schwaches Analgetikum und gut wirksames Antitussivum
- **Fentanyl:** Wird häufig in der Anästhesie eingesetzt, als Pflaster bei schweren, chronischen Schmerzen
- **Methadon:** Orale Gabe zur Substitutionsbehandlung bei Opioid-Abhängigkeit, QT-Zeit-verlängernd

- **Pethidin:** Verursacht weniger Spasmen der glatten Muskulatur als Morphin, aktiver Metabolit Norpethidin kann bei Niereninsuffizienz akkumulieren (halluzinogen, konvulsiv)

10.4 Lokalanästhetika

10.4.1 Lokalanästhetika – Einführung

Man unterscheidet Lokalanästhetika (LA) vom **Estertyp** (Benzocain, Chlorprocain, Cocain, Procain, Proparacain, Tetracain) und **Amidtyp** (Articain, Bupivacain, Etidocain, Lidocain, Levobupivacain, Mepivacain, Prilocain, Ropivacain). Des Weiteren differenziert man nach der Wirkdauer kurzwirksame (z. B. Procain) von mittellangen (z. B. Lidocain, Articain, Mepivacain und Prilocain) und langwirksamen (z. B. Bupivacain und Ropivacain) Lokalanästhetika. Beide Lokalanästhetika-Typen sind schwache Basen, die nur als saure Salze (Hydrochloride) wasserlöslich sind und nur in der lipidlöslichen, d. h. nicht ionisierten Form, den Zielort, d. h. die Nervenfasern erreichen können. Lokalanästhetika blockieren spannungsabhängige Natriumkanäle, was dazu führt, dass die Nervenzellen nicht mehr depolarisiert werden und die Reizleitung unterbrochen wird.

Häufig werden Lokalanästhetika mit Vasokonstriktoren wie Adrenalin und Noradrenalin kombiniert, die den Abtransport des Lokalanästhetikums vom Wirkort verzögern und damit die Wirkdauer verlängern. Allerdings dürfen vasokonstriktorische Zusätze nicht an durch Endarterien versorgten Körperstellen wie Fingern und Zehen angewendet werden, da eine länger dauernde Ischämie dort zur Nekrose führen kann.

Ester werden durch die Pseudocholinesterase zum Metaboliten Para-Aminobenzoesäure (PABA) metabolisiert, welcher eine hohe allergene Potenz hat. Diese hat dazu geführt, dass Lokalanästhetika vom Estertyp heute in der klinischen Anwendung keine Rolle mehr spielen. Das allergische Potenzial von Lokalanästhetika vom Amidtyp ist hingegen gering. Meist handelt es sich um allergische Reaktionen auf zugefügte Konservierungsstoffe wie Methylparaben und Sulfite. Toxische, dosisabhängige Wirkungen treten v. a. nach unbeabsichtigter intravasaler Applikation von Lokalanästhetika auf.

10.4.2 Anwendungsgebiete von Lokalanästhetika

- Oberflächenanästhesie (Lösungen, Spray, Pflaster, Salben), z. B. bei diagnostischen Maßnahmen wie Endoskopien
- Infiltrationsanästhesie (Injektionslösungen mit oder ohne Vasokonstriktor), z. B. bei Zahnbehandlungen und chirurgischen Eingriffen
- Leitungsanästhesie (Injektionslösung mit oder ohne Vasokonstriktor), z. B. bei chirurgischen Eingriffen an Extremitäten wie Plexus-brachialis-Blockade
- Spinalanästhesie (Injektionslösung mit oder ohne Vasokonstriktor), z. B. bei gynäkologischen und chirurgischen Eingriffen
- Periduralanästhesie (Injektionslösung mit oder ohne Vasokontriktor), z. B. bei gynäkologischen und chirurgischen Eingriffen
- Intravenöse Regionalanästhesie (Injektionslösung ohne Vasokonstriktor), z. B. bei chirurgischen Eingriffen an Extremitäten
- Tumeszenz-Lokalanästhesie (mit Tumeszenz-Lokalanästhesielösung, diese enthält u. a. physiologische Kochsalzlösung, Lokalanästhetika-Injektionslösung und Vasokonstriktor), insbesondere bei plastisch-chirurgischen Eingriffen wie der großvolumigen Fettabsaugung

Monografien

Articain

Indikationen

Infiltrations-, Leitungs- (Lösungen zu 1–2 % [Zahnheilkunde 4 %]), Epidural- (2–4 %) und Spinalanästhesie (5 %, hyperbare Lösung).

Wirkung und Nutzen

Articain wird fast nur in der Zahn-, Mund- und Kieferchirurgie angewendet (meist 4 %ige Lösungen mit Adrenalin 1 : 100 000 bzw. 1 : 200 000), LA vom Amidtyp mit zusätzlicher Ester-Seitengruppe, gute Knochengängigkeit, schneller Wirkeintritt nach 1–5 min, Wirkdauer mittellang (60–240 min je nach Anwendungsart, Konzentration und Vasokonstriktorenzusatz).

Dosierung/Hinweise

(Erwachsene) maximal 4 mg/kg KG, maximale Dosis 300 mg (ohne Vasokonstriktor); maximal 7 mg/kg KG, maximale Dosis 500 mg (mit Vasokonstriktor). Strenge Indikationsstellung und vorsichtige Dosierung bei Patienten mit Cholinesterasemangel erforderlich.

Elimination und Metabolisierung Rasche Hydrolyse im Blut durch Pseudocholinesterasen zum inaktiven Metaboliten Articaincarbonsäure, der über die Nieren ausgeschieden wird, Eliminationshalbwertzeit 25–40 min, Plasmaproteinbindung 95 %.

Unerwünschte Wirkungen Vgl. Lidocain.

Wechselwirkungen Gefahr von hypertensiven Krisen und Bradykardien bei Kombination von Articain mit Adrenalinzusatz und nichtselektiven β-Rezeptorenblockern, z. B. Propanolol (Kontraindikation!).

Geeignete Kombination Analgetika und ggf. Sedativa.

Schwangerschaft und Stillzeit Articain passiert die Plazentaschranke nur gering (hohe Plasmaeiweißbindung) und kann indikationsgerecht, auch mit Zusatz von Adrenalin, in der Schwangerschaft angewendet werden, die Adrenalinkonzentration sollte 1 : 200 000 nicht überschreiten, in die Muttermilch treten keine klinisch relevanten Mengen über.

Lidocain

Indikationen Oberflächen- (Lösungen zu 2–4 %), Infiltrations- (0,5–1 %), Leitungs- (1 %), Peridural- (1–2 %) und Spinalanästhesie (5 %), lebensbedrohliche ventrikuläre Arrhythmien (Xylocain 2 %).

Wirkung und Nutzen LA vom Amidtyp mit schnellem Wirkeintritt (2–3 min), Wirkdauer je nach Konzentration, Anwendungsgebiet und Vasokonstriktorenzusatz 30–180 min.

Dosierung/Hinweise (Erwachsene) maximal 3 mg/kg KG, maximale Dosis 200 mg (ohne Vasokonstriktor); maximal 7 mg/kg KG, maximale Dosis 500 mg (mit Vasokonstriktor). Bei eingeschränkter Leberfunktion ist mit einer verzögerten Elimination von Lidocain zu rechnen.

Elimination und Metabolisierung

Zu 80% Abbau in der Leber (u.a. über CYP1A2 und CYP3A4, über CYP3A4 wird MEGX gebildet) und 90% renale Elimination (in Form von Metaboliten), Eliminationshalbwertzeit 90–120 min, Plasmaproteinbindung 65%.

Unerwünschte Wirkungen

Treten hauptsächlich bei versehentlicher intravasaler Verabreichung, Überdosierung und unerwartet rascher Resorption auf, toxische Reaktionen betreffen primär das ZNS und kardiovaskuläre System (Hypotonie, Bradykardie bis hin zum Herzkreislaufversagen). 4 Stadien der ZNS-Toxizität: 1. Unruhe, metallischer Geschmack, periorales Taubheitsgefühl, 2. Lichtempfindlichkeit, Verschwommensehen, Schwindel, Übelkeit, Muskelfaszikulationen, 3. Krampfanfälle, 4. Koma, Atemlähmung bis hin zum Tod. Sehr selten allergische Reaktionen auf den Wirkstoff, eher ausgelöst durch Disulfite (ca. 5% der Asthmatiker, bei Vasokonstriktorenzusatz) oder auf das Konservierungsmittel Methyl-4-hydroxybenzoat (Methylparaben).

Wechselwirkungen

β-Rezeptorenblocker, Klasse-III-Antiarrhythmika (z. B. Amiodaron, EKG-Monitoring!): → additive kardiodepressive Effekte.
Sedativa: → verstärkte ZNS-Effekte
Cimetidin und Propanolol: → erhöhte Lidocain-Plasmakonzentrationen (bei wiederholter Gabe potenziell toxische Effekte).

Geeignete Kombination

Zur Oberflächenanästhesie Prilocain (Kombinationspräparat), in der Regionalanästhesie Kombination mit Opioiden wie Fentanyl und Sulfentanil.

Schwangerschaft und Stillzeit

Lidocain kann als Lokalanästhetikum in der Schwangerschaft und Stillzeit angewendet werden, es wurden keine teratogenen Schäden nach Einsatz im ersten Trimenon beobachtet, der Übertritt in die Muttermilch ist sehr gering.

Bupivacain

Indikationen

Infiltrations- (Lösungen zu 0,125–0,25 %), Leitungs- (0,25–0,5 %), Epidural- (0,25–0,75 %) und Spinalanästhesie (0,5 %).

Wirkung und Nutzen

LA vom Amidtyp, aufgrund der langen Wirkdauer (2–9 h) Anwendung hauptsächlich bei Kathetertechniken, häufiger Einsatz in der Geburtshilfe und für die kontinuierliche Zufuhr bei der Therapie postoperativer Schmerzen, Wirkungseintritt nach 10–20 min.

Dosierung/Hinweise

(Erwachsene) maximal 2 mg/kg KG, maximale Dosis 150 mg (mit oder ohne Vasokonstriktor). 4-fach stärkere lokalanästhetische Wirkung und 10-fach höhere Kardiotoxizität als Lidocain; die Anwendung der 0,75 %igen Lösung in der Geburtshilfe ist wegen des Risikos einer Kardiotoxizität kontraindiziert.

Elimination und Metabolisierung

Abbau in der Leber (u. a. über CYP3A4 zu Pipecolylxylidin) und Ausscheidung der Metabolite über die Niere, Halbwertzeit 1,5–5,5 h, Plasmaproteinbindung 95 %.

Unerwunschte Wirkungen

Bupivacain bindet schnell an die kardialen Natriumkanäle, dissoziiert aber nur langsam vom Rezeptor (so genanntes „fast in – slow out“), dies erhöht die Kardiotoxizität (Risiko für Bradykardie, Hypotension, ventrikuläre Arrhythmien bis hin zum Herzstillstand), ansonsten vgl. Lidocain.

Geeignete Kombination

In der Peridural- und postoperativen Anästhesie Kombination mit Opioiden wie Fentanyl und Sulfentanil.

Wechselwirkungen

Verlängerte Wirkung nicht depolarisierender Muskelrelaxanzien, additive kardiodepressive Effekte bei Kombination mit Klasse-III-Antiarrhythmika (z. B. Amiodaron, EKG-Monitoring!), erhöhte Blutungsneigung bei Kombination mit oralen Antikoagulanzien und NSAR (Verdrängung aus der Plasmaproteinbindung).

Schwangerschaft und Stillzeit Aufgrund der hohen Plasmaeiweissbindung nur geringe Plazentagängigkeit, Anwendung bei entsprechender Indikation in der Schwangerschaft möglich, in die Muttermilch gehen nur klinisch nicht relevante Mengen über.

Weitere Lokalanästhetika vom Amidtyp

- **Mepivacain:** Unerwünschte Wirkungen und Wechselwirkungen mit Lidocain vergleichbar, nicht in der geburtshilflichen Anästhesie anwenden (sehr lange Halbwertzeit beim Neugeborenen)
- **Ropivacain:** Reines S-Enantiomer, weniger kardiotoxisch als Bupivacain, Hemmer und Substrate von CYP1A2 können die Wirkung verstärken
- **Prilocain:** Metabolit Para-Hydroxy-Toluidin führt zur Methämoglobinbildung (klinisch relevant bei Dosierungen >8 mg/kg KG), keine Anwendung bei Glukose-6-Phosphat-Dehydrogenase-Mangel

11 Arzneitherapie von Erkrankungen des Nervensystems

M. Siepmann

In dem vorliegenden Kapitel werden klinisch relevante Parkinsonmittel und Antikonvulsiva behandelt. Die Abschnitte gliedern sich jeweils in zwei Teile: Der erste Teil beinhaltet allgemeine Hinweise und Therapieempfehlungen; dabei werden die Behandlungsleitlinien der Deutschen Gesellschaft für Neurologie berücksichtigt; im zweiten Teil erfolgt die Vorstellung von Substanzklassen durch monografische Abhandlung ihrer wichtigsten Vertreter.

11.1 Parkinsonmittel

11.1.1 Therapieempfehlungen

Entsprechend den Leitlinien der Deutschen Gesellschaft für Neurologie sind Parkinsonsyndrome durch das Vorliegen einer Akinese sowie eines der folgenden, in unterschiedlicher Gewichtung auftretenden Kardinalsymptome definiert:

- Rigor
- Ruhetremor
- Posturale Instabilität

Sensorische Symptome (Dysästhesien und Schmerzen), vegetative Symptome (Störungen von Blutdruck, Temperaturregulation, Harnblasenfunktion und sexuellen Funktionen), psychische Symptome (insbesondere Depressionen) und kognitive Beeinträchtigung (in fortgeschrittenen Stadien Demenz) werden als fakultative Symptome beschrieben. Parkinsonmittel beeinflussen definitionsgemäß v. a. Akinese, Rigor und Tremor. Die Verabreichung der Aminosäure Levodopa (L-Dopa; leitliniengemäß immer in Kombination mit einem Decarboxylashemmstoff) dient der Substitution des beim Morbus Parkinson bestehenden Dopaminmangels. Monotherapie mit L-Dopa/Decarboxylasehemmstoff ist der alleinigen Gabe eines Dopamin-Agonisten in der symptomatischen Wirkung zwar überlegen, jedoch verzögert L-Dopa nicht die Krankheitsprogression und trägt zur Entstehung von Therapiekomplikationen (insbesondere

Dyskinesien und Wirkungsfluktuationen) bei. Bei Patienten <70 Jahren sind Dopamin-Agonisten daher Mittel der ersten Wahl, wobei nichtergoline Substanzen (z.B. Pramiprexol) aufgrund der mit den Ergotaminderivaten (z.B. Pergolid) assoziierten Fibrosierungsneigung bevorzugt verabreicht werden sollten. Bei Patienten, die ergoline Dopamin-Agonisten erhalten, sollten transthorakale echokardiografische Untersuchungen zur Festellung des Auftretens einer Endokardfibrose in jährlichen Abständen durchgeführt werden.

Ein Behandlungsbeginn mit L-Dopa/Decarboxylasehemmstoff wird bei >70-Jährigen und bei Patienten mit idiopathischem Parkinsonsyndrom, bei denen ein besonders rascher Wirkungseintritt erforderlich ist (z.B. bei drohendem Arbeitsplatzverlust), empfohlen.

Bei unzureichender Wirksamkeit einer Monotherapie werden Kombinationstherapien von L-Dopa/Decarboxylasehemmstoff und einem Dopamin-Agonisten verabreicht. COMT-Inhibitoren (Entacapon, Tolcapon) können bei motorischen Wirkungsfluktuationen ggf. in Kombination mit L-Dopa eingesetzt werden. MAO-B-Hemmstoffe (Selegilin, Rasagilin) sind in Frühstadien der Erkrankung symptomatisch wirksam. Amantadin wird beim Auftreten von L-Dopa-assoziierten Dyskinesien empfohlen, Anticholinergika (Biperiden) werden Patienten mit vorherrschendem Tremor unter Beachtung ihres Nebenwirkungsprofils (autonome und kognitive Störungen) verabreicht.

Monografien

Levodopa

Indikationen Idiopatisches und sekundäres (ausgenommen medikamentös induziertes) Parkinsonsyndrom, Restless-Legs-Syndrom.

Wirkung und Nutzen Substitution eines bestehenden Dopamindefizits.

Dosierung/Hinweise Initial 100–200 mg L-Dopa tgl. peroral, Dosiserhöhung um 50–100 mg jeden 3.–7. Tag bis maximal 800 mg/d, Verteilung der Tagesdosis auf mindestens 3–4 Einzelgaben, keine Dosisanpassung bei Leberfunktionsstörung, Dosisreduktion im Senium, Dosisanpassung bei eingeschränkter Nierenfunktion nicht erforderlich.

Elimination und Metabolisierung Durch Decarboxylierung, O-Methylierung, Transaminierung und Oxidation verstoffwechselt, renale Ausscheidung in überwiegend metabolisierter Form, <7% unverändert mit dem Urin ausgeschieden.

Unerwünschte Wirkungen Appetitminderung, Übelkeit, Erbrechen, Diarrhoe, Unruhe, Angst, Insomnie, Halluzinationen, Kopfschmerzen, Benommenheit, Müdigkeit, orthostatische Hypotonie, kardiale Arrhythmien, Dyskinesien, Wirkungsfluktuationen.

Wechselwirkungen Wirkungsverminderung durch typische Neuroleptika, hypertensive Krise bei gleichzeitiger Gabe von MAO-A-Hemmstoffen.

Geeignete Kombinationen Decarboxylasehemmmstoff (Benserazid, Carbidopa), Dopamin-Agonist, Anticholinergikum, Amantadin, COMT- und MAO-B-Inhibitor.

Schwangerschaft und Stillzeit Darf Schwangeren nicht gegeben werden, Abstillen erforderlich.

Pramiprexol

Indikationen Idiopathisches Parkinsonsyndrom, Restless-Legs-Syndrom.

Wirkung und Nutzen Nichtergoliner Dopamin-Agonist mit Selektivität für D2- und D3-Rezeptoren.

Dosierung/Hinweise Initial 0,375 mg tgl. peroral, schrittweise Dosiserhöhung alle 5–7 Tage bis zu maximal 4,5 mg tgl., Verteilung der Tagesdosierung auf 3 Einzelgaben, keine Dosisanpassung bei Leberfunktionsstörung, Dosisreduktion bei Niereninsuffizienz, wenn Kreatinin-Clearance <50 ml/min.

Elimination und Metabolisierung Renale Ausscheidung in überwiegend unveränderter Form.

Unerwünschte Wirkungen	Appetitminderung, Übelkeit, Erbrechen, Diarrhoe, Unruhe, Benommenheit, Müdigkeit, Verwirrtheit, Halluzinationen, Transaminasenanstieg, Dyskinesien, Ödeme.
Wechselwirkungen	Erhöhte Pramiprexol-Serumkonzentrationen durch Cimetidin, Wirkungsverminderung durch typische Neuroleptika.
Geeignete Kombinationen	L-Dopa/Decarboxylasehemmmstoff, Anticholinergikum, Amantadin, COMT- und MAO-B-Inhibitor.
Schwangerschaft und Stillzeit	Darf Schwangeren nicht gegeben werden, Abstillen erforderlich.

Weitere relevante Dopaminagonisten

- **Bromocriptin:** Ergoliner Dopaminagonist
- **Cabergolin:** Ergoliner Dopaminagonist
- **α-Dihydroergocriptin:** Ergoliner Dopaminagonist
- **Lisurid:** Ergoliner Dopaminagonist
- **Pergolid**: Ergoliner Dopaminagonist
- **Piribedil:** Nichtergoliner Dopaminagonist
- **Ropinirol:** Nichtergoliner Dopaminagonist
- **Rotigotin**: Nichtergoliner Dopaminagonist, transdermal verfügbar

Amantadin

Indikationen	Idiopathisches und medikamentös induziertes Parkinsonsyndrom.
Wirkung und Nutzen	Erhöhung der Freisetzung und Hemmung der neuronalen Wiederaufnahme von Dopamin, Inhibition der NMDA-Rezeptor-vermittelten Freisetzung von Acetylcholin, antiviraler Effekt durch Hemmung des viralen Uncoating (Kapitel 13.3, S. 316).
Dosierung/Hinweise	100 mg peroral tgl. als Initialdosis, Dosiserhöhung alle 7 Tage bis zu maximal 600 mg/d, Verteilung der Tages-

	dosierung auf zwei Einzelgaben, Dosisreduktion im Senium und bei Niereninsuffizienz.
Elimination und Metabolisierung	Renale Ausscheidung in nahezu vollständig unveränderter Form.
Unerwünschte Wirkungen	Unruhe, Schlafstörungen, Alpträume, Halluzinationen, Psychosen, Benommenheit, Schwindel, Konzentrationsstörungen, Kopfschmerzen, Mundtrockenheit, Übelkeit, Erbrechen, Obstipation, Miktionsstörungen.
Wechselwirkungen	Verstärkung der Nebenwirkungen von Anticholinergika, keine gleichzeitige Gabe mit Arzneistoffen, die die QTc-Zeit verlängern (z. B. Chinidin, Amitriptylin).
Geeignete Kombinationen	L-Dopa/Decarboxylasehemmmstoff, Dopamin-Agonist, COMT- und MAO-B-Inhibitor.
Schwangerschaft und Stillzeit	Darf Schwangeren nicht gegeben werden, Abstillen erforderlich.

Selegilin

Indikationen	Idiopathisches Parkinsonsyndrom.
Wirkung und Nutzen	Hemmung des Dopaminabbaus durch selektive und irreversible Inhibition der MAO-B, Hemmung der neuronalen Wiederaufnahme von Dopamin.
Dosierung/Hinweise	5–10 mg einmal tgl. peroral, keine Anwendung bei Niereninsuffizienz, vorsichtige Dosierung bei schwerer Leberinsuffizienz.
Elimination und Metabolisierung	Hepatische Verstoffwechslung zu Desmethylselegelin, L-Metamphetamin und L-Amphetamin, Ausscheidung über Urin und Fäzes in überwiegend metabolisierter Form.

Unerwünschte Wirkungen	Unruhe, Schlafstörungen, Mundtrockenheit, Appetitminderung, Übelkeit, Diarrhoe, Obstipation, Transaminasenerhöhung, kardiale Arrhythmien, orthostatische Hypotonie, Schwindel, Psychose, Miktionsstörung.
Wechselwirkungen	Serotonerges Syndrom bei Kombination mit serotonergen Arzneistoffen (SSRIs, SSNRIs, Triptane).
Geeignete Kombinationen	L-Dopa/Decarboxylasehemmstoff, Dopamin-Agonist, Amantadin, Anticholinergikum.
Schwangerschaft und Stillzeit	Darf Schwangeren nicht gegeben werden, Abstillen erforderlich.

Weitere relevante MAO-B-Hemmstoffe

- **Rasagilin:** Irreversibler, selektiver MAO-B-Hemmstoff

Entacapon

Indikationen	Wirkungsfluktuationen unter Therapie mit L-Dopa/Decarboxylasehemmstoff.
Wirkung und Nutzen	Reversible COMT-Hemmung, Wirkungsverlängerung von L-Dopa durch Verminderung der Metabolisierung zu 3-O-Methlydopa.
Dosierung/Hinweise	200 mg peroral zu jeder Einzelgabe von L-Dopa/Decarboxylasehemmstoff bis maximal 2000 mg tgl., vorsichtige Dosierung bei Leberinsuffizienz.
Elimination und Metabolisierung	Extensive hepatische Verstoffwechslung, Ausscheidung in überwiegend metabolisierter Form mit den Fäzes (80–90 %) und im Urin (10–20 %).
Unerwünschte Wirkungen	Übelkeit, Erbrechen, Mundtrockenheit, Obstipation, Diarrhoe, Insomnie, Benommenheit, Verwirrtheit, Halluzinationen, Dystonie, Hyperkinesen, Angina pectoris.

Wechselwirkungen	Wirkungsverstärkung von MAO-A- und MAO-B-Hemmstoffen, trizyklischen Antidepressiva und von Warfarin.
Geeignete Kombinationen	L-Dopa/ Decarboxylasehemmmstoff, Selegilin.
Schwangerschaft und Stillzeit	Darf Schwangeren nicht gegeben werden, Abstillen erforderlich.

Weitere relevante COMT-Hemmstoffe

- **Tolcapon:** COMT-Hemmstoff der 2. Wahl (cave Hepatotoxizität)

Metixen

Indikationen	Tremor bei primärem und sekundärem Parkinsonsyndrom, Alterstremor und essenzieller Tremor.
Wirkung und Nutzen	Zentral wirksamer Antagonist an muskarinergen Acetylcholinrezeptoren.
Dosierung/Hinweise	Initial 7,5 mg tgl. peroral verteilt auf 3 Einzelgaben, Dosiserhöhung in wöchentlichen Intervallen bis maximal 45 mg/d, Dosisanpassung bei Niereninsuffizienz nicht erforderlich, vorsichtige Dosierung bei Leberinsuffizienz.
Elimination und Metabolisierung	Hepatische Verstoffwechslung, renale Elimination in überwiegend metabolisierter Form.
Unerwünschte Wirkungen	Benommenheit, Müdigkeit, Schwindel, Verschwommensehen, Mundtrockenheit, Obstipation, Miktionsstörungen, Tachykardie, Dyskinesien, Krampfanfälle.
Wechselwirkungen	Wirkungsverstärkung anticholinerger Arzneistoffe und von L-Dopa, zentral dämpfender Pharmaka und von Alkohol.

Geeignete Kombinationen	L-Dopa/Decarboxylasehemmstoff, Dopamin-Agonist.
Schwangerschaft und Stillzeit	Darf Schwangeren nicht gegeben werden, Abstillen erforderlich.

Weitere relevante Anticholinergika

- **Biperiden:** Zentral wirksamer Antagonist an muskarinergen Acetylcholinrezeptoren
- **Bornaprin:** Zentral wirksamer Antagonist an muskarinergen Acetylcholinrezeptoren
- **Trihexyphenidyl**: Zentral wirksamer Antagonist an muskarinergen Acetylcholinrezeptoren
- **Procyclidin**: Zentral wirksamer Antagonist an muskarinergen Acetylcholinrezeptoren

11.2 Antiepileptika

11.2.1 Therapieempfehlungen

Nach den Richtlinien der Internationalen Liga gegen Epilepsie ist ein einziger Krampfanfall für die Diagnose einer Epilepsie nötig, wenn eine erhöhte Epileptogenität aufgrund einer erhöhten Anfallsbereitschaft im EEG (z.B. 3/s Spike-Waves) oder entsprechendem magnetresonanztomografischem Befund (z.B. Ammonshornsklerose) als wahrscheinlich angenommen werden kann. Bei erhöhter Epileptogenität kann demzufolge bereits der erste Krampfanfall zu einer medikamentösen Behandlungsempfehlung führen. Gemäß den Leitlinien der Deutschen Gesellschaft für Neurologie soll eine antikonvulsive Therapie stets durchgeführt werden, wenn eine chronische Anfallsdisposition (zwei oder mehr Anfälle/Jahr) besteht. Liegen seltene Anfälle (<2 Anfälle/Jahr) vor, muss der Nutzen gegen das Risiko einer antiepileptischen Therapie abgewogen werden, wobei auch die Behandlungscompliance des Patienten zu berücksichtigen ist.

Eine Unterteilung in fokale und idiopathisch generalisierte Epilepsieformen ist bedeutsam, da bei generalisierten Epilepsiesyndromen nur wenige Medikamente gut wirksam sind und durch Antikonvulsiva Anfälle auch provoziert werden können (z.B. Phenytoin). Da Patienten mit Epilepsie oft lebenslang therapiert werden müssen, sollen Medikamente mit geringem Interaktionspotenzial (z.B. Gabapentin) gegenüber Enzyminduktoren (z.B. Carbamazepin) und -inhibitoren (z.B. Valproinsäure) vorgezogen werden. Ist eine Ersttherapie nicht ausreichend wirksam, erfolgt Umsetzung auf ein zweites Antikonvulsivum, erst bei erneutem Therapieversagen werden Kombinationstherapien mit zwei oder mehr Substanzen empfohlen.

Monografien

Phenytoin

Indikationen
Fokal eingeleitete generalisierende und generalisierte Grand-Mal-Anfälle, einfache (fokale) und komplexe Partialanfälle, Anfallsprophylaxe nach neurochirurgischen Operationen, Schmerzsyndrome (Kapitel 10, S. 228).

Wirkung und Nutzen
Stabilisierung von Nervenzellmembranen durch Hyperpolarisation.

Dosierung/Hinweise
Initial 50–100 mg tgl. peroral, individuelle Dosistitration bis zur Erhaltungsdosis (ca. 300 mg/d), Verteilung der Tagesdosis auf zwei Einzelgaben, Dosisanpassung bei Niereninsuffizienz und Leberfunktionsstörung unter Serumspiegelkontrolle.

Elimination und Metabolisierung
Hepatische Hydroxylierung über das Cytochrom-P450-System (CYP2C8, CYP2C9, CYP2C19), Glucuronidierung, enterohepatische Zirkulation als p-Hydroxy-Diphenylhydantoin, <5 % unverändert im Urin und mit den Fäzes ausgeschieden.

Unerwünschte Wirkungen
Doppelbilder, Nystagmus, Ataxie, Kopfschmerzen, Reizbarkeit, Tremor, Dyskinesien, Kleinhirnatrophie, verwaschenes Sprechen, Schwindel, Müdigkeit, Merkfähigkeitsstörungen, Arrhythmien, Asystolie, Hypotonie, Osteomalazie, Hirsutismus, Gingivahyperplasie.

Wechselwirkungen
Erniedrigung der Phenytoin-Serumspiegel durch Alkohol, Primidon, Phenobarbital, Carbamazepin, Vigabatrin, Erhö-

hung der Phenytoin-Serumspiegel durch orale Antikoagulanzien, Amiodaron, Felbamat, Benzodiazepine, Cimetidin, Erythromycin, Sulfonamide, Ketoconazol, Ticlopidin, Omeprazol, trizyklische Antidepressiva und Valproinsäure. Erniedrigung der Serumspiegel von oralen Antikoagulanzien, Carbamazepin, Ciclosporin, Tacrolimus, Clozapin, Lamotrigin, Verapamil, Tetracycline, Praziquantel, Felbamat, Östrogenen, oralen Kontrazeptiva, Diazoxid, Furosemid, Paroxetin, Nimodipin, Vitamin D, Digitoxin, Kortikosteroiden, trizyklischen Antidepressiva, Valproat, Benzodiazepinen.

Geeignete Kombinationen Lamotrigin.

Schwangerschaft und Stillzeit Darf Schwangeren gegeben werden, wobei die niedrigste noch wirksame Dosis zu wählen ist, darf stillenden Müttern verabreicht werden.

Carbamazepin

Indikationen Einfache und komplexe Partialanfälle, fokal eingeleitete generalisierende Anfälle, gemischte Epilepsieformen, Anfallsprophylaxe bei Alkoholentzugssyndrom, Phasenprophylaxe affektiver Störungen (Kapitel 12.2, S. 274), Schmerzsyndrome (Kapitel 10, S. 228).

Wirkung und Nutzen Iminostilbenderivat, inhibiert die synaptische Übertragung und posttetanische Potenzierung.

Dosierung/Hinweise Einschleichende Dosierung bis zu einer Erhaltungsdosis von 400–1200 mg tgl. peroral, Verteilung der Tagesdosis auf 2 Einzelgaben, Dosisreduktion bei Niereninsuffizienz und bei Leberfunktionsstörung (periodische Überwachung der Leberfunktion empfohlen).

Elimination und Metabolisierung Hepatische Oxidation, Desaminierung, Hydroxylierung und Glucuronidierung, Ausscheidung in metabolisierter Form renal mit den Fäzes, <4 % unverändert im Urin.

Unerwünschte Wirkungen Leukozytopenie, Eosinophilie, Thrombozytopenie, Exantheme, Pruritus, Hyponatriämie, Müdigkeit, Benommenheit, Schwindel, Ataxie, Kopfschmerzen, Verwirrtheit, Nystagmus, AV-Block, Inappetenz, Übelkeit, Mundtrockenheit, Leberfunktionsstörung, Hypercholesterinämie.

Wechselwirkungen Erniedrigung der Serumspiegel von Clonazepam, Ethosuximid, Felbamat, Primidon, Lamotrigin, Tiagabin, Topiramat, Valproinsäure, Haloperidol, Clozapin, Olanzapin, Risperidon, Quetiapin, trizyklischen Antidepressiva, Tetracyclinen, Ketoconazol, Kortikosteroiden, Ciclosporin, Tacrolimus, Phenprocoumon, hormonalen Kontrazeptiva, Praziquantel, Phenytoin durch Induktion von Cytochrom-P450-Enzym (CYP3A4).

Geeignete Kombinationen Levetiracetam, Topiramat, Clonazepam, Valproinsäure.

Schwangerschaft und Stillzeit Darf Schwangeren im ersten Trimenon nur unter sorgfältiger Risiko-Nutzen-Abwägung gegeben werden, wobei die niedrigste noch wirksame Dosis zu wählen ist, prophylaktische Folsäuregabe ggf. sinnvoll, Abstillen erforderlich

Weitere relevante Iminostilbene

- **Oxcarbazepin:** 17-Ketoanlagon des Carbamazepin

Valproinsäure

Indikationen Generalisierte Anfälle, fokale und sekundär generalisierende Anfälle, Phasenprophylaxe affektiver Störungen (Kapitel 12.2, S. 276).

Dosierung/Hinweise 1200–2100 mg tgl. peroral, einschleichend beginnen, Verteilung der Tagesdosis auf 2–4 Einzelgaben, Dosisreduktion bei eingeschränkter Nierenfunktion und Hypoproteinämie, keine Anwendung bei schwerer Leberfunktionsstörung.

Geeignete Kombinationen Clonazepam, Topiramat, Levetiracteam, Carbamazepin, Phenobarbital.

Wirkung und Nutzen, Elimination und Metabolisierung, Unerwünschte Wirkungen, Wechselwirkungen, Schwangerschaft und Stillzeit Kapitel 12.2, S. 276.

Lamotrigin

Indikationen Partielle und generalisierte Anfälle, Phasenprophylaxe affektiver Störungen (Kapitel 12.2, S. 277).

Wirkung und Nutzen Triazinderivat, blockiert spannungsabhängige Natriumkanäle.

Dosierung/Hinweise 100–200 mg tgl. peroral, einschleichend beginnen, Verteilung der Tagesdosis auf 1–2 Einzelgaben, Dosisreduktion bei Niereninsuffizienz und bei Leberfunktionsstörung.

Elimination und Metabolisierung Hepatische Glucuronidierung, renale Ausscheidung in überwiegend metabolisierter Form, <8 % unverändert im Urin ausgeschieden.

Unerwünschte Wirkungen Kopfschmerzen, Müdigkeit, Schwindel, Unruhe, Tremor, Insomnie, Übelkeit, Erbrechen, Diarrhoe, Exanthem, Steven-Johnson-Syndrom, Arthralgie.

Wechselwirkungen Erhöhung der Lamotrigin-Serumspiegel durch Valproinsäure, Erniedrigung der Lamotrigin-Serumspiegel durch Phenytoin, Carbamazepin, Phenobarbital, Primidon.

Geeignete Kombinationen Levetiracteam, Phenytoin, Phenobarbital, Gabapentin.

Schwangerschaft und Stillzeit	Darf Schwangeren im ersten Trimenon nur unter sorgfältiger Risiko-Nutzen-Abwägung gegeben werden, wobei die niedrigste noch wirksame Dosis zu wählen ist, prophylaktische Folsäuregabe ggf. sinnvoll, Abstillen erforderlich.

Gabapentin

Indikationen	Partielle Anfälle mit oder ohne sekundärer Generalisierung, Schmerzsyndrome (Kapitel 10, S. 228).
Wirkung und Nutzen	GABA-Analogon, antikonvulsiv, ko-analgetisch, unbekannter Wirkungsmechanismus.
Dosierung/Hinweise	900–2400 mg tgl. peroral, einschleichend beginnen, Verteilung der Tagesdosis auf 3 Einzelgaben, Dosisreduktion bei eingeschränkter Nierenfunktion.
Elimination und Metabolisierung	Keine Metabolisierung in nennenswertem Umfang, renale Ausscheidung in überwiegend unveränderter Form.
Unerwünschte Wirkungen	Leukozytopenie, Verwirrtheit, Stimmungsschwankungen, Müdigkeit, Schwindel, Ataxie, Sehstörungen, Kopfschmerzen, Tremor, Dysarthrie, Übelkeit, Erbrechen, Appetitsteigerung, Anorexie, Exanthem, Vasodilatation, periphere Ödeme, Impotenz, Pruritus.
Wechselwirkungen	Keine relevanten Interaktionen.
Geeignete Kombinationen	Lamotrigin.
Schwangerschaft und Stillzeit	Darf Schwangeren nur unter sorgfältiger Risiko-Nutzen-Abwägung gegeben werden, Abstillen erforderlich.

Weitere relevante GABA-Analoga

- **Pregabalin:** Partielle Anfälle, Schmerzsyndrome (Kapitel 10, S. 228)

Levetiracetam

Indikationen	Partielle und sekundär generalisierende Anfälle, generalisierte Anfälle.
Wirkung und Nutzen	Pyrrolidonderivat, inhibiert die Freisetzung von Kalzium aus neuronalen Speichern und den durch N-Typ-Kanäle vermittelten Kalziumstrom, interagiert mit synaptischen Vesikelprotein 2A.
Dosierung/Hinweise	Initial 500 mg tgl. peroral, Erhöhung auf 1000 mg/d im Abstand von 2 Wochen, danach ggf. Dosiserhöhung bis auf maximal 3000 mg/d, Verteilung der Tagesdosis auf 2 Einzelgaben. Dosisreduktion bei Niereninsuffizienz und bei schwerer Leberfunktionsstörung.
Elimination und Metabolisierung	Hydrolyse der Acetamidgruppe in verschiedenen Geweben, Ausscheidung zu 95 % im Urin.
Unerwünschte Wirkungen	Thrombozytopenie, Anorexie, Gewichtszunahme, Agitation, Depression, Insomnie, Benommenheit, Ataxie, Schwindel, Kopfschmerzen, Tremor, Doppelbilder, Nausea, Erbrechen, Diarrhoe, Exanthem, Pruritus, Myalgie.
Wechselwirkungen	Keine.
Geeignete Kombinationen	Phenytoin, Lamotrigin, Carbamazepin, Topiramat, Valproinsäure.
Schwangerschaft und Stilzeit	Darf Schwangeren nur unter sorgfältiger Nutzen-Risiko-Abwägung gegeben werden, Abstillen erforderlich.

Topiramat

Indikationen	Partielle und sekundär generalisierende Anfälle, generalisierte Anfälle.

Wirkung und Nutzen Monosaccharid-Sulfamat, blockiert spannungsabhängige Natriumkanäle, erhöht die Aktivität des GABA-ergen inhibitorischen Neurotransmittersystems.

Dosierung/Hinweise Initial 25–50 mg tgl. peroral, Erhöhung um 25–50 mg/d im Abstand von 1–2 Wochen bis zu einer Erhaltungsdosis von 200–400 mg tgl.. Dosisreduktion bei Niereninsuffizienz und bei Leberfunktionsstörung, Dosiserhöhung bei Hämodialyse, da Topiramat mit dem Dialysat entfernt wird.

Elimination und Metabolisierung Zu einem geringen Teil durch Hydroxylierung, Hydrolyse, und Glucuronidierung verstoffwechselt, Ausscheidung zu 70 % unverändert im Urin.

Unerwünschte Wirkungen Anämie, Parästhesien, Müdigkeit, Schwindel, Aufmerksamkeits- und Gedächtnisstörungen, Depression, Dysarthrie, Tremor, Sehstörungen, Nausea, Diarrhoe, Gewichtsabnahme, Gewichtszunahme, Polyurie, Arthralgie.

Wechselwirkungen Erhöhung der Serumkonzentrationen von Phenytoin durch Topiramat, Verminderung der Serumkonzentrationen von Topiramat durch Phenytoin und Carbamazepin.

Geeignete Kombinationen Carbamazepin, Levetiracetam, Valproinsäure.

Schwangerschaft und Stillzeit Darf Schwangeren nur unter sorgfältiger Nutzen-Risiko-Abwägung gegeben werden, Abstillen erforderlich.

Phenobarbital

Indikationen Partielle und generalisierte Anfälle.

Wirkung und Nutzen Barbitursäurederivat, erhöht die Aktivität des GABA-ergen inhibitorischen Neurotransmittersystems.

Dosierung/Hinweise Initial 1–3 mg/kg KG tgl. peroral, Erhöhung um 25–50 mg/d im Abstand von 1–2 Wochen bis zu einer Erhal-

	tungsdosis von 200–400 mg tgl.. Dosisreduktion bei schwerer Nierenfunktionsstörung, vorsichtige Dosierung (Reduktion der Initialdosis) bei Leberfunktionsstörungen.
Elimination und Metabolisierung	Hepatisch über das Cytochrom-P450-System (CYP2C9, CYP2C19, CYP2E1) verstoffwechselt, Ausscheidung zu 25–70 % unverändert im Urin.
Unerwünschte Wirkungen	Müdigkeit, Benommenheit, Schwindel, Kopfschmerzen, Ataxie, Aufmerksamkeits- und Gedächtnisstörung, Reaktionszeitverlängerung, Übelkeit, Erbrechen, Leberfunktionsstörungen, Knochenmarkdepression, megaloblastäre Anämie, Exanthem, paradoxe Erregung.
Wechselwirkungen	Wirkungsverstärkung von Alkohol und zentral dämpfenden Pharmaka, Erniedrigung der Serumkonzentrationen von oralen Kontrazeptiva, Kortikosteroiden, Lamotrigin, Griseofulvin, oralen Antikoagulanzien, Schilddrüsenhormonen, Doxycyclin, Chloramphenicol, Phenytoin, Valproinsäure, Clonazepam, Carbamazepin durch Induktion hepatischer Oxidasen (CYP1A2, CYP2B, CYP2C8, CYP2C9, CYP2C19, CYP3A4).
Geeignete Kombinationen	Lamotrigin, Valproinsäure.
Schwangerschaft und Stillzeit	Darf Schwangeren nur unter sorgfältiger Nutzen-Risiko-Abwägung gegeben werden, ggf. Vitamin-K-Prophylaxe im letzten Schwangerschaftsmonat zur Vermeidung von Vitamin-K-abhängigen Blutgerinnungsstörungen, Abstillen erforderlich.

Weitere relevante Barbiturate

- **Primidon.** Phenobarbital ist aktiver Metabolit von Primidon

Clonazepam

Indikationen

Partielle und generalisierte Anfälle.

Wirkung und Nutzen

Benzodiazepintranquillizer mit hoher Affinität zum Benzodiazepinrezeptor (Kapitel 12.4, S. 283), antikonvulsiv wirksam durch Verstärkung der GABAergen Hemmung.

Dosierung/Hinweise

3–8 mg tgl. peroral, einschleichend beginnen, Dosisreduktion bei Leberfunktionsstörung.

Elimination und Metabolisierung

In der Leber verstoffwechselt: Reduktion zu 7-Aminoclonazepam und N-Acetylierung zu 7-Acetaminoclonazepam, C3-Hydroxylierung und Nitroreduktion über das Cytochrom-P450-System (CYP3A4). Ausscheidung in fast ausschließlich metabolisierter Form, <2 % erscheinen als unverändertes Nitrazepam im Urin.

Unerwünschte Wirkungen

Müdigkeit, Muskelschwäche, Schwindel, Ataxie, Atemdepression, Amnesie, Toleranzentwicklung, Abhängigkeit, selten paradoxe Effekte: Unruhe, Erregung, Halluzinationen, aggressives Verhalten.

Wechselwirkungen

Verstärkte Sedierung bei gleichzeitiger Einnahme von Alkohol und Gabe zentral dämpfender Pharmaka, Erniedrigung der Clonazepam-Serumkonzentrationen durch Phenobarbital, Phenytoin, Valproat, Carbamazepin.

Geeignete Kombinationen

Valproinsäure, Carbamazepin.

Schwangerschaft und Stillzeit

Verabreichung an Schwangere möglich, Abstillen erforderlich.

Ethosuximid

Indikationen	Absencen.
Wirkung und Nutzen	Succinimidderivat, antikonvulsiv, unbekannter Wirkungsmechanismus.
Dosierung/Hinweise	15–30 mg/kg KG tgl. peroral, Dosierung einschleichend beginnen, Dosiserhöhung bei Hämodialyse, da Ethosuximid mit dem Dialysat entfernt wird, vorsichtige Dosierung bei Leberfunktionsstörungen und Überwachung der Leberenzyme empfohlen.
Elimination und Metaboliierung	In der Leber oxidativ verstoffwechselt über das Cytochromsystem-P450 (CYP2B, CYP2C9, CYP2E1, CYP3A4), renale Ausscheidung in konjugierter Form, 10–20 % unverändert im Urin.
Unerwünschte Wirkungen	Übelkeit, Erbrechen, Singultus, Abdominalschmerzen, Obstipation, Appetitminderung, Diarrhoe, Ataxie, Insomnie.
Wechselwirkungen	Verstärkte Sedierung bei gleichzeitiger Einnahme von Alkohol und Gabe zentral dämpfender Pharmaka, Erhöhung der Ethosuximid-Serumkonzentrationen durch Valproinsäure.
Geeignete Kombinationen	Primidon.
Schwangerschaft und Stillzeit	Verabreichung an Schwangere möglich, ggf. Vitamin-K-Prophylaxe im letzten Schwangerschaftsmonat zur Vermeidung von Vitamin-K-abhängigen Blutgerinnungsstörungen, Abstillen erforderlich.

Weitere relevante Succinimide

- **Mesuximid:** Antikonvulsiv bei Petit Mal im Rahmen gemischter Epilepsien und bei Absencen

12 Arzneitherapie in der Psychiatrie

M. Siepmann

Medikamente zur Behandlung psychischer Störungen sind eine heterogene Gruppe von Arzneistoffen. Im engeren Sinne lassen sich 5 Gruppen von Psychopharmaka unterscheiden:

- Antidepressiva
- Medikamente zur Rückfallverhütung affektiver Störungen (Phasenprophylaktika)
- Antipsychotika (Neuroleptika)
- Tranquillizer/Hypnotika
- Antidementiva

Im weiteren Sinne gehören Medikamente zur Rückfallprophylaxe bei Suchtkrankheiten (Entwöhnungsmittel) und Psychostimulanzien dazu.

Psychopharmaka sind bei einem Teil der psychischen Erkrankungen unzureichend wirksam (z. B. Persönlichkeitsstörungen) bzw. sollten bei vielen Störungen (z. B. Angsterkrankungen) ausschließlich adjuvant gegeben werden. Im Rahmen eines Gesamtbehandlungsplans wird die Verabreichung von Psychopharmaka daher in der Regel durch weitere Maßnahmen (Psychotherapie, Sozialtherapie, Kunst- und Musiktherapie, körperorientierte Verfahren u. a. m.) ergänzt.

In dem vorliegenden Kapitel werden klinisch relevante Antidepressiva, Phasenprophylaktika, Antipsychotika, Tranquillizer/Hypnotika und Antidementiva behandelt. Die Abschnitte gliedern sich jeweils in zwei Teile: Der erste Teil beinhaltet allgemeine Hinweise und Therapieempfehlungen, dabei werden Behandlungsleitlinien der Deutschen Gesellschaft für Psychiatrie, Psychotherapie und Nervenheilkunde, der Deutschen Gesellschaft für Neurologie, der Deutschen Gesellschaft für Kinder- und Jugendpsychiatrie und Psychotherapie sowie der Deutschen Gesellschaft für Schlafforschung und Schlafmedizin berücksichtigt bzw. für die jeweilige Indikation widergegeben; im zweiten Teil erfolgt die Vorstellung von Substanzklassen durch monografische Abhandlung ihrer wichtigsten Vertreter.

12.1 Antidepressiva

12.1.1 Therapieempfehlungen

Depressionen sind häufige Erkrankungen (Prävalenz >10%), wobei Frauen im Vergleich zu Männern überwiegen. Traurige bzw. gedrückte Stimmung, Antriebsmangel, erhöhte Ermüdbarkeit, Interessen- und Freudlosigkeit sind Leitsymptome. Darüber hinaus berichten betroffene Patienten oft über ein beeinträchtigtes Selbstwertgefühl, Hoffnungslosigkeit, Entscheidungsunfähigkeit, Konzentrations- und Merkfähigkeitsstörungen, Ein- und Durchschlafstörungen mit Früherwachen oder aber vermehrtes Schlafbedürfnis, innere Unruhe, Verminderung von Appetit sowie sexuellem Interesse. Abhängig vom Schweregrad können Wahn, halluzinatorisches Erleben sowie psychomotorische Hemmung auftreten. Depressive Störungen sind ätiologisch heterogen. Beispiele für Depressionen nach ICD10 sind:

- Depressive Episode (leicht, mittelschwer und schwer)
- Rezidivierende depressive Störung
- Depressive Belastungsreaktion
- Dysthymie
- Depression bei bipolarer affektiver Störung (manisch-depressive Erkrankung)
- Organische Depression (z.B. durch Schilddrüsenfunktionsstörungen oder Frontalhirntumor)

Nach der von der Deutschen Gesellschaft für Psychiatrie, Psychotherapie und Nervenheilkunde herausgegebenen S3-Leitlinie für unipolare Depressionen lässt sich die **Therapie einer Depression**, insbesondere wenn es sich um rezidivierende Depression handelt, in 3 Phasen aufgliedern:

1. Akuttherapie,
2. Erhaltungstherapie (bei alleiniger Pharmakotherapie: 4–9 Monate nach Remission) und
3. Langzeittherapie bzw. Rezidivprophylaxe über mehrere Jahre.

Eine Rezidivprophylaxe ist dann erforderlich, wenn ein erhöhtes Risiko für das Wiederauftreten einer Depression besteht (≥2 depressiven Episoden innerhalb von 5 Jahren) und/oder erworbene ungünstige, die Störung unterhaltende Einflussfaktoren und verminderte Bewältigungsressourcen vorliegen, die zur Auslösung weiterer Krisen oder zur Chronifizierung beitragen. Gemäß der geltenden Behandlungsleitlinie für affektive Erkrankungen können Patienten mit einer leichten bis mittelschweren Depression durch alleinige Psychotherapie therapiert werden. Eine **medikamentöse antidepressive Therapie** muss immer erfolgen bei:

- Schwerer depressiver Episode
- Chronischer depressiver Störung
- Früherem schlechten Ansprechen auf alleinige Psychotherapie

Für die **Akuttherapie** eignen sich tri- und tetrazyklische Antidepressiva, selektive Serotonin-Wiederaufnahmehemmstoffe (SSRIs), selektive Serotonin-/Noradrenalin-Wiederaufnahmehemmstoffe (SSNRIs), selektive Noradrenalin-Wiederaufnahmehemmstoffe (SNRIs), Monoaminooxidase (MAO)-Inhibitoren und atypische Antidepressiva.

Für die **Erhaltungstherapie und Rezidivprophylaxe** kommen alle Antidepressiva und Lithiumsalze in Betracht.

Monografien

Tri- und tetrazyklische Antidepressiva

Amitriptylin

Indikationen
Depressionen, Insomnie, Schmerzstörungen (Kapitel 10, S. 228).

Wirkung und Nutzen
Trizyklisches Antidepressivum, sedierend, Hemmung der neuronalen Wiederaufnahme von Serotonin, Noradrenalin und von Dopamin, antagonistisch an H1-Rezeptoren, cholinergen Rezeptoren vom Muskarintyp, adrenergen α1-Rezeptoren.

Dosierung/Hinweise
50–200 mg tgl. peroral verteilt auf 2–3 Einzelgaben, einschleichend beginnen, im Senium maximal 75 mg/d, Dosisreduktion bei eingeschränkter Leber- oder Nierenfunktion.

Elimination und Metabolisierung
Überwiegend in der Leber verstoffwechselt, pharmakologisch aktives Nortryptilin entsteht durch hepatische Demethylierung über das Cytochrom-P450-System (CYP3A4), renale Ausscheidung in metabolisierter Form und in geringem Umfang als unverändertes Amitriptylin.

Unerwünschte Wirkungen	Müdigkeit, orthostatische Hypotonie, Tachykardie, kardiale Reizleitungsstörungen, erhöhte zerebrale Erregbarkeit, anticholinerge Wirkungen: Mundtrockenheit, Miktions- und Akkomodationsstörungen.
Wechselwirkungen	Wirkverstärkung von Alkohol, zentral dämpfenden und antimuskarinergen Pharmaka, erhöhte Toxizität bei gleichzeitiger Gabe von Monoaminooxidasehemmstoffen, Fluoxetin oder Fluvoxamin.
Geeignete Kombinationen	Phasenprophylaktikum, Schilddrüsenhormon.
Schwangerschaft und Stillzeit	Darf Schwangeren im ersten Trimenon nicht gegeben werden, Abstillen erforderlich.

Maprotilin

Indikationen	Depressionen.
Wirkung und Nutzen	Aktivierendes tetrazyklisches Antidepressivum, Hemmung der neuronalen Wiederaufnahme von Serotonin, Noradrenalin und von Dopamin, antagonistisch an H1-Rezeptoren, cholinergen Rezeptoren vom Muskarintyp, adrenergen α1-Rezeptoren.
Dosierung/Hinweise	50–225 mg tgl. peroral verteilt auf 2–3 Einzelgaben, einschleichend beginnen, im Senium maximal 75 mg/d, Dosisreduktion bei eingeschränkter Leber- oder Nierenfunktion.
Elimination und Metabolisierung	Überwiegend in der Leber verstoffwechselt, Desmethylmaprotilin pharmakologisch aktiv, Ausscheidung mit den Fäzes und über die Nieren in überwiegend metabolisierter Form.
Unerwünschte Wirkungen	Orthostatische Hypotonie, Tachykardien, erhöhte zerebrale Erregbarkeit, verstärkte Suizidalität, anticholinerge Wirkungen: Mundtrockenheit, Miktions- und Akkomodationsstörungen.

Wechselwirkungen	Wirkverstärkung von Alkohol, sedierenden, antimuskarinergen und sympathomimetischen Pharmaka, erhöhte Toxizität bei gleichzeitiger Gabe von Monoaminooxidasehemmstoffen, Fluoxetin oder Fluvoxamin.
Geeignete Kombinationen	Phasenprophylaktikum.
Schwangerschaft und Stillzeit	Darf Schwangeren im ersten Trimenon nicht gegeben werden, Absetzen mindestens 7 Wochen vor der Geburt, Abstillen erforderlich.

Weitere relevante tri- und tetrazyklische Antidepressiva

- **Doxepin**: Sedierend
- **Imipramin**: Adjuvant bei Schmerzsyndromen
- **Trimipramin**: Sedierend
- **Clomipramin**: Stark serotonerg, bei Angst- und Zwangsstörungen
- **Nortriptylin**: Hauptmetabolit des Amitryptilin, aktivierend
- **Mianserin**: Nur gering ausgeprägte anticholinerge Nebenwirkungen

Selektive Serotonin-Wiederaufnahmehemmstoffe (SSRIs)

Citalopram

Indikationen	Depressionen, Panik- und Zwangsstörungen.
Wirkung und Nutzen	Selektive Hemmung der neuronalen Serotonin-Wiederaufnahme, nicht sedierend.
Dosierung/Hinweise	20–60 mg einmal tgl. peroral, einschleichend beginnen, Dosisreduktion im Senium und bei eingeschränkter Leberfunktion (maximale Tagesdosis von 40 mg), keine Dosisanpassung bei leichter bis mittelschwerer Niereninsuffizienz notwendig.

Elimination und Metabolisierung	In der Leber über das Cytochrom-P450-System (CYP3A4, CYP2C19, CY2D6) verstoffwechselt zu Desmethylcitalopram, Didemethylcitalopram, Citalopram-N-Oxid (pharmakologisch aktiv) und inaktivem desaminiertem Propionsäurederivat, hepatische und renale Elimination in überwiegend metabolisierter Form, 12–23 % unverändert im Urin ausgeschieden.
Unerwünschte Wirkungen	Übelkeit, Erbrechen, Diarrhoe, Angst, innere Unruhe, Insomnie, Potenzstörungen, Hyponatriämie.
Wechselwirkungen	Toxizität bei gleichzeitiger Gabe von Monoaminooxidasehemmstoffen und Triptanen.
Geeignete Kombinationen	Mirtazapin, Reboxetin, Phasenprophylaktikum.
Schwangerschaft und Stillzeit	Verabreichung an Schwangere möglich, Abstillen erforderlich.

Weitere relevante SSRIs

- **Fluoxetin:** Langsame Elimination, viele Wechselwirkungen
- **Paroxetin:** Viele Wechselwirkungen
- **Escitalopram:** Pharmakologisch aktives Enantiomer von Citalopram
- **Sertralin:** Wenige Wechselwirkungen

Selektive Serotonin-/Noradrenalin-Wiederaufnahmehemmstoffe (SSNRIs)

Venlafaxin

Indikationen	Depressionen, Panikstörungen, generaliserte Angststörung, soziale Phobie.
Wirkung und Nutzen	Selektive Hemmung der neuronalen Serotonin- und Noradrenalinwiederaufnahme (dual wirksam), nicht sedierend.

Dosierung/Hinweise	75–225 mg einmal tgl. peroral, einschleichend beginnen, Dosisreduktion im Senium, bei eingeschränkter Leberfunktion und bei Niereninsuffizienz.
Elimination und Metabolisierung	In der Leber über das Cytochrom-P450-System (CYP2D6) verstoffwechselt zu O-Desmethylvenlafaxin (pharmakologisch aktiv) und N-Desmethylvenlafaxin, renale Elimination in überwiegend metabolisierter Form, 5% unverändert im Urin ausgeschieden.
Unerwünschte Wirkungen	Übelkeit, Erbrechen, Diarrhoe, Angst, innere Unruhe, Insomnie, Potenzstörungen, Ejakulationsstörungen, vermehrtes Schwitzen, Blutdruckanstieg, Mundtrockenheit, Kopfschmerzen.
Wechselwirkungen	Verstärkte Toxizität bei gleichzeitiger Gabe von MAO-Inhibitoren und Triptanen, Erhöhung der Metoprolol-Serumkonzentrationen.
Geeignete Kombinationen	Mirtazapin, Phasenprophylaktika.
Schwangerschaft und Stillzeit	Verabreichung an Schwangere möglich, Abstillen erforderlich.

Weitere relevante SSNRIs

- **Duloxetin:** Bei Belastungsinkontinenz bei Frauen wirksam

Selektive Noradrenalinwiederaufnahmehemmstoffe (SNRIs)

Bupropion

Indikationen	Depressionen, Raucherentwöhnung.
Wirkung und Nutzen	Selektive Hemmung der neuronalen Noradrenalin- und Dopaminwiederaufnahme, nicht sedierend.

Dosierung/Hinweise	150–300 mg einmal tgl. peroral, einschleichend beginnen, Dosisreduktion bei eingeschränkter Leberfunktion und bei Niereninsuffizienz.
Elimination und Metabolisierung	In der Leber über das Cytochrom-P450-System (CYP2B6) zu O-Hydroxybupropion (pharmakologisch aktiv) und durch Carbonylreduktion zu Threohydrobupropion und Erythrohydrobupropion verstoffwechselt, renale Elimination in überwiegend metabolisierter Form, 0,5 % unverändert im Urin ausgeschieden.
Unerwünschte Wirkungen	Inappatenz, Mundtrockenheit, Insomnie, Angst, Kopfschmerzen, Blutdruckerhöhung, Schwitzen.
Wechselwirkungen	Verstärkung unerwünschter Wirkungen bei gleichzeitiger Gabe von Levodopa und Amanatadin, verstärkte Toxizität bei gleichzeitiger Verabreichung MAO-Inhibitoren, Erhöhung der Serumkonzentrationen von Desipramin, Imipramin, Venlafaxin, Risperidon, Metoprolol und Propafenon.
Geeignete Kombinationen	SSRIs, Mirtazapin, Phasenprophylaktika.
Schwangerschaft und Stillzeit	Verabreichung an Schwangere möglich, Abstillen erforderlich.

Weitere relevante SNRIs

- **Reboxetin:** Antidepressive Wirksamkeit nicht ausreichend belegt

MAO-Inhibitoren

Moclobemid

Indikationen	Depressionen.
Wirkung und Nutzen	Selektive und reversible Hemmung der Monoaminooxidase Typ A, nicht sedierend.

Dosierung/Hinweise	300–600 mg tgl. peroral verteilt auf 2–3 Einzelgaben, einschleichend beginnen, Dosisreduktion bei schwer eingeschränkter Leberfunktion um die Hälfte oder ein Drittel empfohlen, keine Dosisanpassung bei Niereninsuffizienz.
Elimination und Metabolisierung	In der Leber durch Oxidation verstoffwechselt, renale Elimination in überwiegend metabolisierter Form, <1 % unverändert mit dem Urin ausgeschieden.
Unerwünschte Wirkungen	Reizbarkeit, Angst, Insomnie, Schwindel, Kopfschmerzen, Mundtrockenheit, Übelkeit.
Wechselwirkungen	Verstärkte Toxizität bei gleichzeitiger Gabe von tri- und tetrazyklischen Antidepressiva, SSRIs, SSNRIs, Sympathomimetika, selektiven Katecholamin-Wiederaufnahmehemmstoffen, Triptanen und Mirtazapin.
Geeignete Kombinationen	Phasenprophylaktika.
Schwangerschaft und Stillzeit	Verabreichung an Schwangere und stillende Mütter möglich, Abstillen erforderlich.

Weitere relevante MAO-Inhibitoren

- **Tranylcypromin:** Irreversibler und nichtselektiver MAO-Inhibitor, Diät mit tyraminfreien Nahrungsmitteln erforderlich
- **Opipramol:** Nichtselektiver MAO-Inhibitor, sedierend und anxiolytisch

Atypische Antidepressiva

Mirtazapin

Indikationen	Depressionen.
Wirkung und Nutzen	Sedierendes Antidepressivum, zentral wirksamer Antagonist an präsynaptischen α_2-Rezeptoren, 5HT2-,5HT3-Rezeptoren und H1-Rezeptoren.

Dosierung/Hinweise	15–45 mg einmal tgl. peroral, einschleichend beginnen, Tagesdosis abends oder zur Nacht verabreichen, Dosisreduktion bei eingeschränkter Leberfunktion und bei Niereninsuffizienz.
Elimination und Metabolisierung	In der Leber über das Cytochrom-P450-System (CYP2D6, CYP1A2, CYP3A4) zu N-Demethyl- und N-Oxidmetaboliten verstoffwechselt, Ausscheidung in überwiegend metabolisierter Form mit Urin und Fäzes.
Unerwünschte Wirkungen	Müdigkeit, Benommenheit, verstärkter Appetit, Gewichtszunahme, Mundtrockenheit.
Wechselwirkungen	Verstärkte Toxizität bei gleichzeitiger Gabe von MAO-Inhibitoren, Verstärkung der sedierenden Wirkung von Alkohol und zentral dämpfenden Pharmaka, erhöhte Serumkonzentrationen von Mirtazapin bei gleichzeitiger Gabe von Ketoconazol und HIV-Proteasehemmstoffen.
Geeignete Kombinationen	SSRIs, SSNRIs, selektive Katecholamin-Wiederaufnahmehemmstoffe, Phasenprophylaktika.
Schwangerschaft und Stillzeit	Verabreichung an Schwangere und stillende Mütter möglich.

Weitere relevante atypische Antidepressiva

- **Agomelatin:** Melatonerger (MT1 und MT2)-Rezeptoragonist, hypnotisch

12.2 Phasenprophylaktika

12.2.1 Therapieempfehlungen

Stimmungsstabilisatoren umfassen Lithiumsalze, antikonvulsive Pharmaka (Carbamazepin, Valproinsäure, Lamotrigin) und atypische Neuroleptika (Olanzapin, Quetiapin, Risperidon, Ziprasidon, Aripiprazol). Die Leitlinien für manische und bipolare affektive Störungen der Deutschen Gesellschaft für Kinder-

und Jugendpsychiatrie und Psychotherapie weisen auf eine noch ungesicherte Datenlage für das Antikonvulsivum Lamotrigin in der Behandlung manischer Syndrome und als Phasenprophylaxe im Jugendalter hin. Die Deutsche Gesellschaft für Psychiatrie, Psychotherapie und Nervenheilkunde empfiehlt in ihren Leitlinien für die Behandlung affektiver Erkrankungen Lithiumsalze, Valproinsäure und Carbamazepin zur Erhaltungstherapie und Rezidivprophylaxe bipolarer Störungen wie auch für die Behandlung manischer Episoden bei Erwachsenen, wobei Lithiumsalze als Mittel der ersten Wahl genannt werden. Nach Remission der akuten manischen oder depressiven Symptome wird eine Erhaltungstherapie für mindestens 6 Monate und daran anschließend in der Regel eine mehrjährige Rezidivprophylaxe mit einem Phasenprophylaktikum durchgeführt. Die entsprechende Empfehlung für unipolare Depressionen (S3-Leitlinie) sieht zusätzlich zu der Phasenprophylaxe eine mögliche augmentative Anwendung von Lithium bei Patienten mit therapieresistenter Depression vor.

Monografien

Lithium

Indikationen
Manie, therapieresistente Depression, Prophylaxe bipolarer affektiver Störungen und depressiver Episoden bei unipolaren Erkrankungen.

Wirkung und Nutzen
Unbekannter Wirkungsmechanismus, regulierende Funktion an Nervenzellmembranen und/oder Beeinflussung des Noradrenalin- und Serotoninstoffwechsels möglich.

Dosierung/Hinweise
Individuell und zu Beginn einschleichend peroral dosieren bis ein Lithium-Serumspiegel von 0,5–1,2 mmol/l erreicht ist; Verabreichung der gesamten Tagesdosis in einer Gabe zur Nacht, Dosisreduktion bei Niereninsuffizienz.

Elimination und Metabolisierung
Nahezu vollständige renale Elimination in unveränderter Form.

Unerwünschte Wirkungen
Tremor, Müdigkeit, Benommenheit, Verwirrtheit, Übelkeit, Erbrechen, Diarrhoe, Ödeme, Polydipsie und Polyurie, bradykarde Arrhyhmien, Muskelschwäche, Schilddrüsenfunktionsstörungen, Nephrotoxizität, Gewichtszunahme.

Wechselwirkungen
Erhöhte Wirkspiegel durch Diuretika, nichtsteroidale Antiphlogistika, verminderte Lithium-Serumkonzentrationen durch Kochsalz, Verstärkung der sedierenden Wirkung von Alkohol und zentral dämpfenden Pharmaka, Verstärkung der Effekte serotonerger Arzneistoffe (cave: Serotoninsyndrom), Verlängerung der Wirkung neuromuskulär blockierender Pharmaka (z. B. von Pancuronium).

Geeignete Kombinationen
Antidepressiva, Neuroleptika.

Schwangerschaft und Stillzeit
Sorgfältige Risiko-Nutzen-Abwägung im ersten Trimenon der Schwangerschaft (teratogenes Risiko vs. Wiedererkrankungsrisiko), eine Schwangerschaft ist bei Frauen im gebärfähigen Alter vor Beginn mit Lithium auszuschließen, Abstillen erforderlich.

Valproinsäure

Indikationen
Manie, Prophylaxe bipolarer affektiver Störungen, Epilepsie (siehe Kapitel 11.2, S. 257).

Wirkung und Nutzen
Präsynaptische Hemmung des Metabolismus von Gammaaminobuttersäure (GABA).

Dosierung/Hinweise
Als Stimmungsstabilisator 1000–2000 mg tgl. peroral verteilt auf 2–4 Einzelgaben (1–2 Einzelgaben bei retardierter Formulierung), Dosierung einschleichend beginnen, Dosisreduktion bei Niereninsuffizienz und Hypoproteinämie, darf bei schwerer Leberfunktionsstörung nicht angewendet werden.

Elimination und Metabolisierung
Hepatische Glucuronidierung, überwiegend renale Elimination in glucuronidierter Form, < 5 % unverändert im Urin ausgeschieden.

Unerwünschte Wirkungen
Benommenheit, Müdigkeit, Tremor, Parästhesien, Kopfschmerzen, Tinnitus, Thrombozytopenie, Leukozytopenie, Gewichtszunahme, Hepatotoxizität, Haarsausfall.

Wechselwirkungen	Erniedrigte Wirkspiegel durch Phenobarbital, Phenytoin, Carbamazepin, Primidon, Mefloquin, Carbapeneme, Rifampicin; erhöhte Wirkspiegel durch Cimetidin, Erythromycin, Felbamat, Acetylsalicylsäure, Erniedrigung der Wirkspiegel von Clonazepam, Erhöhung der Wirkspiegel von Ethosuximid.
Geeignete Kombinationen	Antidepressiva, Neuroleptika.
Schwangerschaft und Stillzeit	Erhöhtes Risiko von Neuralrohrdefekten, strenge Indikationsstellung und ggf. prophylaktische Folsäuregabe bei Schwangeren, Verabreichung bei stillenden Müttern möglich.

Weitere relevante Antikonvulsiva

- **Carbamazepin:** Iminostilbenderivat (Kapitel 11.2, S. 256)
- **Lamotrigin:** Triazinderivat (Kapitel 11.2, S. 258)

12.3 Antipsychotika

12.3.1 Therapieempfehlungen

Antipsychotika (Neuroleptika) wirken anxiolytisch, sedierend und psychomotorisch dämpfend. Darüber hinaus können Symptome bei Patienten mit psychotischen Störungen wie Wahn und Halluzinationen spezifisch beeinflusst werden. Die verfügbaren Medikamente lassen sich einteilen in typische (klassische) Substanzen, deren antipsychotischer Wirkungsgrad mit einer unerwünschten Beeinträchtigung des extrapyramidal-motorischen Systems korreliert ist und atypische Substanzen, bei denen extrapyramidal-motorische Nebenwirkungen vergleichsweise gering ausgeprägt sind.

Typische Neuroleptika (z. B. Haloperidol) wirken antipsychotisch durch Blockade postsynaptischer Dopamin-Typ-2-Rezeptoren, **atypische Antipsychotika** haben weitere Rezeptorwirkungen (z. B. Antagonismus an postsynaptischen 5HT2-Rezeptoren). Gemäß der Behandlungsleitlinie Schizophrenie der Deutschen Gesellschaft für Psychiatrie, Psychotherapie und Nervenheilkunde erfolgt die Auswahl eines Antipsychotikums in Abhängigkeit von individuellen Reaktionsmustern und unerwünschten Begleitwirkungen der Antipsychotika. Wenn unter einer typischen Substanz bisher eine gute Kontrolle psychotischer Symptome erzielt wurde und eine gute Verträglichkeit und Akzeptanz seitens des Patienten besteht, sollte nicht auf eine atypische Substanz umgestellt werden. Jedoch sollte eine ausführliche Aufklärung über extrapyramidal-motorische Nebenwirkungen, insbesondere dem möglichen Auftreten von Spätdyskinesien erfolgen. Patienten mit vorherrschenden Negativ-Symptomen (z. B. Affektverflachung) und solche mit akuten schizophrenen Episoden erhalten atypische Antipsychotika als Mittel der ersten Wahl.

Die Dosierung von Antipsychotika sollte grundsätzlich so niedrig wie möglich gewählt werden. Die kurzfristige Wirksamkeit antipsychotischer Medikamente wird anhand der Verbesserung psychopathologischer Erscheinungen wie Wahnerleben im Rahmen einer 6- bis 12-wöchigen Medikationsphase beurteilt. Die langfristige Wirksamkeit wird anhand der Rezidivraten sowie der Persistenz von Symptomen, der sozialen Funktionsfähigkeit und der Lebensqualität erfasst. Eine Umstellung der antipsychotischen Pharmakotherapie oder Erhöhung über den empfohlenen Dosisbereich hinaus aufgrund einer nicht ausreichenden Wirkung sollte frühestens nach 2 Wochen durchgeführt werden.

Monografien

Haloperidol

Indikationen Wahn, Halluzinationen, psychotische Denkstörungen, katatone Symptome, psychomotorische Erregungszustände.

Wirkung und Nutzen Stark antipsychotisch wirksames Butyrophenon, typisches Neuroleptikum mit hoher Affinität zu postsynpaptischen Dopamin-(Typ 2)-Rezeptoren.

Dosierung/Hinweise 1–15 mg tgl. peroral, in Ausnahmefällen höhere Dosierungen (bis maximal 100 mg), niedrigere Dosierungen im Senium, vorsichtige Dosierung bei Leberfunktionsstörungen.

Elimination und Metabolisierung	Durch oxidative Entalkylierung und anschließende β-Oxidation der carboxylierten Seitenkette in der Leber fast vollständig verstoffwechselt, renale Ausscheidung in metabolisierter Form.
Unerwünschte Wirkungen	Müdigkeit, Schwindel, Hypotonie, QTc-Zeitverlängerung, cholestatische Hepatitis, Krampfanfälle, venöse Thromboembolien, extrapyramidalmotorische Störungen: Zungenschlundsyndrom, Parkinsonsyndrom, Akathisie (Unfähigkeit zum Stillsitzen), Spätdyskinesien.
Wechselwirkungen	Anstieg der Serumkonzentrationen trizyklischer Antidepressiva, verstärkte Sedierung bei gleichzeitiger Einnahme von Alkohol und Gabe zentral dämpfender Pharmaka.
Geeignete Kombinationen	Benzodiazepine.
Schwangerschaft und Stillzeit	Verabreichung an Schwangere möglich, Abstillen erforderlich.

Weitere relevante typische Antipsychotika

- **Benperidol**: Butyrophenon mit starker antipsychotischer Wirkung
- **Fluphenazin:** Phenothiazin mit starker antipsychotischer Wirkung
- **Flupentixol:** Thioxanthen mit starker antipsychotischer Wirkung
- **Perazin:** Phenothiazin mit mittelstarker antipsychotischer Wirkung
- **Perphenazin:** Phenothiazin mit starker antipsychotischer Wirkung
- **Pimozid:** Diphenylbutypiperidin mit starker antipsychotischer Wirkung
- **Zuclopenthixol:** Thioxanthen mit starker antipsychotischer Wirkung
- **Chlorprothixen:** Thioxanthen mit schwacher antipsychotischer Wirkung und stark ausgeprägten sedierenden Eigenschaften
- **Prothazin:** Phenothiazin mit schwacher antipsychotischer Wirkung und stark ausgeprägten sedierenden Eigenschaften
- **Pipamperon:** Butyrophenon mit schwacher antipsychotischer Wirkung und stark ausgeprägten sedierenden Eigenschaften

Olanzapin

Indikationen
Schizophrene Psychosen, Manie, Rezidivprophylaxe bei bipolaren Störungen.

Wirkung und Nutzen
Stark antipsychotisch und stimmungsstabilisierend wirksames atypisches Neuroleptikum mit vielfältigen Rezeptoreffekten: D1-,D2-, D4-, D5- und 5HT2-, 5HT3- und 5HT6-Rezeptor-antagonistisch, antihistaminisch (H1-Rezeptor-antagonistisch), adrenolytisch (α1-Rezeptor-antagonistisch), anticholinerg (antagonistisch an Muskarinrezeptoren vom Typ M1, M2, M3, M4 und M5).

Dosierung/Hinweise
10–20 mg tgl. peroral, initial 10 mg, danach langsam erhöhen, niedrigere Dosierungen im Senium erforderlich, Dosisreduktion bei Leber- und Niereninsuffizienz.

Elimination und Metabolisierung
Durch oxidative Oxidation und Konjugation in der Leber verstoffwechselt, Bildung pharmakologisch aktiver N-Desmethyl- und 2-Hydroxy-Metabolite durch Cytochrom-P450-Enzym (CYP1A2 und CYP2D6), renale Ausscheidung in überwiegend glucuronidierter Form.

Unerwünschte Wirkungen
Müdigkeit, Appetitsteigerung, Gewichtszunahme, Hyperglykämie, Obstipation, Mundtrockenheit, Miktionsstörungen, Hypotonie, QTc-Zeitverlängerung, Transaminasenanstieg, Neutrozytopenie, Krampfanfälle, extrapyramidalmotorische Störungen zumeist geringer Ausprägung.

Wechselwirkungen
Verstärkte Sedierung bei gleichzeitiger Einnahme von Alkohol und Gabe zentral dämpfender Pharmaka, erniedrigte Serumspiegel von Olanzapin durch Rauchen und bei gleichzeitiger Gabe von Carbamazepin.

Geeignete Kombinationen
Antidepressiva.

Schwangerschaft und Stillzeit
Verabreichung an Schwangere möglich, Abstillen erforderlich.

Weitere relevante atypische Antipsychotika

- **Quetiapin:** Zusätzliche stimmungsstabilisierende Wirkung
- **Risperidon:** Zusätzliche stimmungsstabilisierende Wirkung
- **Ziprasidon:** Zusätzliche stimmungsstabilisierende Wirkung
- **Aripiprazol:** Zusätzliche stimmungsstabilisierende Wirkung
- **Paliperidon:** Wirksamkeit bei schizophrenen Psychosen und Manie
- **Clozapin:** Wirksamkeit bei therapieresistenten schizophrenen Psychosen und Spätdyskinesien
- **Amisulprid:** Wirksamkeit bei schizophrenen Psychosen

12.4 Tranquillizer/Hypnotika

12.4.1 Therapieempfehlungen

Insomnie

Schlafstörungen haben eine hohe Prävalenz, wobei ca. 10% der Bevölkerung von chronisch insomnischen Beschwerden betroffen sind. Diagnostische Kriterien für eine behandlungsbedürftige Insomnie sind das Vorliegen einer Einschlafstörung, einer Durchschlafstörung oder eines nicht erholsamen Schlafs für die Dauer von mindestens einem Monat, negative Auswirkungen auf die Tagesbefindlichkeit oder auf tägliche Aktivitäten und der Ausschluss von organischen oder psychischen Erkrankungen als Ursache der Schlafstörung.

Pharmakologische Interventionen umfassen gemäß der S3-Leitlinie der Deutschen Gesellschaft für Schlafforschung und Schlafmedizin die Gabe von Benzodiazepin-Rezeptoragonisten (dazu gehören Benzodiazepinhypnotika und -analoga wie Zolpidem), Antihistaminika, pflanzliche Präparate (zumeist auf Baldrianbasis), melatoninhaltige Mittel und das Alkoholderivat Chloralhydrat. Darüber hinaus werden sedierende Antidepressiva und Neuroleptika mit schwacher antipsychotischer Wirksamkeit eingesetzt. Die Wirksamkeit ist für Benzodiazepine und -analoga wie auch für sedierende Antidepressiva durch klinisch kontrollierte Studien belegt, für Antihistaminika, Neuroleptika, Chloralhydrat, pflanzliche und melatoninhaltige Präparate ist die diesbezügliche Datenlage nicht eindeutig.

Reboundphänomene, Toleranzentwicklung und Abhängigkeitsprobleme, die bei Dauerbehandlung insbesondere mit Benzodiazepinen und -analoga häufig auftreten, können nach den geltenden Empfehlungen der Deutschen Gesellschaft für Schlafforschung und Schlafmedizin durch eine bedarfsregulierte Intervalltherapie vermindert werden. Bei der bedarfsregulierten Intervalltherapie wird das Hypnotikum an einer begrenzten Anzahl von Wochentagen (2–3) eingenommen. Dabei wird das Medikament besonders in den Nächten vor den Tagen eingenommen, an denen in hohem Maße berufliche oder andere Anforderungen erwartet werden. Generell wird empfohlen, Tranquillizer/Hypnotika, insbesondere solche mit kurzen Halbwertzeiten langsam über mehrere Tage bzw. je nach Dauer der vorangegangenen Einnahme auch über längere Zeiträume auszuschleichen, um abrupte Absetzeffekte, die das Risiko einer Wiederaufnahme des Medikamentenkonsums beinhalten, zu vermeiden.

Erregungszustände und aggressives Verhalten

Erregungszustände und aggressives Verhalten können bei zahlreichen psychischen Störungen vorkommen. In Fällen mit zunächst unklarer Diagnose ist v.a. eine Ausschlussdiagnostik potenziell lebensbedrohlicher körperlicher Ursachen (z.B. Intoxikationen) notwendig. Gemäß der S2-Leitlinie der Deutschen Gesellschaft für Psychiatrie, Psychotherapie und Nervenheilkunde für aggressives Verhalten sollen oral einzunehmende Benzodiazepine und Antipsychotika mit sedierenden Eigenschaften als Mittel der ersten Wahl verabreicht werden. Bei aggressiven Erregungszuständen vor dem Hintergrund von Intoxikationen mit Alkohol ist Zurückhaltung gegenüber sedierenden Pharmaka und intensive Überwachung angezeigt. Vergleichsweise sicher ist Haloperidol.

Monografien

Nitrazepam

Indikationen Insomnie.

Wirkung und Nutzen Langwirksames 1,4-Benzodiazepin mit hoher Affinität zum Benzodiazepinrezeptor, erregungs- und angstdämpfend, hypnotisch, muskelrelaxierend und antikonvulsiv wirksam durch Verstärkung der GABAergen Hemmung im ZNS.

Dosierung/Hinweise 2,5–5 mg tgl. peroral, maximal 10 mg, niedrigere Dosierungen im Senium erforderlich, Dosisreduktion bei Leber- und Nierenfunktionsstörungen.

Elimination und Metabolisierung	Durch oxidative Oxidation und Konjugation in der Leber verstoffwechselt: Bildung von 7-Aminoderivaten, die zu 7-Acetaminoderivaten transformiert werden, daneben Hydroxylierung zu 3-Hydroxynitrazepam (pharmakologisch aktiv), renale Ausscheidung in fast ausschließlich metabolisierter Form, <1 % erscheinen als unverändertes Nitrazepam im Urin.
Unerwünschte Wirkungen	Müdigkeit, Muskelschwäche, Sturzgefahr, Atemdepression, Amnesie, Toleranzentwicklung, Abhängigkeit, Rebound-Insomnie, selten paradoxe Effekte: Unruhe, Erregung, Halluzinationen, aggressives Verhalten.
Wechselwirkungen	Verstärkte Sedierung bei gleichzeitiger Einnahme von Alkohol und Gabe zentral dämpfender Pharmaka, verstärkte muskelrelaxierende Wirkung bei gleichzeitiger Gabe von Muskelrelaxanzien, Erhöhung der Serumkonzentrationen von Nitrazepam durch Cimetidin, Omeprazol, hormonale Kontrazeptiva und Makrolidantibiotika.
Geeignete Kombinationen	Antidepressiva, Neuroleptika.
Schwangerschaft und Stillzeit	Verabreichung an Schwangere möglich, Abstillen erforderlich.

Weitere relevante Benzodiazepine

- **Diazepam:** Langwirksamer Tranquillizer
- **Clonazepam:** Lang wirksam, als Antikonvulsivum eingesetzt (Kapitel 11.2, S. 263)
- **Flunitrazepam:** Langwirksames Hypnotikum
- **Oxazepam:** Langwirksamer Tranquillizer und Hypnotikum
- **Flurazepam:** Langwirksames Hypnotikum
- **Lormetazepam:** Kurzwirksamer Tranquillizer und Hypnotikum
- **Midazolam:** Kurzwirksamer Tranquillizer und Hypnotikum
- **Triazolam:** Kurzwirksames Hypnotikum
- **Alprazolam:** Kurzwirksamer Tranquillizer

Zolpidem

Indikationen	Insomnie.
Wirkung und Nutzen	Imidazopyridin, agonistisch am Benozodiazepin-GABA-Rezeptorkomplex, sedierend, hypnotisch, kurz wirksam.
Dosierung/Hinweise	10 mg tgl. peroral, Halbierung der Dosierung im Senium und bei Leberfunktionsstörungen erforderlich.
Elimination und Metabolisierung	In der Leber durch Oxidation über das Cytochrom-P450-System (CYP3A4) fast vollständig verstoffwechselt, Ausscheidung über Nieren und mit den Fäzes in fast ausschließlich metabolisierter Form, < 1 % als unverändertes Zolpidem eliminiert.
Unerwünschte Wirkungen	Müdigkeit, Atemdepression, Amnesie, Toleranzentwicklung, Abhängigkeit, Rebound-Insomnie, selten paradoxe Effekte: Unruhe, Erregung, Halluzinationen, aggressives Verhalten.
Wechselwirkungen	Verstärkte Sedierung bei gleichzeitiger Einnahme von Alkohol und Gabe zentral dämpfender Pharmaka, Verminderung der Wirkspiegel von Zolpidem durch Rifampicin, Carbamazepin und Phenytoin, Erhöhung der Wirkspiegel von Zolpidem durch Ketoconazol.
Geeignete Kombinationen	Antidepressiva.
Schwangerschaft und Stillzeit	Keine Verabreichung an Schwangere während des ersten Trimenons, Abstillen erforderlich.

Weitere relevante Benzodiazepin-Analoga

- **Zopiclon:** Kurzwirksames Hypnotikum
- **Zaleplon:** Kurzwirksames Hypnotikum

12.5 Antidementiva

12.5.1 Therapieempfehlungen

Die Prävalenz für Demenzerkrankungen in Deutschland beträgt ca. 1 Mio. Diese ist alters- und geschlechtsabhängig, wobei ältere Frauen im Vergleich zu jüngeren Männern häufiger betroffen sind. Gemäß der S3-Leitlinie „Demenzen“ der Deutschen Gesellschaft für Psychiatrie, Psychotherapie und Nervenheilkunde und der Deutschen Gesellschaft für Neurologie sind Demenzerkrankungen durch den Abbau und Verlust kognitiver Funktionen und Alltagskompetenzen charakterisiert. Bei den zumeist progressiven Verläufen kommt es u. a. zu Beeinträchtigungen der zeitlich-örtlichen Orientierung, der Kommunikationsfähigkeit und der persönlichen Identität. Häufig charakterisiert vollständige Hilflosigkeit das schwere Stadium. Ätiologisch werden neurodegenerative Demenzen (Alzheimer-Demenz, frontotemporale Demenz, Demenz bei Parkinson-Erkrankungen, Lewy-Körperchen-Demenz) von vaskulären Demenzformen unterschieden. Ca. 50–70 % der Fälle sind der Alzheimer-Demenz zuzuordnen und 15–25 % der betroffenen Patienten leiden an vaskulärer Demenz, wobei eine große Anzahl (10–20 %) eine gemischte Pathologie aus Veränderungen im Sinne einer Alzheimer-Krankheit und zusätzlichen zerebrovaskulären Läsionen aufweist.

Leitliniengemäß umfasst die Therapie demenzieller Erkrankungen eine pharmakologische Behandlung und psychosoziale Interventionen im Rahmen eines Gesamtbehandlungsplans. Die verfügbaren Medikamente zur Behandlung von kognitiven Störungen und der Beeinträchtigung von Alltagsaktivitäten bei Demenzpatienten umfassen zentral wirksame Hemmstoffe der Acetylcholinesterase (Donepezil, Galantamin und Rivastigmin) sowie den NMDA-Rezeptorantagonist Memantin. Beide Therapieformen können krankheitsbedingte Veränderungen der Neurotransmission positiv beeinflussen. Die vorliegenden Hinweise auf eine günstige Beeinflussung auch der neuropathologischen Krankheitsprogression durch die genannten Substanzen sind nicht ausreichend, um eine Wirkung anzunehmen, die über eine symptomatische Therapie hinausgeht. Den Empfehlungen der Deutschen Gesellschaft für Psychiatrie, Psychotherapie und Nervenheilkunde und der deutschen Gesellschaft für Neurologie entsprechend werden Acetylcholinesterasehemmstoffe bei Patienten mit leichter bis mittelschwerer Alzheimer-Demenz eingesetzt, wobei die höchste verträgliche Dosierung anzustreben ist. Bei guter Verträglichkeit können die Substanzen im leichten bis mittleren Stadien fortlaufend verabreicht werden. Ein Absetzversuch sollte unternommen werden, wenn Zweifel an einem günstigen Verhältnis aus Nutzen zu Nebenwirkungen bestehen. Alternativ kann ein

Umsetzen von einem auf einen anderen Acetylcholinesterasehemmstoff versucht werden. Eine Behandlung mit Memantin wird bei Patienten mit mittlerer bis schwerer Alzheimer-Demenz empfohlen. Bei Patienten mit vaskulärer Demenz können Acetylcholinesterasehemmstoffe oder Memantin probatorisch verabreicht werden. Patienten mit Demenz bei Parkinson-Krankheit sollen mit Rivastigmin behandelt werden. Bei Patienten mit Lewy-Körperchen-Demenz kann ein Therapieversuch mit dem gleichen Pharmakon unternommen werden. Für Patienten mit frontotemporaler Demenz werden aufgrund der unzureichenden Evidenzlage Behandlungsempfehlungen von den genannten Fachgesellschaften nicht ausgesprochen.

Monografien

Donepezil

Indikationen	Leichte bis mittelschwere Alzheimer-Demenz.
Wirkung und Nutzen	Reversible Hemmung der Acetylcholinesterase des Gehirns.
Dosierung/Hinweise	10 mg tgl. peroral, initial 5 mg/d peroral für mindestens einen Monat, Dosisreduktion bei Leberfunktionsstörungen, keine Dosisanpassung bei Niereninsuffizienz notwendig.
Elimination und Metabolisierung	Durch das Cytochrom-P450-System (CYP2D6 und CYP3A4) in der Leber zu mehreren Metaboliten verstoffwechselt, renale Ausscheidung sowohl als unverändertes Donepezil als auch in metabolisierter Form.
Unerwünschte Wirkungen	Appetitlosigkeit, Übelkeit, Erbrechen, Diarrhoe, Muskelkrämpfe, Insomnie, Müdigkeit, Kopfschmerzen, Schwindel, Bradykardie, sinuatriale und atrioventrikuläre Überleitungsstörungen, Harninkontinenz, zerebrale Krampfanfälle, Halluzinationen, Erregungszustände.
Wechselwirkungen	Erhöhung der Serumkonzentrationen von Donepezil durch Ketoconazol, Chindin und Fluoxetin, Erniedrigung der Serumkonzentrationen von Donepezil durch Rifampicin, Phenytoin und Carbamazepin.

Geeignete Kombinationen Memantin (bei schwerer Alzheimer-Demenz).

Schwangerschaft und Stillzeit Darf Schwangeren und stillenden Müttern nicht gegeben werden.

Weitere relevante Acetylcholinesterasehemmstoffe

- **Galantamin:** Zusätzliche agonistische Wirkung an Nikotinrezeptoren
- **Rivastigmin:** Zusätzliche Hemmung der Butyrylcholinesterase

Memantin

Indikationen Mittelschwere bis schwere Alzheimer-Demenz.

Wirkung und Nutzen Nichtkompetetive Inhibition von Glutamat an NMDA-Rezeptoren.

Dosierung/Hinweise 20 mg tgl. peroral, initial 5 mg/d peroral, danach Erhöhung um 5 mg tgl. in 7-tägigen Intervallen, Dosisreduktion bei mittelschwerer bis schwerer Nierenfunktionsstörung, keine Dosisanpassung bei leichter bis mittelschwerer Leberfunktionsstörung, vorsichtige Dosierung bei schwerer Leberfunktionsstörung.

Elimination und Metabolisierung Hepatisch zu N-Dimethyl-Gludantan und Hydroxy-Memantin verstoffwechselt, renale Ausscheidung sowohl als unverändertes Memantin als auch in metabolisierter Form.

Unerwünschte Wirkungen Schwindel, Unruhe, Verwirrtheit, Halluzinationen, Müdigkeit, Kopfschmerzen, Blutdruckerhöhung, Dyspnoe, Obstipation.

Wechselwirkungen Verstärkung der Wirkung von L-Dopa, dopaminerger Agonisten und von Anticholinergika, toxische Effekte bei gleichzeitiger Gabe von Amantadin.

Geeignete Kombinationen	Acetylcholinesterasehemmstoff bei schwerer Alzheimer-Demenz.
Schwangerschaft und Stillzeit	Darf Schwangeren und stillenden Müttern nicht gegeben werden.

13 Antiinfektive Therapie

M. Siepmann und T. Siepmann

In diesem Kapitel werden klinisch relevante Antibiotika, Virustatika, Antituberkulotika, Antimykotika und Antimalariamittel vorgestellt. Die Abschnitte gliedern sich jeweils in zwei Teile: Der erste Teil beinhaltet allgemeine Hinweise und Therapieempfehlungen; im zweiten Teil erfolgt die Vorstellung von Substanzklassen durch monografische Abhandlung ihrer wichtigsten Vertreter. Therapieempfehlungen zur Antibiotikagabe berücksichtigen die Leitlinien der Paul-Ehrlich-Gesellschaft für Chemotherapie.

13.1 Antibiotikatherapie

T. Siepmann

13.1.1 Therapieempfehlungen

Antbiotische Behandlung bakterieller Atemwegsinfektionen

Die **ambulant erworbene Pneumonie** ist die häufigste registrierte Infektionserkrankung weltweit. Resistenzraten der verursachenden Keime nehmen zu. Eine gezielte, Antibiogramm-gerechte Behandlung ist zumeist nicht möglich, da Sputumkulturen keine Unterscheidung zwischen Infektion und Besiedlung ermöglichen und Blutkulturen wenig sensitiv sind (0–16% positiv). Eine bronchoskopische Materialgewinnung ist technisch aufwendig. Insgesamt ergibt sich die Notwendigkeit einer kalkulierten Antibiotikatherapie. Zur Verfügung stehende Substanzklassen umfassen Penicilline, Cephalosporine, Carbapeneme, Tetracycline, Makrolide, Lincosamide, Fluorchinolone und Antibiotika zur Behandlung multiresistenter Keime (Oxazolidinone und Glykopeptidantibiotika).

Empfohlene Tagesdosen zur kalkulierten **Initialantibiose bei ambulant erworbener Pneumonie** sind:

- Amoxicillin-Clavulansäure 3-mal 2,2 g i. v. oder 3-mal 1 g p. o.
- Ampicillin-Sulbactam 3-mal 3 g i. v. oder 2-mal 750 mg p. o.

- Piperacillin-Tazobactam 3-mal 4,5 g i. v.
- Ceftriaxon 1-mal 2 g i. v.
- Clarithromycin 2-mal 500 mg p. o. oder i. v.
- Doxycyclin 1-mal 200 mg i. v. oder p. o.
- Moxifloxacin 1-mal 400 mg i. v. oder p. o.
- Imipenem 3-mal 1 g i. v.

Aminopenicilline beinhalten Amoxicillin und Ampicillin. Amoxicillin wird als Monotherapie zur Behandlung von Infektionen im HNO-Bereich sowie von oberen Atemwegsinfektionen empfohlen. Kombinationen aus Aminopenicillin und β-Lactamase-Inhibitor sind in oral und parenteral zu verabreichender Form erhältlich. Häufig verwendete Präparate sind Amoxicillin/Clavulansäure p. o. und Ampicillin/Sulbactam i. v. Beide Kombinationen werden zur kalkulierten Behandlung von ambulant erworbenen Pneumonien empfohlen. Ein Vorteil von Aminopenicillin-β-Lactamase-Inhibitor-Kombinationen ist das um Staphylococcus aureus, Moraxellen, Klebsiellen, und Anaerobier erweiterte Keimspektrum, zudem werden β-Lactamase-positive Hämophilus-Arten ebenfalls erfasst. Nachteile sind die häufigen gastrointestinalen Nebenwirkungen und die Notwendigkeit von Blutbild-, Serumkreatinin- und Leberfunktionsparameterkontrollen bei längerfristiger Gabe.

Oralcephalosporine sind Amoxicillin pharmakodynamisch unterlegen und daher Mittel der zweiten Wahl zur kalkulierten Behandlung von ambulant erworbenen Atemwegsinfektionen.

Parenterale Cephalosporine werden bei HNO-Infektionen, unteren Atemwegsinfektionen (inkl. ambulant erworbenen Pneumonien) angewendet, die einen stationären Aufenthalt erfordern. Geeignete Substanzen sind Cefuroxim, Ceftriaxon und Cefotaxim. Zur gezielten Therapie bei im Antibiogramm nachgewiesener Erregerempfindlichkeit können auch andere Parenteralcephalosporine verwendet werden, wie Cefazolin. Bei erforderlicher Wirksamkeit gegen Pseudomonas stehen nur Ceftazidim und Cefepim zur Verfügung.

Tetracycline, wie Doxycyclin, sind nicht ausreichend durch klinische Studien zur Wirksamkeit in der kalkulierten oder gezielten Therapie der ambulant erworbenen Pneumonie untersucht. Doxycyclin ist Mittel der Wahl bei Q-Fieber und wird zur Behandlung einiger Infektionen im HNO-Bereich empfohlen (u. a. Sinusitis). Bei Rickettsia-conorii-Infektionen scheinen die Behandlungsergebnisse mit neueren Makroliden denen von Doxycyclin vergleichbar. Zudem wird Doxycyclin zur Behandlung von Mykoplasmen- und Chlamydienpneumonien empfohlen. Eine i. v.-Behandlung ist möglich, die Injektion muss langsam (über mehrere Minuten) erfolgen.

Die **Carbapeneme** Imipenem und Meropenem haben von den derzeit verfügbaren Antibiotika das breiteste Spektrum mit einer hohen Aktivität gegen

Anaerobier und werden daher bei nosokomialen Pneumonien oder komplizierten, ambulant erworbenen Pneumonien, die eine stationare Behandlung erfordern, empfohlen.

Makrolide sind durch niedrige Serumspiegel bei hohen Gewebespiegeln charakterisiert und können sowohl zur peroralen als auch zur parenteralen Behandlung von Infektionen der tiefen Atemwege (inkl. ambulant erworbener Pneumonie) und des HNO-Bereichs verwendet werden. Bei Patienten mit Pneumokokken-Pneumonie sind mit den neueren Makrolidantibiotika (Clarithromycin und Azithromycin) keine besseren Behandlungserfolge als mit der Leitsubstanz Erythromycin zu erwarten. Vorteile der neuen Substanzen sind längere Dosierungsintervalle und günstigere Nebenwirkungsprofile. Clarithromycin und Azithromycin werden angesichts der Notwendigkeit der Vermeidung vermehrter Resistenzentwicklung nur zur Behandlung von Patienten mit bekannter Penicillinüberempfindlichkeit (oder wenn Penicillin aus sonstigen Gründen ungeeignet ist) empfohlen.

Lincosamide, wie Clindamycin, zeichnen sich durch eine gute orale Bioverfügbarkeit aus, bei zudem bestehender Möglichkeit der i.v.-Gabe. Lincosamide werden zur Behandlung von tiefen Atemwegsinfektionen und Infektionen im HNO-Bereich empfohlen. Sie zeichnen sich durch gute Anaerobierwirksamkeit aus. Zahlreiche Resistenzen (insbesondere im aeroben Gram-negativen Bereich) bedingen jedoch die Notwendigkeit der kombinierten Gabe mit komplementären antibiotischen Substanzen bei komplizierten und nosokomialen Infektionen.

Die **Fluorchinolone** Levofloxacin und Moxifloxacin gelten als geeignet und in klinischen Studien hinreichend validiert zur Behandlung ambulant erworbener Pneumonien. Beide Substanzen können peroral oder parenteral verabreicht werden. Ciprofloxacin wird aufgrund seiner schwachen Wirkung gegenüber Streptococcus pneumoniae nicht für die Monotherapie der ambulant erworbenen Pneumonie empfohlen. Dagegen kann es als Kombinationspartner mit guter Wirksamkeit gegen Pseudomonas und Legionellen bei der schweren, ambulant erworbenen Pneumonie eingesetzt werden.

Oxazolidinone beinhalten die moderne Substanz Linezolid, die zur Behandlung von Pneumonien durch MRSA entwickelt wurde. Linezolid kann peroral oder parenteral verabreicht werden und ist wirksam gegen die meisten Grampositiven Kokken. Es existiert keine Kreuzresistenz. Das **Glykopeptidantibiotikum** Vancomycin wird ebenfalls zur Antibiogramm-gerechten Behandlung von Pneumonien durch MRSA empfohlen.

Antibiotische Behandlung bakterieller Harnwegsinfektionen

Die Auswahl eines Antibiotikums zur Behandlung von Harnwegsinfektionen sollte vorzugsweise gezielt nach Prüfung der Resistenz- und Sensibilitätslage der verursachenden Keime in einer Urinkultur erfolgen. Ist eine Behandlung vor Erhalt des Antibiogramms notwendig, erfolgt die kalkulierte (auf empirischen Daten beruhende) Antibiotikagabe. Substanzen, die zur kalkulierten Antibiose bei Harnwegsinfektionen geeignet sind, umfassen Cotrimoxazol (Trimethoprim und Sulfamethoxazol) oder Trimethoprim als Monopräparat, Nitrofurantoin, Fluorchinolone, Fosfomycin-Trometamol, Aminopenicilline in Kombination mit β-Lactamase-Inhibitoren sowie Oralcephalosporine. Die kalkulierte Antibiotikatherapie ist bei Frauen besser untersucht als bei Männern. Harnwegsinfektionen bei Männern erfordern stets die Diagnosesicherung durch eine Urinkultur, zudem sollte die Möglichkeit einer sekundären Harnwegsinfektion, z. B. bei chronisch bakterieller Prostatitis, berücksichtigt werden.

Therapieregime der ersten Wahl zur kalkulierten antibiotischen **Behandlung unkomplizierter Harnwegsinfekte** sind:

- Trimethoprim 3 Tage 2-mal 100–200 mg p. o.
- Nitrofurantoin 3 (–5) Tage 2-mal 100 mg p. o.

Trimethoprim gilt in der empirischen Therapie der unkomplizierten bakteriellen Harnwegsinfektion im Erwachsenenalter als Standard. Trotz steigender Resistenzraten (> 20 % für das gesamte Erregerspektrum) kann die Mehrheit der Patienten erfolgreich therapiert werden. Die Verabreichung des Kombinationspräparats Cotrimoxazol (Trimethoprim und Sulfamethoxazol) bietet keine Vorteile gegenüber der Monotherapie mit Trimethoprim. Trimethoprim kann in der Schwangerschaft angewendet werden.

Nitrofurantoin ist angesichts niedriger Resistenzraten und guter Risiko-Nutzen-Bewertung ein Mittel der Wahl zur kalkulierten antibiotischen Behandlung der unkomplizierten Harnwegsinfektion. Eine gefürchtete Nebenwirkung ist die chronische interstitielle Lungenschädigung, die jedoch nur bei chronischer Gabe beobachtet wird und daher in der Akutbehandlung keine Rolle spielt. Nitrofurantoin kann in der Schwangerschaft angewendet werden.

Fluorchinolone gelten bei unkomplizierten Harnwegsinfektionen nicht mehr als Antibiotika der ersten Wahl, da sie bei anderen Indikationen essenziell sind und zur Behandlung unkomplizierter Harnwegsinfektionen auch andere Antibiotika exklusiv zur Verfügung stehen. Eine Ausnahme stellt die leichte bis mittelschwere unkomplizierte Pyelonephritis dar. Hier sind Fluorchinolone aufgrund bei geringer E.-coli-Resistenzlage (< 10 %) Mittel der ersten Wahl.

Fosfomycin (als Einmalgabe) ist angesichts niedriger Resistenzraten und guter Risiko-Nutzen-Bewertung ein Mittel der ersten Wahl zur kalkulierten antibiotischen Behandlung der unkomplizierten Zystitis.

Aminopenicilline werden angesichts hoher Resistenzraten nicht mehr für die kalkulierte Antibiose empfohlen. Die kombinierte Gabe von Aminopenicillinen und β-Lactamase-Inhibitoren werden zur empirischen Kurzzeittherapie der unkomplizierten Zystitis verwendet, gelten aber nicht als Mittel der ersten Wahl. Amoxicillin-Clavulansäure kann in der Schwangerschaft angewendet werden.

Oralcephalosporine sind für die Behandlung unkomplizierter Harnwegsinfektionen nicht hinreichend untersucht und gelten daher nicht als Mittel der ersten Wahl. Cefalexin kann in der Schwangerschaft angewendet werden.

Monografien

Penicilline

Benzylpenicilline: Penicillin G

Indikationen	Systemische und/oder lokale Infektionen durch sensible Erreger, v. a. Streptokokken, Meningokokken, Pneumokokken, Gonokokken und Spirochäten.
Wirkung und Nutzen	Bakterizide Wirkung auf Gram-positive Keime durch Zellwandsynthesehemmung, nicht β-Lactamase-stabil.
Dosierung/Hinweise	1–5 Mio. IE i.v. oder i.m./d in 4–6 Einzeldosen bei nachgewiesener Keimsensibilität (Antibiogramm), höhere Dosen bei kalkulierter Antibiose, Dosisanpassung bei Niereninsuffizienz.
Elimination und Metabolisierung	Zu 95 % unveränderte renale Ausscheidung, Ausscheidungsverzögerung bei Nierenfunktionseinschränkung.
Unerwünschte Wirkungen	Allergische Reaktionen (häufig Hautexanthem, gelegentlich interstitielle Nephritis, selten Sofortreaktion bis zum anaphylaktischen Schock), Blutbildstörungen, neurotoxische Effekte bei hohen Dosierungen, gastrointestinale Beschwerden.

Wechselwirkungen Wirkabschwächung durch bakteriostatische Antibiotika (z. B. Tetracyclin), Ausscheidungsverzögerung durch Probenecid, Acetylsalicylsäure, Indometacin.

Geeignete Kombinationen Aminoglykoside (u. a. bei Endokarditis durch vergrünende Streptokokken, bei Gram-negativer Sepsis).

Schwangerschaft und Stillzeit Verabreichung während gesamter Schwangerschaft und Stillzeit möglich, beim gestillten Kind können Diarrhoe, Candidiasis, allergische Reaktionen auftreten.

Aminopenicilline: Amoxicillin und Ampicillin

Indikationen Akute und chronische Infektionen durch β-Lactamase-negative Gram-positive und einige Gram-negative Keime des HNO-Bereichs, der oberen und unteren Atemwege, der Niere, des Urogenitaltrakts, des gastrointestinalen Systems, der Haut, der Gallenwege, der Knochen, zur Endokarditisprophylaxe, zur Listeriosebehandlung sowie als Teil der kombinierten Helicobacter-pylori-Eradikationsbehandlung (Amoxicillin).

Wirkung und Nutzen Bakterizide Wirkung durch Zellwandsynthesehemmung, gegenüber Benzylpenicillinen Spektrumerweiterung im Gram-negativen Bereich (z. B. Enterobakterien), nicht β-Lactamase-stabil.

Dosierung/Hinweise Amoxicillin: 3- bis 4-mal 0,5–1 g p. o./d, Dosisanpassung bei Niereninsuffizienz
Ampicillin: 3-mal 0,5–3 g i. v./d, Dosisanpassung bei Niereninsuffizienz **oder** 1,5–6 g p. o./d verteilt auf 3–4 Einzeldosen, Dosisanpassung bei Niereninsuffizienz.

Elimination und Metabolisierung Überwiegend (Amoxicillin: ca. 60 %, Ampicillin ca. 70 %) unveränderte renale Ausscheidung, zu kleineren Teilen biliär und renal als Umwandlungsprodukte (Penicilloate), Ausscheidungsverzögerung bei Nierenfunktionseinschränkung.

Unerwünschte Wirkungen	Allergische Reaktionen (häufig Hautexanthem, gelegentlich interstitielle Nephritis, selten Sofortreaktion bis zum anaphylaktischen Schock), Blutbildstörungen, neurotoxische Effekte bei hohen Dosierungen, gastrointestinale Beschwerden, Leberfunktionsstörungen mit Transaminasenanstieg.
Wechselwirkungen	Wirkabschwächung durch bakteriostatische Antibiotika (z. B. Tetracyclin), Ausscheidungsverzögerung durch Probenecid, Acetylsalicylsäure, Indometacin.
Geeignete Kombinationen	Aminoglykoside (u. a. bei Gram-negativer Sepsis), Clarithromycin (zur Helicobacter-pylori-Eradikationsbehandlung).
Schwangerschaft und Stillzeit	Verabreichung während gesamter Schwangerschaft und Stillzeit möglich, beim gestillten Kind können Diarrhoe, Candidiasis, allergische Reaktionen auftreten.

Aminoacylpenicilline: Mezlocillin

Indikationen	Systemische und/oder lokale Infektionen durch sensible Gram-positive und Gram-negative Erreger, wirksam auch bei anaeroben Keimen.
Wirkung und Nutzen	Bakterizide Wirkung durch Zellwandsynthesehemmung, nicht β-Lactamase-stabil.
Dosierung/Hinweise	3-mal 2–5 g i. v./d bei Infektionen der Nieren oder Harnwege, abweichende Dosierungen bei anderen Infektionen, Dosisanpassung bei Niereninsuffizienz, bei schwerer Leberinsuffizienz Dosisreduktion um 50 % oder doppeltes Dosisintervall empfohlen.
Elimination und Metabolisierung	45–70 % werden unverändert renal und 25 % biliär ausgeschieden, weniger als 10 % werden metabolisiert, Ausscheidungsverzögerung bei Nierenfunktionseinschränkung.

Unerwünschte Wirkungen
Allergische Reaktionen seltener als bei Penicillin G, Blutbildstörungen, neurotoxische Effekte bei hohen Dosierungen, gastrointestinale Beschwerden.

Wechselwirkungen
Wirkabschwächung durch bakteriostatische Antibiotika (z. B. Tetracyclin), Ausscheidungsverzögerung durch Probenecid, Acetylsalicylsäure, Indometacin.

Geeignete Kombinationen
Aminoglykoside (u. a. bei Gram-negativer Sepsis), Metronidazol oder Clindamycin (bei Anaerobier-Mischinfektionen), ggf. in 3-fach-Kombination mit Aminoglykosid und Metronidazol bei peritonitischen Infektionen.

Schwangerschaft und Stillzeit
Verabreichung während gesamter Schwangerschaft und Stillzeit möglich.

Weitere relevante Penicilline

- **Penicillin V:** Peroral applizierbare Substanz mit Penicillin-G-äquivalentem Wirkspektrum
- **Benzylpenicillin-Procain:** Zur i. m.-Applikation geeignetes Depotpenicillin
- **Piperacillin:** Aminoacylpenicillin mit besserer Pseudomonaswirksamkeit als Mezlocillin

Cephalosporine

Cefalexin

Indikationen
Akute oder chronische Infektionen mit Cefalexin-empfindlichen Stämmen von Staphylokokken, Streptokokken, E. coli, Proteus mirabilis und Klebsiella pneumoniae.

Wirkung und Nutzen
Oralcephalosporin mit bakterizider Wirkung durch Zellwandsynthesehemmung, nicht β-Lactamase-stabil.

Dosierung/Hinweise
2- bis 4-mal 0,5 g p. o./d, Dosisanpassung bei Niereninsuffizienz. Cave: Nephrotoxizität, insbesondere in Kombination mit Aminoglykosiden.

Elimination und Metabolisierung Zu ca. 90% unveränderte renale Ausscheidung, in geringem Umfang auch biliäre Ausscheidung, keine nennenswerte Metabolisierung, Ausscheidungsverzögerung bei Nierenfunktionseinschränkung.

Unerwünschte Wirkungen Allergische Reaktionen seltener als bei Penicillinen, Blutbildstörungen, Gallenblasen-Sludge, Blutbildstörungen, gastrointestinale Beschwerden, Leberfunktionsstörungen mit Transaminasenanstieg, Plasmakreatininanstieg.

Wechselwirkungen Wirkabschwächung durch bakteriostatische Antibiotika (z.B. Tetracyclin), Ausscheidungsverzögerung durch Probenecid.

Geeignete Kombinationen Aminoglykoside (u.a. bei Gram-negativer Sepsis).

Schwangerschaft und Stillzeit Bisher keine fruchtschädigende Wirkung bekannt, Gabe in der Schwangerschaft trotzdem nur bei strenger Indikationsstellung möglich, beim gestillten Kind können Diarrhoe, Candidiasis, allergische Reaktionen auftreten.

Ceftriaxon

Indikationen Systemische und/oder lokale Infektionen mit breitem Spektrum, insbesondere im Gram-negativen Bereich, jedoch nicht wirksam bei Listerien, Enterokokken, Legionellen, Pseudomonas (Pseudomonascephalosporine, wie Ceftazidim, verfügen über ein Ceftriaxon-äquivalentes Spektrum, jedoch mit signifikanter Wirksamkeit gegen Pseudomonas aeruginosa).

Wirkung und Nutzen Bakterizide Wirkung durch Zellwandsynthesehemmung, partiell β-Lactamase-stabil.

Dosierung/Hinweise 1- bis 2-mal 2g i.v./d, Dosisanpassung bei Niereninsuffizienz (v.a. bei gleichzeitiger schwerer Leberinsuffizienz) empfohlen. Cave: Nephrotoxizität, insbesondere in Kombination mit Aminoglykosiden.

Elimination und Metabolisierung
Zu 50–60 % unveränderte renale Ausscheidung, zu 40–50 % unveränderte biliäre Ausscheidung mit anschließender intraintestinaler Metabolisierung.

Unerwünschte Wirkungen
Allergische Reaktionen seltener als bei Penicillinen, Blutbildstörungen, Thrombophlebitis nach i. v.-Applikation, Gallenblasen-Sludge, Blutbildstörungen, gastrointestinale Beschwerden, Leberfunktionsstörungen mit Anstieg der Transaminasen und des Serum-Kreatininspiegels.

Wechselwirkungen
Darf nicht gleichzeitig mit Kalzium verabreicht werden (Ausfällungsgefahr), Wirkabschwächung durch bakteriostatische Antibiotika (z. B. Tetracyclin).

Geeignete Kombinationen
Aminoglykoside (u. a. bei Gram-negativer Sepsis, Pseudomonasinfektion), Clindamycin oder Metronidazol (bei Anaerobierinfektionen).

Schwangerschaft und Stillzeit
Keine Untersuchungen, Gabe nur bei strenger Indikationsstellung möglich.

Weitere relevante Cephalosporine

- **Cefazolin:** Bakterizides Basiscephalosporin zur i. v.-Verabreichung
- **Cefuroxim-Axetil:** Oralcephalosporin mit erweitertem Wirkspektrum, β-Lactamase-stabil und u. a. wirksam gegen Neisseria gonorrhoea
- **Ceftazidim:** Pseudomonas-Cephalosporin zur i. v.-Verabreichung

β-Lactamase-Inhibitoren

Sulbactam

Indikationen
Ausschließlich kombinierte Gabe mit nicht β-Lactamase-stabilen β-Lactam-Antibiotika (freie Kombination mit Penicillin oder Mezlocillin, fixe Kombination mit Ampicillin).

Wirkung und Nutzen
Inhibition der β-Lactamase verschiedener Keime (z. B. Proteus, Klebsiella, Bacteroides).

Dosierung/Hinweise 0,5 g Sulbactam wird jeweils i. v. oder i. m. zusammen mit dem Antibiotikum verabreicht, die Dosierung sollte bei Niereninsuffizienz wie für das kombinierte β-Lactam-Antibiotikum beschrieben angepasst werden.

Elimination und Metabolisierung Keine Metabolisierung in nennenswertem Umfang, zu ca. 80 % unveränderte renale Ausscheidung.

Unerwünschte Wirkungen Im Wesentlichen durch das kombinierte Antibiotikum bedingt.

Wechselwirkungen Im Wesentlichen durch das kombinierte Antibiotikum bedingt.

Geeignete Kombinationen Benzylpenicilline, Aminopenicilline, Aminoacylpenicilline.

Schwangerschaft und Stillzeit Nicht ausreichend untersucht, nur bei strenger Indikationsstellung möglich.

Makrolide

Erythromycin

Indikationen Infektionen der folgenden Organsysteme bei Penicillinüberempfindlichkeit oder sonstigen Gegenanzeigen für die Gabe von Penicillin: obere und untere Atemwege, Haut- und Bindegewebe.

Wirkung und Nutzen Bakteriostatisches Breitspektrum-Antibiotikum, Wirkung durch Inhibition ribosomaler Proteinsynthese, im Vergleich mit moderneren Makroliden ungünstigere Pharmakokinetik, jedoch bessere Verträglichkeit in der Schwangerschaft und Stillzeit.

Dosierung/Hinweise 3- bis 4-mal 0,5 g p. o./d, uneinheitliche Datenlage zu Dosierung bei Niereninsuffizienz (die Tageshöchstdosis von 2 g sollte bei eingeschränkter Nierenfunktion nicht überschritten werden), vorsichtige Dosierung bei Leberfunktionsstörungen.

Elimination und Metabolisierung

Zu 5–10 % renale Ausscheidung des unveränderten Esters, zu 2,5–15 % renale Ausscheidung der aktiven Form, zu ca. 50 % biliäre Exkretion, bis zu 50 % hepatische Metabolisierung (CYP3A4).

Unerwünschte Wirkungen

Gastrointestinale Beschwerden, Leberzellschädigung mit Enzymanstieg (GPT, GOT, LDH, AP, γGT), intrahepatische Cholestase, allergische Reaktionen, ototoxische Reaktionen, Hauterscheinungen, QT-Zeit-Verlängerung, Torsade de Pointes und andere Arrhythmien.

Wechselwirkungen

Durch CYP3A4-Inhibition vermittelte Wirkstoffspiegelerhöhungen von u. a.: Statinen, oralen Antikoagulanzien, Mutterkornalkaloiden, Benzodiazepinen, Cyclosporin, Tacrolimus und Sirolimus, Digoxin, Theophyllin, zudem pharmakodynamischer Synergismus bei kombinierter Gabe mit anderen QT-Zeit-verlängernden Substanzen, kombinierte Gabe mit Astemizol, Cisaprid, Terfenadin oder Pimozid ist kontraindiziert.

Geeignete Kombinationen

β-Lactam-Antibiotika zur i. v.-Initialtherapie bei ambulant erworbener Pneumonie (uneinheitliche Datenlage).

Schwangerschaft und Stillezeit

Gabe in der Schwangerschaft bei fehlenden Untersuchungen beim Menschen und berichteten kardiovaskulären Fehlbildungen des Kindes nur bei strenger Indikationsstellung nach sorgfältiger Risiko-Nutzen-Beurteilung möglich, wegen ca. 50 %iger Muttermilchgängigkeit und der Gefahr einer spastischen Pylorusstenose des Kindes Gabe in der Stillzeit ebenfalls nur nach sorgfältiger Risiko-Nutzen-Beurteilung.

Clarithromycin

Indikationen

Infektionen der folgenden Organsysteme bei Penicillinüberempfindlichkeit oder sonstigen Gegenanzeigen für die Gabe von Penicillin: obere und untere Atemwege, Haut- und Bindegewebe sowie als Teil der kombinierten Helicobacter-pylori-Eradikationsbehandlung.

Wirkung und Nutzen	Bakteriostatisches Breitspektrum-Antibiotikum, Wirkung durch Inhibition ribosomaler Proteinsynthese, günstigere Pharmakokinetik als Erythromycin (daher diesen Wirkstoff, außer in der Schwangerschaft, vorziehen).
Dosierung/Hinweise	2-mal 0,25–0,5 g p. o./d, Dosisanpassung bei Niereninsuffizienz (Dosisanpassung bei Leberinsuffizienz nicht erforderlich, da in diesem Zustand kompensatorisch renal eliminiert wird, Überwachung bei stark eingeschränkter Leberfunktion jedoch empfohlen).
Elimination und Metabolisierung	Zu 20–30% unveränderte renale Ausscheidung, zu 70–80% hepatische Metabolisierung und Ausscheidung über die Fäzes, Ausscheidungsverzögerung bei Nierenfunktionseinschränkung.
Unerwünschte Wirkungen	Oraler Pilzbefall, gastrointestinale Beschwerden, Leukozytopenie, allergische Reaktionen, psychiatrische Symptome (z. B. Angst, Schlafstörungen), neurologische Symptome (z. B. Zephalgie, Geruchsstörung, Tinnitus), Leberfunktionsstörung, Arthralgie, Myalgie, QT-Zeit-Verlängerung, Torsade de Pointes und andere Arrhythmien.
Wechselwirkungen	Durch CYP3A4-Inhibition vermittelte Wirkstoffspiegelerhöhungen von u.a.: Statinen, oralen Antikoagulanzien, Mutterkornalkaloiden, Benzodiazepinen, Cyclosporin, Tacrolimus und Sirolimus, Digoxin, Theophyllin, zudem pharmakodynamischer Synergismus bei kombinierter Gabe mit anderen QT-Zeit-verlängernden Substanzen, kombinierte Gabe mit Astemizol, Cisaprid, Terfenadin oder Pimozid ist kontraindiziert.
Geeignete Kombinationen	Amoxicillin oder Metronidazol (zur Helicobacter-pylori-Eradikationsbehandlung), β-Lactam-Antibiotika zur i. v.-Initialtherapie bei ambulant erworbener Pneumonie (uneinheitliche Datenlage).
Schwangerschaft und Stillzeit	Wegen Muttermilchgängigkeit und tierexperimentellen Hinweisen auf Reproduktionstoxizität in beiden Zuständen nur nach sorgfältiger Risiko-Nutzen-Beurteilung.

Weitere relevante Makrolide

- **Roxithromycin:** Makrolid zur oralen Verabreichung mit gleichem Wirkspektrum und ähnlicher Pharmakokinetik wie Clarithromycin
- **Azithromycin:** Azalidderivat mit guter Enterobakterienwirksamkeit

Tetracycline

Doxycyclin

Indikationen	Infektionen des HNO-Bereichs, der Atemwege, des Urogenitalsystems, der Haut sowie Borreliose, wirksam gegen Chlamydien, Yersinien, Mykoplasmen sowie bei seltenen Infektionen, wie Brucellose, Ornithose, Bartonellose, Listeriose und Rickettsiose, zudem Anwendung bei tropischer Sprue und Morbus Whipple.
Wirkung und Nutzen	Bakteriostatische Wirkung durch Inhibition ribosomaler Proteinsynthese, Spektrum umfasst Gram-positive und Gram-negative Keime, durch häufige Gabe von Tetracyclinen jedoch zahlreiche Resistenzen.
Dosierung/Hinweise	Als Kurzinfusionen über 1–4 h oder p. o.: initial 200 mg/d, dann 100–200 mg/d, Dosisanpassung bei Niereninsuffizienz nicht erforderlich, vorsichtige Dosierung bei schwerer Leberinsuffizienz (mangelnde Datenlage).
Elimination und Metabolisierung	Zu 22–60 % unveränderte renale Ausscheidung, zu 20–40 % Ausscheidung über die Fäzes, keine nennenswerte Metabolisierung.
Unerwünschte Wirkungen	Gastrointestinale Beschwerden, allergische Reaktionen, Blutbildstörungen und Blutgerinnungsstörungen, psychiatrische Symptome (z. B. Angst, Unruhe), Hämaturie, opportunistische Infektionen, Schmerzen und Thrombophlebitis in Injektionsnähe bei i. v.-Gabe, Zahnverfärbungen bei peroraler Gabe.

Wechselwirkungen	Resorptionsstörung durch Antazida, Beschleunigung der Doxycyclinmetabolisierung durch Rifampicin, Barbiturate und einige Antikonvulsiva (z. B. Carbamazepin), Wirkungsverstärkung von Sulfonylharnstoffen und Antikoagulanzien vom Dicumarol-Typ.
Geeignete Kombinationen	Rifampicin (bei Brucelleninfektion).
Schwangerschaft und Stillzeit	Wegen Plazentagängigkeit und Knochentoxizität Anwendung vom Schwangerschaftsbeginn bis zum 8. Lebensjahr des Kindes nur bei besonders strenger Indikationsstellung.

Weitere relevante Tetracycline

- **Minocyclin:** Hohe Konzentrationen in Tränenflüssigkeit und Speichel, daher Einsatz zur Umgebungsprophylaxe bei Meningokokkenmeningitis möglich

Aminoglykoside

Gentamicin

Indikationen	Schwere Infektionen durch Erreger, die gegen weniger toxische Antibiotika resistent sind, schwere Infektionen mit Gram-negativen Erregern, nosokomiale Infektionen, Infektionen bei abwehrgeschwächten und neutropenischen Patienten.
Wirkung und Nutzen	Bakterizide Wirkung durch verschiedene Mechanismen (die größte Bedeutung kommt der Inhibition ribosomaler Proteinsynthese zu), Aminoglykoside verstärken die Wirkung von vielen Antibiotika (u. a. Penicilline und Cephalosporine) und werden daher häufig als Kombinationspartner verwendet.
Dosierung/Hinweise	3-mal 0,5–2 g i. v./d, Dosisanpassung bei Niereninsuffizienz; cave: Nephrotoxizität, insbesondere in Kombination mit Cephalosporinen.

Elimination und Metabolisierung	Zu ca. 90% unveränderte renale Ausscheidung, keine Metabolisierung.
Unerwünschte Wirkungen	Leberfunktionsstörungen (mit Anstieg von Transaminasen, LDH, AP), gastrointestinale Beschwerden, neurotoxische Symptome (z. B. Zephalgie, Krampfanfall), allergische Reaktionen, Blutbildstörungen, opportunistische Infektionen, Schmerzen und Thrombophlebitis in Injektionsnähe.
Wechselwirkungen	Verminderte Serumspiegel von Valproinsäure bei Simultangabe, Wirkungsverstärkung von oralen Antikoagulanzien, Ausscheidungsverzögerung durch Probenecid.
Geeignete Kombinationen	β-Lactam-Antibiotika (bei Gram-negativer Sepsis, intraabdominalen Infektionen, Endokarditis).
Schwangerschaft und Stillzeit	Nicht ausreichend untersucht, Gabe sollte bei Schwangeren und Stillenden vermieden werden.

Gyrasehemmer/Chinolone

Ciprofloxacin

Indikationen	Untere Atemwegsinfektionen durch Gram-negative Bakterien inkl. COPD-Infektexazerbation, komplizierte Haut- und Weichteilinfektionen, Otitis media und maligne Otitis externa, urogenitale Infektionen, Infektionen der Knochen und Gelenke sowie intraabdominelle Infektionen, Infektionen bei neutropenischen Patienten.
Wirkung und Nutzen	Inhibition der bakteriellen DNA-Gyrase und Topoisomerase (II und IV), β-Lactamase-stabil, bakterizid, anaerobierwirksam.
Dosierung/Hinweise	2- bis 3-mal 400 mg i. v. als Kurzinfusion über 60 min oder 2-mal 250–750 mg p. o./d, Dosisanpassung bei Niereninsuffizienz.

Elimination und Metabolisierung
Zum größten Teil unveränderte renale Ausscheidung, geringe Metabolisierung in der Leber.

Unerwünschte Wirkungen
Hauterscheinungen und allergische Reaktionen, gastrointestinale Beschwerden, visuelle und akustische Störungen, Blutbildstörungen, QT-Zeit-Verlängerung (v. a. bei Hypokaliämie), Torsade de Pointes und andere Arrhythmien, Leberfunktionsstörung mit Transaminasenanstieg, Appetitminderung, neurologische Symptome (z. B. Zephalgie, Benommenheit), Arthralgie, Myalgie, Vasodilatation und unspezifische Schmerzen, Asthenie, Fieber.

Wechselwirkungen
Ausscheidungsverzögerung durch Probenecid, Serumspiegelanstieg von Tizanidin, Methotrexat, Theophyllin, Clozapin, Ropinirol, Serumspiegelanstieg oder -abfall von Phenytoin, Wirkungsverstärkung von oralen Antikoagulanzien, pharmakodynamischer Synergismus bei kombinierter Gabe mit anderen QT-Zeit-verlängernden Substanzen, Resorptionsverminderung durch Antazida bei peroraler Gabe.

Geeignete Kombinationen
β-Lactam-Antibiotika (bei Infektionen durch Streptokokken- und Staphylokokken), Metronidazol oder Clindamycin (bei Anaerobierinfektionen), Vancomycin (bei MRSA-Infektionen).

Schwangerschaft und Stillzeit
Wegen Muttermilchgängigkeit und tierexperimentellen Hinweisen auf Gelenkknorpelschäden des Kindes sollte die Substanz während Schwangerschaft und Stillzeit nicht verabreicht werden.

Moxifloxacin

Indikationen
Infektionen durch Gram-negative Erreger, bei denen das Initialantibiotikum ungeeignet ist: untere Atemwegsinfektionen inkl. COPD-Infektexazerbation, komplizierte Haut- und Weichteilinfektionen, Infektionen des oberen weiblichen Genitaltrakts in Kombination mit einem weiteren Antibiotikum (vermehrte Erregerresistenz).

Wirkung und Nutzen

Inhibition der bakteriellen DNA-Gyrase und Topoisomerase (II und IV) mit erweitertem Wirkspektrum und guter Pneumokokkenwirksamkeit, β-Lactamase-stabil, bakterizid, gegenüber Ciprofloxacin verbesserte Wirksamkeit gegen Anaerobier und atypische Erreger.

Dosierung/Hinweise

1-mal 400 mg p. o. oder i. v. als Kurzinfusion über 60 min/d, Dosisanpassung bei Niereninsuffizienz nicht erforderlich, vorsichtige Dosierung bei Leberfunktionsstörungen, kontraindiziert bei Transaminasenanstieg > 5-fach des oberen Normwerts.

Elimination und Metabolisierung

Zu 19 % unveränderte renale Ausscheidung, zu 25 % unveränderte biliäre Ausscheidung, Metabolisierung in der Leber zu einer Sulfo-Verbindung und einem Glucuronid und renale (16,5 %) sowie biliäre (36,5 %) Metabolitenausscheidung.

Unerwünschte Wirkungen

Opportunistische Infektionen, gastrointestinale Beschwerden, Blutbildstörungen, Hauterscheinungen und allergische Reaktionen, QT-Zeit-Verlängerung (v. a. bei Hypokaliämie), Torsade de Pointes und andere Arrhythmien, Leberfunktionsstörung mit Transaminasenanstieg, psychiatrische Symptome (z. B. Angst), Hyperlipidämie, neurologische Symptome (z. B. Zephalgie, Benommenheit), Leberfunktionsstörung, Arthralgie, Myalgie, Vasodilatation, unspezifische Schmerzen, visuelle und akustische Störungen.

Wechselwirkungen

Serumspiegelanstieg von Digoxin und Serumspiegelabfall von Glibenclamid bei gleichzeitiger Gabe mit Moxifloxacin, pharmakodynamischer Synergismus bei kombinierter Gabe mit anderen QT-Zeit-verlängernden Substanzen, Resorptionsverminderung durch Antazida bei peroraler Gabe.

Geeignete Kombinationen

β-Lactam-Antibiotika (bei Infektionen durch Streptokokken- und Staphylokokken), Metronidazol oder Clindamycin (bei Anaerobierinfektionen), Vancomycin (bei MRSA-Infektionen).

Schwangerschaft und Stillzeit

Wegen Muttermilchgängigkeit und tierexperimentellen Hinweisen auf Reproduktionstoxizität und Gelenkknorpelschäden sollte die Substanz während Schwangerschaft und Stillzeit nicht verabreicht werden.

Weitere relevante Gyrasehemmer

- **Levofloxacin:** Bakterizides Breitspektrum-Antibiotikum, Einsatz insbesondere zur Behandlung von Harnwegsinfektionen

Cotrimoxazol

Cotrimoxazol

Indikationen

HNO-Infektionen und Infektionen der oberen und unteren Atemwege (wirksam gegen Pneumcystis carinii, nicht wirksam bei Streptokokken-Angina), renale und urogenitale Infekte, gastrointestinale Infekte (Shigellose, Reisediarrhoe, Typhus-Dauerausscheider), Brucellose, Nocardiose, nicht echt mykotisches Myzetom, südamerikanische Blastomykose.

Wirkung und Nutzen

Kombinationspräparat aus den bakteriostatischen Wirkstoffen Trimethoprim (TMP) und Sulfamethoxazol (SMZ) – diese hemmen synergistisch die bakterielle Folsäuresynthese, wirksam gegen die meisten aeroben Bakterien.

Dosierung/Hinweise

2-mal 160 mg TMP/800 mg SMZ p. o. oder i. v./d (Standarddosis), Dosisanpassung bei Niereninsuffizienz oder 20 mg TMP/100 mg SMZ/kg KG, in 3 Einzeldosen/d (bei Pneumocystis-carinii-Pneumonie), Dosisanpassung bei Niereninsuffizienz, vorsichtige Dosierung bei schwerer Leberinsuffizienz.

Elimination und Metabolisierung

Überwiegend renale Elimination der inaktiven Metabolite beider Substanzen nach vorwiegend hepatischer Verstoffwechslung.

Unerwünschte Wirkungen
Häufig gastrointestinale Probleme, insbesondere Schleimhautentzündungen, Überempfindlichkeitsreaktionen, Elektrolytverschiebungen, Tinnitus, QT-Zeit-Verlängerung, Torsades de pointes, Cholestase, selten neurologische oder psychiatrische Symptome, selten Blutbildstörungen.

Wechselwirkungen
Wirkungsverminderung bei gleichzeitiger Gabe von Lokalanästhetika oder Procainamid, Wirkungsverstärkung durch Probenecid, Sulfinpyrazon, Phenylbutazon, Salicylate, Indometacin, erhöhte Toxizität durch p-Aminosalicylsäure, Barbiturate und Primidon, Kristallurierisiko durch Methenamin und Methenaminmandelat, Blutbildveränderungen durch Pyrimethamin-haltige Substanzen, Risiko eines Folsäuremangels durch Kombination mit anderen Folsäure-Antagonisten.

Geeignete Kombinationen
Vancomycin (zur Antibiogramm-gerechten MRSA-Behandlung).

Schwangerschaft und Stillzeit
Bislang keine Hinweise auf fruchtschädigenden Effekt in Beobachtungen am Menschen, jedoch potenzielle Gefahr durch Folsäurestoffwechselbeeinträchtigung, daher sorgfältige Risiko-Nutzen-Analyse erforderlich.

Carbapeneme

Meropenem

Indikationen
Komplizierte ambulante und nosokomiale Pneumonien, akute bakterielle Meningitis, intra- und postpartale Infektionen, komplizierte intraabdominelle Infektionen und komplizierte Infektionen von Nieren, ableitenden Harnwegen, Haut und Weichteilen.

Wirkung und Nutzen
Bakterizide Wirkung durch Zellwandsynthesehemmung, Carbapeneme haben von den derzeit verfügbaren Antibiotika das breiteste Spektrum mit einer hohen Aktivität gegen Anaerobier.

Dosierung/Hinweise	3-mal 0,5–2 g i.v./d, Dosisanpassung bei Niereninsuffizienz.
Elimination und Metabolisierung	Zu ca. 70 % unveränderte renale Ausscheidung, zu ca. 30 % Metabolisierung zu inaktivem Metabolit durch Hydrolyse des β-Lactam-Rings, Ausscheidungsverzögerung bei Nierenfunktionseinschränkung.
Unerwünschte Wirkungen	Leberfunktionsstörungen (mit Anstieg von Transaminasen, LDH, AP), gastrointestinale Beschwerden, neurotoxische Symptome (z. B. Zephalgie, Krampfanfall), allergische Reaktionen, Blutbildstörungen, opportunistische Infektionen, Schmerzen und Thrombophlebitis in Injektionsnähe.
Wechselwirkungen	Verminderte Plasmaspiegel von Valproinsäure bei Simultangabe, Wirkverstärkung von oralen Antikoagulanzien, Ausscheidungsverzögerung durch Probenecid.
Geeignete Kombinationen	Aminoglykoside, Fluorchinolone (insbesondere bei operativ-intensivmedizinischen Infektionen).
Schwangerschaft und Stillzeit	Nicht ausreichend untersucht, Gabe sollte während Schwangerschaft und Stillzeit vermieden werden.

Weitere relevante Carbapeneme

- **Imipinem:** Im Vergleich zu Meropenem stärker wirksam gegen Gram-positive Kokken und schwächer wirksam gegen Enterobakterien
- **Ertapenem:** Im Vergleich zu Imipinem stärker wirksam gegen Gram-negative Aerobier, jedoch nicht hinreichend wirksam gegen Non-Fermenter wie Pseudomonas aeruginosa und Enterokokken

Lincosamide

Clindamycin

Indikationen

Ambulante und chronische Infektionen der Knochen und Gelenke, des HNO- und Dental-Bereichs, der tiefen Atemwege, des Becken- und Bauchraums, der Haut- und Weichteile sowie bei gynäkologischen Infektionen und Scharlach.

Wirkung und Nutzen

In Abhängigkeit von der Konzentration und Erregerempfindlichkeit bakteriostatisch oder bakterizid mit guter Anaerobierwirksamkeit, jedoch zahlreiche Resistenzen (insbesondere im aeroben Gram-negativen Bereich).

Dosierung/Hinweise

4-mal 150–450 mg p.o./d oder 2- bis 3-mal 600 mg verdünnt auf eine Konzentration von 12 mg/ml mit physiologischer Kochsalzlösung i.v./d, Dosisanpassung bei Niereninsuffizienz nicht erforderlich. Cave: Akkumulationsgefahr bei Leberinsuffizienz (Spiegelüberwachung und evtl. Dosisreduktion bei hochdosierter Therapie empfohlen).

Elimination und Metabolisierung

Nach überwiegend hepatischer Metabolisierung Elimination zu ca. zwei Dritteln über die Fäzes und ca. einem Drittel über den Urin.

Unerwünschte Wirkungen

Von allen Antibiotika besteht bei Clindamycin das höchste Antibiotika-assoziierte Enterokolitisrisiko, leichte dosisabhängige ösophageale und/oder gastrointestinale Beschwerden, lokale Reizerscheinungen nach Injektion, Unverträglichkeitssymptome (z. B. Hitzegefühl, Brechreiz, Herz-Kreislauf-Beschwerden) nach rascher Infusion, Blutbildstörungen, allergische Reaktionen, Leberfunktionsstörung, neuromuskuläre Blockierung, Scheidenkatarrh, bullöse Dermatitis.

Wechselwirkungen

Wirkungsverminderung von Erythromycin und oralen Kontrazeptiva, Wirkungsverstärkung von curareartigen Muskelrelaxanzien.

Geeignete Kombinationen
Kombination mit β-Lactam-Antibiotika zur Erweiterung des Wirkspektrums möglich.

Schwangerschaft und Stillzeit
Bislang keine Hinweise auf fruchtschädigenden Effekt bei Beobachtungen am Menschen, beim gestillten Kind können Diarrhoe, Candidiasis, allergische Reaktionen auftreten, sorgfältige Risiko-Nutzen-Analyse während Schwangerschaft und Stillzeit erforderlich.

Nitroimidazole

Metronidazol

Indikationen
Infektionen mit Anaerobierbeteiligung, v.a. des Gastrointestinaltrakts und des weiblichen Genitales sowie des HNO- und Zahn-Mund-Kiefer-Bereichs, Trichomoniasis sowie als Teil der kombinierten Helicobacter-pylori-Eradikationsbehandlung.

Wirkung und Nutzen
Starke bakterizide Wirkung auf anaerobe Keime durch Nukleinsäuresynthesehemmung, aerobe und fakultativ aerobe Keime sind resistent (Ausnahme: Gardnerella vaginalis).

Dosierung/ Hinweise
Ladungsdosis von 15 mg/kg KG i.v. alle 6 h, danach Erhaltungsdosis von 7,5 mg/kg KG i.v. oder p.o. alle 6 h, Dosisanpassung bei Niereninsuffizienz und schwerer Leberinsuffizienz.

Elimination und Metabolisierung
Zu 30 % unveränderte renale Ausscheidung, zu 30–40 % renale Ausscheidung der hepatisch produzierten Metabolite, zu ca. 10 % biliäre Ausscheidung.

Unerwünschte Wirkungen
Metallischer Geschmack, bitteres Aufstoßen, Zungenbelag, Stomatitis, Glossitis, gastrointestinale Symptome, Urindunkelfärbung, gelegentlich neurologische und psychiatrische Symptome, Überempfindlichkeitsreaktionen, Bultbildveränderungen, Leberfunktionsstörung, Miktionsstörung.

Wechselwirkungen

Psychose durch gleichzeitige Disulfiram-Gabe, Wirkungsverstärkung von Antikoagulanzien vom Warfarin-Typ, Serumspiegelanstieg von Lithium, Wirkungsverminderung durch gleichzeitige Gabe von Barbituraten, erhöhte Metronidazol-Serumkonzentrationen durch Cimetidin, Unverträglichkeitserscheinungen bei gleichzeitigem Alkoholkonsum.

Geeignete Kombinationen

Metronidazol ist stets mit anaerobier-wirksamen Breitspektrum-Antibiotika zu kombinieren, die Kombination mit Clarithromycin wird zur Helicobacter-pylori-Eradikationsbehandlung empfohlen.

Schwangerschaft und Stillzeit

Wegen tierexperimentellen Hinweisen auf Karzinogenität, Mutagenität und Teratogenität Anwendung nur in lebensbedrohlichen Situationen im ersten Trimenon, im zweiten und dritten Trimenon und in der Laktation nur bei strenger Indikation und sorfältiger Risiko-Nutzen-Abwägung (Stillen muss unterbrochen werden).

Glykopeptidantibiotika

Vancomycin

Indikationen

Orale Gabe bei pseudomembranöser Enterokolitis und Staphylokokken-Enterokolitis, parenterale Gabe bei schweren Infektionen durch mehrfach resistente Erreger, wie Endokarditis, Infektionen von Knochen, Weichteilen und Gelenken, Pneumonie, Sepsis sowie zur perioperativen Prophylaxe bei erhöhter Gefährdung durch Infektionen mit Gram-positiven Erregern bei kardiochirurgischen, gefäßchirurgischen und traumatologischen Eingriffen.

Wirkung und Nutzen

Starke bakterizide Wirkung auf Gram-positive Keime, keine Wirkung auf Gram-negative Keime.

Dosierung/Hinweise

500 mg bis 2 g p. o./ die in 3–4 Einzelgaben zur Enterokolitisbehandlung, 500 mg als Kurzinfusion über 30–60 min i. v. 4-mal täglich für extraintestinale Indikationen, Dosisanpassung bei Niereninsuffizienz.

Elimination und Metabolisierung	Fast vollständige unveränderte renale Elimination.
Unerwünschte Wirkungen	Nierenschädigung, Beeinträchtigung des Hörvermögens, Blutbildveränderungen, Überempfindlichkeitsreaktionen, gastrointestinale Symptome, Venenreizung bei i. v.-Gabe.
Wechselwirkungen	Synergistische Oto- und Nephrotoxizität mit anderen potenziell oto- und nephrotoxischen Substanzen (v. a. Aminoglykoside), Nebenwirkungsverstärkung bei i. v.-Gabe und simultaner Verabreichung von Narkosemitteln, Wirkungsverstärkung von Muskelrelaxanzien.
Geeignete Kombinationen	Cotrimoxazol, Gyrasehemmer (stets nach Antibiogramm).
Schwangerschaft und Stillzeit	Kontraindiziert während Schwangerschaft und Stillzeit.

Weitere relevante Glykopeptidantibiotika

- **Teicoplanin:** i. m. applizierbare Substanz mit langer Halbwertzeit (41 h)

13.2 Antimykotikatherapie

M. Siepmann

13.2.1 Chemotherapie von Pilzerkrankungen

Antimykotika können lokal oder systemisch verabreicht werden. Die Verträglichkeit ist bei der lokalen Gabe gut, bei systemischer Anwendung können z. T. gravierende Nebenwirkungen auftreten. Die zur Verfügung stehenden Substanzen haben unterschiedliche Wirkungsmechanismen. Amphotericin B bindet durch hydrophobe Wechselwirkungen an Ergosterin in Zellmembranen empfindlicher Pilze. Daraus resultiert eine Bildung hydrophiler Poren und in der Folge eine Permeabilitätsstörung der Zellmembranen. Fluconazol (Azolantimykotikum) hemmt die Synthese von Ergosterin. Flucytosin interferiert mit dem Einbau der Nukleinsäure Thymidin in die DNA.

Monografien

Amphotericin B

Indikationen
Behandlung von Systemmykosen, lokale Therapie vaginaler und gastrointestinaler Soorinfektionen.

Wirkung und Nutzen
Wirksam gegen Hefen und Aspergillusarten durch Erhöhung der Permeabilität der Zellmembran von Pilzen.

Dosierung/Hinweise
1–1,5 mg/kg KG i.v./d, keine Dosisanpassung bei Leber- und Nierenfunktionsstörungen.

Elimination und Metabolisierung
Größtenteils hepatisch metabolisiert, zu 3–5 % unveränderte renale Ausscheidung.

Unerwünschte Wirkungen
Kopfschmerzen, Fieber, Übelkeit, Erbrechen, Thrombophlebitis an der Injektionsstelle, Nierenfunktionseinschränkung.

Wechselwirkungen
Verstärkung unerwünschter nephrotoxischer Wirkungen durch Aminoglykoside und Cyclosporin.

Geeignete Kombinationen
Flucytosin.

Schwangerschaft und Stillzeit
Keine Verabreichung an Schwangere, Abstillen erforderlich.

Fluconazol

Indikationen
Behandlung von Kryptokokkenmeningitiden und mukokutanen Soorinfektionen.

Wirkung und Nutzen
Wirksam gegen Hefen und Aspergillusarten durch Erhöhung der Permeabilität der Zellmembran von Pilzen.

Dosierung/Hinweise	100–400 mg p. o./d, Dosisanpassung bei Niereninsuffizienz, regelmäßige Durchführung von Leberfunktionstests empfohlen.
Elimination und Metabolisierung	In geringem Umfang hepatisch metabolisiert, zu 80 % unveränderte renale Ausscheidung.
Unerwünschte Wirkungen	Transaminasenanstieg, Übelkeit, Erbrechen, Diarrhoe.
Wechselwirkungen	Serumkonzentrationsanstieg von Phenprocoumon, Ciclosporin, Benzodiazepinen, Cisaprid, Terfenadin.
Geeignete Kombinationen	Topisch zu applizierende Antimykotika.
Schwangerschaft und Stillzeit	Keine Verabreichung an Schwangere, Abstillen erforderlich.

Flucytosin

Indikationen	Behandlung von Kryptokokkenmeningitiden und systemischer Soorinfektionen in Kombination mit anderen Antimykotika.
Wirkung und Nutzen	Wirksam gegen Hefen und Aspergillusarten durch Beeinträchtigung der Protein- und DNA-Synthese von Pilzen.
Dosierung/Hinweise	100–150 mg/kg KG i. v./d, Dosisanpassung bei Niereninsuffizienz, intensivierte Überwachung bei Leberfunktionsstörung.
Metabolisierung	Keine Metabolisierung in nennenswertem Umfang, zu 90 % unveränderte renale Ausscheidung.
Unerwünschte Wirkungen	Transaminasenanstieg, Übelkeit, Erbrechen, Diarrhoe, Thrombozytopenie, Leukozytopenie.
Wechselwirkungen	Wirkabschwächung durch Cytarabin.

Geeignete Kombinationen	Amphotericin B.
Schwangerschaft und Stillzeit	Keine Verabreichung an Schwangere, Abstillen erforderlich.

Weitere relevante Antimykotika

- **Ketoconazol:** Oral anwendbares Azolantimykotikum
- **Itraconazol:** Oral anwendbares Azolantimykotikum
- **Voriconazol:** Oral anwendbares Azolantimykotikum

13.3 Virustatikatherapie

M. Siepmann

13.3.1 Chemotherapie von Virusinfektionen

Arzneistoffe zur Behandlung und Prophylaxe von Viruserkrankungen müssen eine Wachstumshemmung oder ein Absterben von Viren bewirken, ohne gesunde Zellen des Wirtsorganismus zu schädigen. Für die Replikation viraler Nukleinsäuren werden virusspezifische Enzyme benötigt, deren Funktion gezielt gestört werden kann (DNA-Polymerase, reverse Transkriptase). Das Virustatikum Zidovudin hemmt so die virale DNA-Synthese. Indinavir inhibiert Proteasen von HIV-1-Viren. Dadurch wird die für die Virusreplikation erforderliche Spaltung eines viralen Vorläuferpolyproteins beeinträchtigt; es entstehen unreife Viruspartikel, die keine neuen Infektionszyklen auslösen können. Oseltamivir hemmt Glykoproteine von Influenzaviren (Neuraminidasen), die sowohl für das Eindringen des Virus in noch nicht infizierte Zellen als auch für die Freisetzung von neu gebildeten Viruspartikeln aus infizierten Zellen bedeutsam sind.

Für die Behandlung einer HIV-Infektion werden Dreifachkombinationen aus zwei Nucleosid-/Nucleotidanaloga (Tenofovir und Emtricitabin oder Abacavir und Lamivudin) und einem Virustatikum aus der Gruppe der Proteinase-Inhibitoren (Atazanavir, Fosamprenavir, Lopinavir oder Saquinavir) oder mit einem Virustatikum aus der Gruppe der Gruppe nichtnukleosidischen Reverse-Transkriptase-Inhibitoren (Efavirenz oder Nevirapin) empfohlen.

Monografien

Virustatika gegen Herpesviren

Aciclovir

Indikationen	Behandlung von Infektionen mit Herpes-simplex-Virus 1 und 2 sowie Varizellavirus.
Wirkung und Nutzen	Hemmung der viralen DNA-Synthese.
Dosierung/Hinweise	5–10 mg/kg KG i.v. alle 8 h, Dosisanpassung bei Niereninsuffizienz
Elimination und Metabolisierung	Teilweise hepatische Metabolisierung zu 9-Carboxymethoxy-Methylguanin, zu 90 % unveränderte renale Ausscheidung.
Unerwünschte Wirkungen	Nierenfunktionseinschränkung, Thrombophlebitis an der Injektionsstelle, Kopfschmerzen, Verwirrtheit, Krampfanfall, Übelkeit, Erbrechen, Exanthem.
Wechselwirkungen	Serumkonzentrationserhöhung von Aciclovir bei gleichzeitiger Gabe von Probenecid.
Geeignete Kombinationen	Prednisolon, Dexamethason.
Schwangerschaft und Stillzeit	Keine Verabreichung an Schwangere, Abstillen erforderlich.

Weitere relevante Nukleosidanaloga zur Behandlung von Herpesinfektionen

- **Valaciclovir:** Prodrug von Aciclovir
- **Famciclovir:** Prodrug von Penciclovir
- **Brivudin:** Hohe Aktivität gegen Varizellaviren

Antiretrovirale Stoffe: Hemmstoffe der reversen Transkriptase

Nukleoside: Zidovudin

Indikationen	Behandlung von HIV-Infektionen.
Wirkung und Nutzen	Hemmt nach Phosphorylierung kompetitiv die virale DNA-Polymerase (reverse Transkriptase) von HI-Viren.
Dosierung/Hinweise	500–1500 mg p. o./d verteilt auf 4–6 Einzeldosen, Dosisanpassung bei Nieninsuffizienz und Leberfunktionsstörung.
Elimination und Metabolisierung	Glucuronidierung in der Leber, zu 10–20 % unveränderte renale Ausscheidung.
Unerwünschte Wirkungen	Anämie, Granulozytopenie, Übelkeit, Erbrechen, Bewusstseinstrübung, Krampfanfall, Kopfschmerzen, Myalgien.
Wechselwirkungen	Serumkonzentrationserhöhung von Zidovudin bei gleichzeitiger Gabe von Probenecid, Serumkonzentrationserniedrigung von Zidovudin bei gleichzeitiger Gabe von Clarithromycin, verstärkte toxische Effekte auf die Erythro- und Granulopoese durch Paracetamol.
Geeignete Kombinationen	Nukleosid- und Nicht-Nukleosidinhibitoren der reversen Transkriptase, Proteasehemmstoffe.
Schwangerschaft und Stillzeit	Verabreichung an Schwangere möglich, Abstillen erforderlich.

Weitere relevante Nukleosidhemmstoffe der reversen Transkriptase

- **Didanosin**
- **Stavudin**
- **Zalcitabin**
- **Lamivudin**
- **Abacavir**

Nicht-Nukleoside: Nevirapin

Indikationen	Behandlung von HIV-1-Infektionen.
Wirkung und Nutzen	Hemmt nicht-kompetitiv die virale DNA-Polymerase (reverse Transkriptase) von HI-1-Viren.
Dosierung/Hinweise	400 mg p. o./d verteilt auf 2 Einzeldosen, keine Dosisanpassung bei Niereninsuffizienz mit Kreatinin Clearance >20 ml/min erforderlich, kontraindiziert bei schwerer Leberinsuffizienz oder bei Transaminasenwerten >5-fach der oberen Normgrenze, vorsichtige Dosierung bei leichter bis mittelgradiger Leberfunktionsstörung.
Elimination und Metabolisierung	Über das Cytochrom-P450-Sytem hepatisch oxidiert und zu Glucuroniden konjugiert, weniger als 3 % unveränderte renale Ausscheidung.
Unerwünschte Wirkungen	Exantheme, Myalgien, Müdigkeit, Arthralgien, Fieber, Hepatitis.
Wechselwirkungen	Serumkonzentrationserniedrigung oraler Kontrazeptiva und weiterer Medikamente, die durch Cytochrom-P450–3A4-Enzyme verstoffwechselt werden.
Geeignete Kombinationen	Nukleosidinhibitoren der reversen Transkriptase.
Schwangerschaft und Stillzeit	Verabreichung an Schwangere möglich, Abstillen erforderlich.

Weitere relevante Nicht-Nukleosidhemmstoffe der reversen Transkriptase

- **Efavirenz**

Antiretrovirale Stoffe: Proteasehemmstoffe

Indinavir

Indikationen	Behandlung von HIV-1-Infektionen.
Wirkung und Nutzen	Hemmung der HIV-1-Protease.
Dosierung/Hinweise	800 mg p. o. alle 8 h, keine Dosisanpassung bei Niereninsuffizienz erforderlich, Dosisreduktion bei leicht- bis mittelgradiger Leberfunktionsstörung auf 600 mg alle 8 h empfohlen.
Elimination und Metabolisierung	Metabolisierung in der Leber (CYP3A4), zu 20 % unveränderte renale Ausscheidung.
Unerwünschte Wirkungen	Übelkeit, Erbrechen, Diarrhoe, Transaminasenanstieg, Hyperbilirubinämie, Nephrolithiasis, Mundtrockenheit.
Wechselwirkungen	Erhöhte Serumkonzentration von Ketoconazol, Simvastatin, Cyclosporin, Amiodaron, Terfenadin, Cisaprid, Astemizol, Alprazolam, Triazolam.
Geeignete Kombinationen	Nukleosidinhibitoren der reversen Transkriptase.
Schwangerschaft und Stillzeit	Keine Verabreichung an Schwangere, Abstillen erforderlich.

Weitere relevante Proteasehemmstoffe

- **Sequinavir**
- **Ritonavir**
- **Nelfinavir**
- **Lopinavir**
- **Atazanavir**
- **Amprenavir**
- **Fosamprenavir**

Antiretrovirale Stoffe: Fusionshemmstoffe

Enfuvirtid

Indikationen	Behandlung von HIV-1-Infektionen mit Resistenz gegen andere antiretrovirale Stoffe.
Wirkung und Nutzen	Hemmung der Fusion zwischen Viruszellmembran und Wirtszelle.
Dosierung/Hinweise	180 mg s.c./d verteilt auf 2 Einzeldosen, keine Dosisanpassung bei Niereninsuffizienz erforderlich.
Elimination und Metabolisierung	Wird zu einzelnen Aminsosäuren hydrolisiert, Ausscheidungsweg nicht bekannt.
Unerwünschte Wirkungen	Schmerzen an der Injektionsstelle, Inappetenz, Sinusitis, Pneumonie, Lymphadenopathie, Reizbarkeit.
Wechselwirkungen	Keine bekannt.
Geeignete Kombinationen	Reverse Transkriptase- und Proteasehemmstoffe.
Schwangerschaft und Stillzeit	Verabreichung an Schwangere möglich, Abstillen erforderlich.

Virustatika gegen Influenzaviren

Oseltamivir

Indikationen	Behandlung und Postexpositionsprophylaxe der Influenzagrippe.
Wirkung und Nutzen	Hemmung der Neuraminidasen von Influenzaviren der Gruppen A und B.
Dosierung/Hinweise	75–150 mg p. o./d verteilt auf 1–2 Einzeldosen, Dosisanpassung bei stark ausgeprägter Niereninsuffizienz (Kreatinin-Clearance <30 ml/min).
Elimination und Metabolisierung	Durch hepatische Esterasen fast vollständige Metabolisierung zu Oseltamivircarboxylat, überwiegend renale Ausscheidung in metabolisierter Form.
Unerwünschte Wirkungen	Übelkeit, Erbrechen, Kopfschmerzen.
Wechselwirkungen	Serumkonzentrationsanstieg von Chlorpropamid, Methotrexat, Phenylbutazon.
Geeignete Kombinationen	Nur Monotherapie.
Schwangerschaft und Stillzeit	Verabreichung an Schwangere und stillende Mütter möglich.

Weitere relevante Virustatika gegen Influenzaviren

- **Amantadin:** Hemmt das Uncoating von Influenzaviren der Gruppe A
- **Zanamivir:** Inhalativ verfügbarer Hemmstoff der Neuraminidase von Influenzaviren der Gruppen A und B

13.4 Antituberkulotische Therapie

M. Siepmann

13.4.1 Chemotherapie der Tuberkulose

Mykobakterien sind aufgrund eines hohen Lipidgehalts ihrer Zellwände (Säurefestigkeit) resistent gegenüber den meisten Chemotherapeutika. Antituberkulotika sind gegen Mykobakterien wirksam. Entsprechend ihrer Wirksamkeit und Verträglichkeit werden Mittel der ersten Wahl (Isoniazid, Ethambutol, Rifampicin, Streptomycin) und Mittel der zweiten Wahl (p-Aminosalicylsäure) unterschieden. In den üblichen therapeutischen Dosierungen hemmen p-Aminosalicylsäure und Streptomycin die Bakterienvermehrung reversibel (bakteriostatische Wirkung), während Isoniazid und Rifampicin die Bakterien irreversibel schädigen. Ethambutol wirkt konzentrationsabhängig bakteriostatisch oder bakterizid.

Zur Behandlung einer unkomplizierten Tuberkulose wird die Gabe einer Vierfachkombination von Isoniazid, Rifampicin, Ethambutol und Pyrazinamid für zunächst für 2 Monate empfohlen. Anstelle von Ethambutol kann auch Streptomycin eingesetzt werden. Anschließend muss die Behandlung für weitere 4 Monate mit Isoniazid und Rifampicin fortgesetzt werden.

Monografien

Isoniazid

Indikationen	Mittel der ersten Wahl für die Tuberkulosebehandlung.
Wirkung und Nutzen	Wirksam gegen Mykobakterium tuberculosis und andere Mykobakterienarten durch Beeinträchtigung der myokobakteriellen Zellwandsynthese.
Dosierung/Hinweise	5 mg/kg KG p. o./d, keine Dosisanpassung bei Niereninsuffizienz, Dosisreduktion bei chronischen Leberfunktionsstörungen, kontraindiziert bei akuten Lebererkrankungen.
Elimination und Metabolisierung	Hepatische Acetylierung und Hydrolyse, Enzymaktivität genetisch determiniert (Schnell- und Langsam-Acetylierer), in metabolisierter Form renal (90 %) und mit den Fäzes (10 %) ausgeschieden.

Unerwünschte Wirkungen	Hepatitis, Psychose, Krampfanfall.
Wechselwirkungen	Serumkonzentrationsanstieg von Isoniazid bei gleichzeitiger Gabe von Chlorpromazin und p-Aminosalicylsäure, Serumkonzentrationserhöhung von Phenytoin, Valproat, Carbamazepin, Diazepam, Phenprocoumon bei gleichzeitiger Gabe von Isoniazid.
Geeignete Kombinationen	Rifampicin, Ethambutol, Pyrazinamid.
Schwangerschaft und Stillzeit	Verabreichung an Schwangere und stillende Mütter möglich.

Ethambutol

Indikationen	Mittel der ersten Wahl für die Tuberkulosebehandlung.
Wirkung und Nutzen	Wirksam gegen Mykobakterium tuberculosis und andere Mykobakterienarten durch Beeinträchtigung der mykobakteriellen Nukleinsäuresynthese.
Dosierung/Hinweise	25 mg/kg KG p.o./d, Dosisanpassung bei Niereninsuffizienz und schwerer Leberfunktionsstörung, regelmäßige Überwachung der Leberwerte empfohlen.
Elimination und Metabolisierung	Hepatische Oxidation über Dialdehyd zu Dikarbonsäure, zu bis 15 % unveränderte renale Ausscheidung.
Unerwünschte Wirkungen	Sehstörung durch Optikusneuritis, Schwindel, Kopfschmerzen Verwirrtheit, Sensibilitätsstörungen.
Wechselwirkungen	Erniedrigte Serumkonzentrationen von Ethambutol durch gleichzeitige Verabreichung von Magnesium, Antazida.
Geeignete Kombinationen	Rifampicin, Pyrazinamid, Isoniazid.

Schwangerschaft und Stillzeit
Verabreichung an Schwangere und stillende Mütter möglich.

Rifampicin

Indikationen
Mittel der ersten Wahl für die Tuberkulosebehandlung.

Wirkung und Nutzen
Wirksam gegen Mykobakterium tuberculosis und andere Mykobakterienarten durch Hemmung der mykobakteriellen RNA-Polymerase.

Dosierung/Hinweise
10 mg/kg KG p. o./d, keine Dosisanpassung bei Niereninsuffizienz, Dosisreduktion bei leicht- bis mittelgradig ausgeprägter Leberfunktionsstörung, regelmäßige Überwachung der Leberwerte empfohlen, bei akuter Leberkrankheit kontraindiziert.

Elimination und Metabolisierung
Hepatische Desacetylierung und Hydrolyse, zu 70 % Ausscheidung mit der Galle (davon 10–50 % als unverändertes Rifampicin).

Unerwünschte Wirkungen
Übelkeit, Erbrechen, Diarrhoe, Transaminasenanstieg, Fieber, Pruritus, Urtikaria, Thrombozytopenie.

Wechselwirkungen
Erniedrigte Serumkonzentrationen von Phenprocoumon, Antidiabetika vom Sulfonylharnstofftyp, hormonale Kontrazeptiva, Metoprolol, Chinidin.

Geeignete Kombinationen
Pyrazinamid, Isoniazid, Ethambutol.

Schwangerschaft und Stillzeit
Verabreichung an Schwangere möglich, Abstillen erforderlich.

Streptomycin

Indikationen	Mittel der ersten Wahl für die Tuberkulosebehandlung.
Wirkung und Nutzen	Wirksam gegen Mykobakterium tuberculosis, Brucellen, Yersinia pestis, Franzisella tularensis, Streptokokken, Enterokokken, Staphylokokken und Gram-negative Bakterien durch Beeinträchtigung der ribosomalen Proteinbiosynthese.
Dosierung/Hinweise	15 mg/kg KG/d i. m. oder i. v., Verabreichung der Tagesdosis 1-mal täglich oder bei schnell proliferierenden Erregern verteilt auf 2 Einzelgaben, Dosisreduktion bei Niereninsuffizienz, keine Dosisanpassung bei Leberfunktionsstörung erforderlich.
Elimination und Metabolisierung	Keine Metabolisierung in nennenswertem Umfang, renale Ausscheidung in unveränderter Form.
Unerwünschte Wirkungen	Kopf- und Augenschmerzen, Schwindel, Nystagmus, Innenohrschwerhörigkeit, Schmerzen, Brennen, Rötung und Überwarmung an der Injektionsstelle, Eosinophilie, Transaminasenanstieg, Nierenfunktionseinschränkung.
Wechselwirkungen	Verstärkung unerwünschter Wirkungen durch Furosemid, Cephalosporine, Succinylcholin.
Geeignete Kombinationen	Rifampicin, Pyrazinamid, Isoniazid.
Schwangerschaft und Stillzeit	Keine Verabreichung an Schwangere, Abstillen erforderlich.

p-Aminosalicylsäure

Indikationen	Mittel der zweiten Wahl für die Tuberkulosebehandlung.
Wirkung und Nutzen	Wirksam gegen Mykobakterium tuberculosis durch Hemmung der mykobakteriellen Folsäuresynthese.
Dosierung/Hinweise	10–15 g i. v./d, bei Niereninsuffizienz kontraindiziert, vorsichtige Dosierung bei Leberfunktionsstörungen.
Elimination und Metabolisierung	In geringem Umfang hepatisch acetyliert, überwiegend renal, zum kleineren Teil mit den Fäzes ausgeschieden.
Unerwünschte Wirkungen	Übelkeit, Erbrechen, Diarrhoe, Urtikaria, Transaminasenanstieg, Schilddrüsenfunktionsstörung, Leukozytopenie, Thrombozytopenie, hämolytische Anämie.
Wechselwirkungen	Serumkonzentrationserhöhung von Isoniazid und Phenytoin, Verstärkung unerwünschter hämatotoxischer Wirkungen von Methotrexat.
Geeignete Kombinationen	Rifampicin, Pyrazinamid, Isoniazid, Ethambutol.
Schwangerschaft und Stillzeit	Verabreichung an Schwangere und stillende Mütter möglich.

Weitere relevante Antituberkulotika

- **Amikacin**: Aminoglykosidantibiotikum, Reservemittel
- **Protionamid**: Hemmstoff der mykobakteriellen Zellwandsynthese, Reservemittel
- **Ciprofloxacin:** Fluorchinolon, Reservemittel
- **Ofloxacin:** Fluorchinolon, Reservemittel
- **Levofloxacin:** Fluorchinolon, Reservemittel

13.5 Antimalariamittel

M. Siepmann

13.5.1 Chemotherapie der Malaria

Malariaerkrankungen können durch Infektion mit 4 verschiedenen Protozoenarten hervorgerufen werden:

- Plasmodium vivax,
- Plasmodium ovale (Malaria tertiana),
- Plasmodium malariae (Malaria quartana) und
- Plasmodium falciparum (Malaria tropica).

Da die im menschlichen Organismus vorkommenden Entwicklungsstadien von Malariaplasmodien einen unterschiedlichen Stoffwechsel aufweisen, sind für die Behandlung verschiedener Krankheitsphasen der Malaria jeweils verschiedene Arzneistoffe erforderlich. Für die Therapie akuter Erkrankungen müssen Blutschizonten (erythrozytäre Phase) entfernt werden. Hierfür sind Chinin und Chloroquin geeignete Substanzen. Bei der Malaria tertiana werden Krankheitssymptome durch persistierende Gewebsformen von Plasmodium vivax und Plasmodium ovale in der Leber hervorgerufen. Für die Vernichtung von Gewebsformen bzw. zur Rezidivprophylaxe bei Malaria tertiana eignet sich Primaquin. Zur Durchführung einer Chemoprophylaxe gegen Malaria können Chloroquin, Mefloquin, Proguanil und Pyrimethamin angewendet werden. Atovaquon kann in Kombination mit Proguanil zur Therapie und Prophylaxe der Malaria tropica eingesetzt werden. Hinweise über eine Resistenz von Malariaerregern gegen Chemotherapeutika geben die Tropeninstitute der Bundesländer.

Monografien

Chinin

Indikationen Behandlung chloroquinresistenter Fälle von Malaria tropica.

Wirkung und Nutzen Beeinträchtigung der Nukleinsäuresynthese und Hämoglobindigestion von Malariaplasmodien.

Dosierung/Hinweise	10 mg/ kg KG i.v. alle 8 h, Dosisanpassung bei schwerer Nierenfunktionsstörung (Kreatinin-Clearance < 10 ml/min), Überwachung bei Leberfunktionsstörungen empfohlen.
Elimination und Metabolisierung	Größtenteils hepatisch verstoffwechselt, zu weniger als 20 % unveränderte renale Ausscheidung.
Unerwünschte Wirkungen	Überempfindlichkeitsreaktionen, z. B. hämolytische Anämie (Schwarzwasserfieber), kardiale Erregungsbildungs- und Ausbreitungsstörungen (SA-Block, AV-Block und Schenkelblock), Hypoglykämie.
Wechselwirkungen	Verstärkung unerwünschter kardialer Wirkungen (QT-Zeitverlängerung) durch Antiarrhythmika, Neuroleptika, tri- und tetrazyklische Antidepressiva, Terfenadin, Antibiotika (z. B. Makrolide).
Geeignete Kombinationen	Doxycyclin.
Schwangerschaft und Stillzeit	Keine Verabreichung an schwangere Frauen und stillende Mütter.

Chloroquin

Indikationen	Therapie und Prophylaxe von Malariaerkrankungen, Chronische Polyarthritis.
Wirkung und Nutzen	Beeinträchtigung der lysosomalen Zellfunktion und Hämoglobindigestion von Malariaplasmodien, immunsuppressive Wirkung.
Dosierung/Hinweise	300 mg p. o. 1-mal wöchentlich für die Malariaprophylaxe, Dosisanpassung bei Leber- und Nierenfunktionsstörungen.
Elimination und Metabolisierung	Hepatische Metabolisierung und unveränderte Elimination über die Nieren (40–70 %), Monodesethylchloroquin ist aktiver Metabolit.

Unerwünschte Wirkungen	Übelkeit, Erbrechen, Bauchschmerzen, Diarrhoe, Kopfschmerzen, Schwindel, Urtikaria, Hornhautablagerungen (reversibel), Retinopathie.
Wechselwirkungen	Verstärkte Effekte hepatotoxischer Arzneistoffe (z. B. Carbamazepin), erhöhtes Risiko von Krampfanfällen bei gleichzeitiger Gabe von Mefloquin und Bupropion.
Geeignete Kombinationen	Primaquin.
Schwangerschaft und Stillzeit	Verabreichung möglich.

Mefloquin

Indikationen	Prophylaxe von Malariaerkrankungen, Therapie schwerer Fälle von Malaria tropica.
Wirkung und Nutzen	Beeinträchtigung der Hämoglobindigestion von Malariaplasmodien.
Dosierung/Hinweise	250 mg p. o. 1-mal wöchentlich für die Malariaprophylaxe, keine Dosisanpassung bei Nierenfunktionsstörung erforderlich, bei Leberfunktionsstörung ggf. Dosisreduktion.
Elimination und Metabolisierung	Überwiegend hepatische Metabolisierung (CYP3A4) und Elimination via Galle und Fäzes.
Unerwünschte Wirkungen	Übelkeit, Erbrechen, Schwindel, Halluzinationen, Krampfanfälle.
Wechselwirkungen	Verstärkung unerwünschter kardialer Wirkungen (QT-Zeitverlängerung) durch Antiarrhythmika, Neuroleptika, tri- und tetrazyklische Antidepressiva, Terfenadin, Antibiotika (z. B. Makrolide).

Geeignete Kombinationen	Primaquin.
Schwangerschaft und Stillzeit	Keine Verabreichung an schwangere Frauen und stillende Mütter.

Proguanil

Indikationen	Therapie und Prophylaxe von Malariaerkrankungen.
Wirkung und Nutzen	Inhibition der Nukleinsäuresynthese von Malariaplasmodien.
Dosierung/Hinweise	1-mal 200 mg p. o./d für die Malariaprophylaxe, Dosisanpassung bei Nierenfunktionsstörung, vorsichtige Dosierung bei Leberinsuffizienz.
Elimination und Metabolisierung	Überwiegend hepatisch metabolisiert (CYP2C19, CYP3A4), Cycloguanil ist aktiver Metabolit.
Unerwünschte Wirkungen	Diarrhoe, Obstipation, Stomatitis, Haarausfall, Urtikaria, Thrombo- und Granulozytopenie.
Wechselwirkungen	Verstärkte gerinnungshemmende Wirkung von Phenprocoumon und Warfarin.
Geeignete Kombinationen	Atovaquon.
Schwangerschaft und Stillzeit	Verabreichung möglich.

Atovaquon

Indikationen	Therapie und Prophylaxe von Malaria tropica (fixe Kombination mit Proguanil).
Wirkung und Nutzen	Hemmung der Mitochondrien von Malariaplasmodien.
Dosierung/Hinweise	250 mg (in Kombination mit 100 mg Proguanil) 1-mal täglich für die Malariaprophylaxe, Dosisanpassung bei Nierenfunktionsstörung, vorsichtige Dosierung bei schwerer Leberinsuffizienz.
Elimination und Metabolisierung	Keine Metabolisierung in nennenswertem Umfang, Ausscheidung überwiegend unverändert via Fäzes.
Unerwünschte Wirkungen	Übelkeit, Erbrechen, Diarrhoe, Abdominalschmerzen.
Wechselwirkungen	Verminderung der Serumkonzentration von Indinavir, Rifampicin vermindert die Serumkonzentration von Atovaquon.
Geeignete Kombinationen	Proguanil.
Schwangerschaft und Stillzeit	Keine Untersuchungen.

Weitere relevante Antimalariamittel

- **Pyrimethamin:** Bei allen Malariaformen wirksam
- **Doxycyclin:** Tetracylin-Antibiotikum, zur Therapie von Malaria tropica in Kombination mit Chinin anwendbar
- **Lumefantrin:** Zur Therapie von Malaria tropica in Kombination mit Artemether anwendbar
- **Artemether:** Zur Therapie von Malaria tropica in Kombination mit Lumefantrin bei Malaria tropica wirksam

14 Arzneitherapie immunologischer und allergologischer Erkrankungen

B. Illigens

In dem vorliegenden Kapitel werden Arzneimittel vorgestellt, die antiinflammatorisch wirken; darunter sind Pharmaka, die das Immunsystem supprimieren. Viele der genannten Medikamente haben überlappende Anwendungsgebiete. Besprochen werden eingangs rheumatoide Arthritis, Gicht, Psoriasis, Myasthenia gravis, Myositiden und allergologische Erkrankungen. Das Kapitel gliedert sich in zwei Abschnitte: Der erste Abschnitt beinhaltet allgemeine Hinweise und Therapieempfehlungen, im zweiten Abschnitt erfolgt die Vorstellung von Substanzklassen durch monografische Abhandlung ihrer wichtigsten Vertreter. Die wiedergegebenen Therapieempfehlungen berücksichtigen die Leitlinien der Deutschen Gesellschaft für Immunologie und der Deutschen Gesellschaft für Rheumatologie.

14.1 Therapieempfehlungen

14.1.1 Immunologische Erkrankungen

Therapie der rheumatoiden Arthritis

Die rheumatoide Arthritis (RA) ist eine chronische inflammatorische Autoimmunerkrankung mit symmetrischer Polyarthritis, die zu Knorpeldestruktion, Knochenerosion und Gelenkdeformität führt.

Frauen sind 2- bis 3-fach häufiger betroffen als Männer. In 80% der Fälle liegt der Krankheitsbeginn zwischen dem 35. und 50. Lebensjahr. T-Zell-Aktivierung und ein Übergewicht an proinflammatorischen Zytokinen (insbesondere Tumornekrose-Faktor-α (TNF-α), Interleukin-1 und Interleukin-6) stehen pathophysiologisch im Vordergrund. Diese Faktoren werden zunehmend Ziel moderner Therapieansätze. Die therapeutischen Ziele der Pharmakotherapie der rheumatoiden Arthritis sind die Unterdrückung der Krankheitsaktivität, die

Reduzierung von Schmerzen und Bewegungseinschränkungen und das Aufhalten der Gelenkdestruktion.

Nichtsteroidale Antirheumatika (NSAR) haben zwar keinen Einfluss auf die Krankheitsprogression, werden aber aufgrund ihrer sofort einsetzenden antiphlogistischen und analgetischen Wirkungen bei Behandlungsbeginn bzw. bei hoher Krankheitsaktivität eingesetzt. Die antiphlogistische Wirkung von Glukokortikoiden setzt langsamer ein als die der NSAR, beginnt jedoch schneller als die Wirkung der Basistherapeutika. Basistherapeutika haben eine Wirklatenz von 6 Wochen bis zu 6 Monaten und sind daher zur langfristigen Immunsupprimierung vorgesehen. Zu Therapiebeginn sollten Antiphlogistika (Glukokortikoide oder NSAR) zunächst gleichzeitig verabreicht werden. Methotrexat ist gegenwärtig das in der Therapie der rheumatoiden Arthritis bedeutsamste Basistherapeutikum. Ein Stufentherapieschema bei RA ist im Folgenden dargestellt. Daran anschließend werden die Medikamentengruppen zusammenfassend beschrieben.

RA-Stufentherapieschema:

1. Primärtherapie nach Diagnosestellung:
   - Methotrexat **oder** Leflunomid **oder** Sulfasalazin
2. Bei fehlender Remission nach 3 Monaten:
   - Dosiserhöhung der Primärtherapie **oder**
   - Kombinationstherapie:
     - Methotrexat + Leflunomid **oder**
     - Methotrexat + Ciclosporin **oder**
     - Methotrexat + Sulfasalazin **oder**
     - Methotrexat + Sulfasalazin + Hydroxychloroquin
3. Therapieevaluation nach weiteren 3 Monaten
   - bei Remission: Dosisreduktion der Basistherapeutika
   - bei fehlender Remission:
     - Wechsel zu Immunbiologika **oder**
     - Kombination mit Immunbiologika

Nichtsteroidale Antirheumatika (NSAR)

NSAR sind Hemmstoffe der Cyclooxygenasen mit stark ausgeprägten antiphlogistischen und analgetischen Effekten. Acetylsalicylsäure wirkt stärker antiphlogistisch im Vergleich zu anderen NSAR, weist jedoch ein ungünstigeres gastrointestinales (GI) Nebenwirkungsprofil auf.

Nichtselektive Cyclooxygenasehemmstoffe

Acetylsalicylsäure führt zur Acetylierung und dadurch zur irreversiblen Hemmung der Cyclooxygenasen 1 und 2 (COX-1 und COX-2). COX-Hemmung durch andere NSAR ist dagegen reversibel. Es gibt 3 empfohlene Dosisbereiche für Acetylsalicylsäure (niedrig dosiert v.a. COX-1 Hemmung, mit höheren Dosen zunehmend auch COX-2 Hemmung):

- Niedrige Dosierung (< 300 mg p.o./d) zur Thrombozytenaggregationsinhibition
- Mittlere Dosierung (300–2400 mg p.o./d) zur antipyretischen and analgetischen Wirkung
- Hohe Dosierung (2400–4000 mg p.o./d) zur antiinflammatorischen Wirkung

Hauptnebenwirkung ist eine Magenunverträglichkeit, die zu Magenulzeration und bis zur gastralen Blutung führen kann. Außerdem kann eine Nierenschädigung auftreten. Weitere relevante nichtselektive NSAR sind Diclofenac, Indometazin, Ibuprofen und Naproxen.

Selektive COX-2-Hemmstoffe (Coxibe)

Selektive COX-2-Hemmstoffe wie Celecoxib zeichnen sich gegenüber nichtselektiven COX-Hemmstoffen durch eine geringere Hemmung der gastralen Prostaglandinbildung aus. Daher treten unter der Behandlung mit Coxiben keine bzw. weniger stark ausgeprägte gastrointestinale Nebenwirkungen auf. Da die Thrombozyaggregationshemmung nur gering ausgeprägt ist, besteht ein im Vergleich zu anderen NSAR reduziertes Blutungsrisiko. Wegen Hinweisen auf ein erhöhtes kardiovaskuläres Risiko bei der Gabe von Coxiben aus epidemiologischen Untersuchungen ist deren Einsatz nur nach sorgfältiger Risiko-Nutzen-Bewertung zu erwägen.

Glukokortikoide

Niedrig dosierte Glukokortikoide können bei Patienten mit rheumatoider Arthritis als Ergänzung der Basistherapie verabreicht werden, da sie in Kombination zu einer zusätzlichen Verzögerung der Progression destruktiver Gelenkveränderungen führen.

Basistherapeutika

Basistherapeutika werden im englischen Sprachraum als krankheitsmodifizierende antirheumatische Medikamente (= disease-modifying antirheumatic drugs [DMARD]) bezeichnet. Generell wird empfohlen, bei leicht ausgeprägter Arthritis Hydroxychloroquin zu verabreichen und erst bei mittel- und schwergradiger rheumatoider Arthritis auf Methotrexat (MTX) umzusteigen. Basistherapeutika sollten wie in Tab. 14.**1** gezeigt dosiert werden.

Die wirkmechanistischen Zielstrukturen von Tacrolimus, Sirolimus und Ciclosporin sind exemplarisch in Abb. 14.**1** illustriert: Während Tacrolimus und Ciclosporin über eine Calcineurininhibition wirken, vermittelt Sirolimus seine immunsuppressive Wirkung durch Hemmung des mTOR-Genprodukts. Die **T-Zell-Aktivierung** erfordert 2 Signale:

- Signal 1 erfolgt über den T-Zellrezeptor, wenn ein Antigen via MHC von einer antigenpräsentierenden Zelle präsentiert wird.

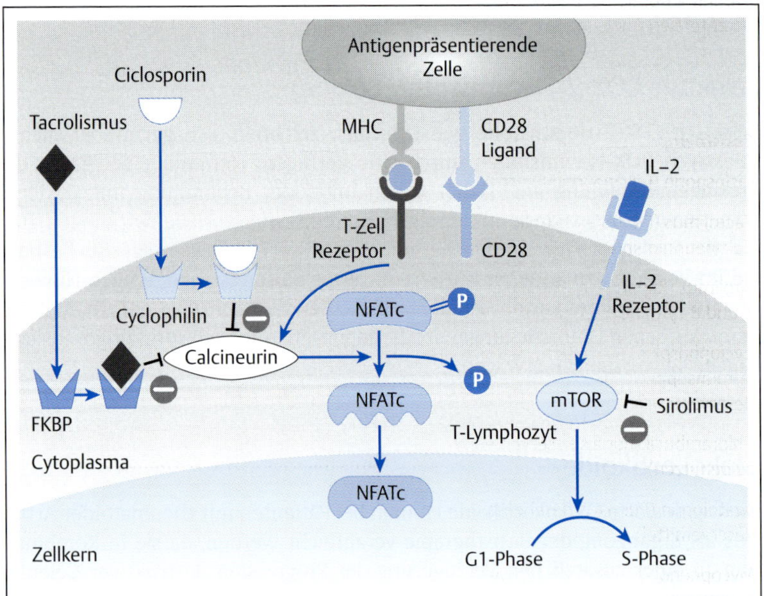

Abb. 14.**1** Wirkmechanismen bedeutender Immunsuppressiva. FKBP = FK-binding protein (FK bindendes Protein), MHC = Major Histocompatibility Complex, mTOR = Mammalian Target of Rapamycin, NFATc = Cytosolic Nuclear Factor of Activated T Cells, Il-2 = Interleukin-2.

Tab. 14.**1** Basistherapeutika und ihre Dosierung

Medikament	**Dosierung**
Klassische Basistherapeutika	
Chloroquin, Hydroxochloroquin (Antimalariamittel): • Chloroquinphosphat • Hydroxychloroquinphosphat	 • 3,5–4 mg/kg KG p. o./d • 6–6,5 mg/kg KG p. o./d
Methotrexat (Folsäureanalogon)	5–15mg p. o./Woche
Sulfasalazin (Sulfapyridin- und 5-Aminoacylsäurekonjugat)	Dosierung einschleichend: von 500 mg p. o./d bis auf 2-mal 1 g p. o./d
D-Penicillamin (Chelatbildner) – nicht mehr zur Basistherapie empfohlen	Dosierung einschleichend: von 150 mg p. o./d bis zu 2-mal 300 mg p. o./d
Auranofin (Goldpräparat zur peroralen Anwendung)	2-mal 3 mg p. o./d bis zu 3-mal 3 mg p. o./d
Natriumaurothiomalat (Goldpräparat zur parenteralen Anwendung)	10 mg i. m. Testdosis, danach 1-mal 50 mg i. m./Woche, nach 6 Monaten auf 50 mg i. m./2 Wochen reduzieren, nach vollständiger Remission auf 50 mg i. m./4 Wochen reduzieren
Basistherapeutika aus der Transplantationsimmunologie	
Ciclosporin (Calcineurininhibitor)	2,5–5 mg/kg KG p. o./d
Tacrolimus (FK506 – Makrolid, Calcineurininhibitor)	Initialdosis 0,1–0,3 mg/kg KG p. o./d, Maximaldosis 0,4 mg/kg KG p. o./d
Sirolimus (Rapamycin – Makrolid, T-und B-Lymphozytenhemmung)	2 mg p. o./d
Cyclophosphamid (antineoplastisch und immunsuppressiv durch DNA-Alkylierung – Reservemittel)	1–2 mg/kg KG p. o./d
Chlorambucil (nur als Reservemedikament zu benutzen)	Initialdosis: 0,05 mg/kg KG p. o./d, Erhaltungsdosis: 0,1–0,2 mg/kg KG p. o./d
Azathioprin (Purinsynthesehemmung – Reservemittel)	1–2,5 mg/kg KG p. o./d
Mycophenolat Mofetil (Purinsynthesehemmung in T- und B-Lymphozyten)	2–3 g p. o./d

Tab. 14.**1** (Fortsetzung).

Medikament	Dosierung
Neuere Basistherapeutika	
Leflunomid (Pyrimidinsynthesehemmung)	Initialdosis: 100 mg p. o./d für 3 Tage, Erhaltungsdosis: 10–20 mg p. o./d
Immunbiologika (bevorzugt in Kombination mit Methotrexat) • Etanercept: TNF-α Hemmer (weitere Vertreter: Infliximab, Adalimumab) • Anakinra: Interleukin-1-Rezeptor-antagonist	 • 50 mg s. c./Woche • 1-mal 100 mg s. c./d

- Signal 2 erfolgt über CD28-T-Zell-Aktivierung und führt über eine Erhöhung des intrazellulären Kalziums zur Aktivierung von Calcineurin. Das aktivierte Calcineurin dephosphoryliert NFATc, welches nun in den Zellkern transloziert und dort Gene für pro-inflammatorische Zytokine (z. B. TNF-amIFNy, IL-4, IL-5) aktiviert.

Ciclosporin blockiert Calcineurin über die Bindung an Cyclophilin. Tacrolimus und FK506 binden an FKBP und führen so zur Calcineurinblockierung. Interleukin-2 ist ein T-Zellwachstumsfaktor und führt über mTOR dazu, dass der Zellzyklus in die S-Phase (Synthesephase) übertritt. Sirolimus (Rapamycin) blockiert mTOR und wirkt dadurch antiproliferativ.

Therapie der Gicht

Die Symptome der Gicht beruhen auf einem Plasmakonzentrationsanstieg von Harnsäure (Kap. 8). Bei akuten Anfällen (ausgelöst durch Präzipitation von Harnsäurekristallen im Gelenkspalt) stehen antiphlogistische Arzneistoffe im Vordergrund der Pharmakotherapie (Colchizin, NSAR, Glukokortikoide). Langfristige Pharmakotherapie zielt hingegen auf eine Erhöhung der Harnsäureausscheidung (z. B. Probenezid, Sulfinpyrazon) und auf eine Hemmung der Harnsäureproduktion durch Xanthinoxidase (z. B. Allopurinol, Febuxostat).

Therapie der Psoriasis

Die Schuppenflechte beruht pathomechanistisch auf einer Proliferation von Keratinozyten. Dies führt zu einer gestörten Keratinozytenreifung mit begleitender Entzündungsreaktion. Die medikamentöse Therapie zielt daher auf antiproliferative und antiinflammatorische Wirkung. Bei einem Hautbefall von bis zu 10% der Körperoberfläche ist eine topische Therapie angezeigt. Bei größerem Befall ist eine systemische Therapie empfohlen.

Die wichtigsten Präparate zur **topischen Anwendung** sind:

- **Dithranol**: Gabe einmal täglich, mit Dosiserhöhung alle 2–3 Tage. Innerhalb von 3–6 Wochen kann eine komplette Abheilung mit lang andauernder Remission erreicht werden. Oxidiertes Dithranol bewirkt eine charakteristische Braunverfärbung von Haaren, Haut, Textilien sowie Urin und Fäzes des Patienten.
- **Vitamin-D-Präparate**: Hemmung der Keratinozytenproliferation und Lymphozytenaktivität. Standardtherapie bei leichtem bis mittelschwerem Krankheitsgrad, z.B. Calcipotriol-Creme (0,0005%), maximal 100 g/Woche. Außerdem stehen topische Glukokortikoide und Retinoide (synthetische Vitamin-A-Derivate) zur Verfügung.

Die **systemische Psoriasis-Pharmakotherapie** erfolgt durch:

- Ciclosporin
- Methotrexat
- PUVA (Psoralen + UV-Therapie)
- Re-PUVA (Retinoide + Psoralen + UV-Therapie)
- Etanercept, Infliximab
- Eflizumab (monoklonaler Antikörper)

Therapie des Guillain-Barré-Syndroms

Das Guillain-Barré-Syndrom (GBS) ist eine akute Polyradikuloneuropathie, der eine autoimmune Zerstörung von Myelin zugrunde liegt. Die Therapie muss so schnell wie möglich begonnen werden, da nach ca. 2 Wochen nach Symptomauftritt kein Therapieerfolg mehr erzielbar ist. Intravenöses Immunglobulin (1 g/kg KG für 2 Tage) oder Plasmapherese zeigen eine äquivalente Wirksamkeit. Eine Kombination beider Therapien führt nicht zu einer additiven Wirkungssteigerung. Glukokortikoide haben keinen Einfluss auf die Krankheitsentwicklung.

Therapie der Myasthenia gravis

Myasthenia gravis ist eine Autoimmunerkrankung der motorischen Endplatte, die zu Muskelschwäche und frühzeitiger Erschöpfung führt. Auto-Antikörper gegen postsynaptische nikotinische Acetylcholinrezeptoren blockieren die normale Acetylcholin-vermittelte Signalübertragung von Nerv zu Muskelendplatte. Die Therapie erfolgt zunächst symptomatisch mit Cholinesterasehemmern, z.B. Neostigmin oder Pyridostigmin, um die Acetylcholinkonzentration im synaptischen Spalt zu erhöhen. Pyridostigmin hat eine längere Wirkdauer als Neostigmin. Wenn eine symptomatische Therapie nicht den erwünschten Erfolg hat, sollte eine immunsuppressive Therapie erwogen werden. Glukokortikoide sind die erste Wahl unter den Immunsuppressiva, erzielen aber erst nach 1–3 Monaten eine klinische Besserung. Ist eine intensivere Immunsuppression erforderlich, kann Azathioprin zur Behandlung hinzugefügt werden. Ciclosporin und Cyclophosphamid stehen alternativ zu Azathioprin zur Verfügung, sind aber schlechter verträglich. Mycophenolat Mofetil wird in zunehmendem Maße verordnet, da es ein günstigeres Nebenwirkungsprofil als Glukokortikoide oder Cyclophosphamid hat. Bei akuter Symptomatik (myasthene Krise) kann mithilfe von Plasmapherese oder i.v.-Immunoglobulingabe eine schnelle Besserung erzielt werden. Die elektive Thymektomie ist eine Therapiemöglichkeit nach der Pubertät und vor dem 60. Lebensjahr, bei Patienten, die zuvor nicht auf Acetylcholinesterasehemmstoffe angesprochen haben und bei denen eine immunsuppressive Therapie aufgrund zu erwartender Nebenwirkungen vermieden werden soll.

Therapie von Myositiden

Die idiopathischen inflammatorischen dysimmunen Myopathien untergliedern sich nach den gängigen Klassifikationen in:

- Dermatomyositis,
- Polymyositis und
- die sporadische Einschlusskörpermyositis (Sporadic Inclusion Body Myositis).

Die Dermatomyositis ist eine Antikörper-vermittelte Mikroangiopathie. Die Polymyositis ist eine durch T-Lymphozyten vermittelte Erkrankung, bei der quergestreifte Muskelfasern betroffen sind. Die Pathogenese der Einschlusskörpermyositis ist nach aktueller Studienlage vermutlich mitochondriopathisch.

Dermatomyositis und Polymositis sprechen besser auf immunsuppressive Pharmakotherapie an als die Einschlusskörpermyositis. Eine hochdosierte Stoßtherapie mit Prednison ist standardmäßig die Initialtherapie der Einschlusskörpermyositis. Eine Kurztherapie mit Solumedrol (1 g i.v./d für 3 Tage) ist ebenfalls effektiv. Solumedrol ist angezeigt bei Patienten mit ausgeprägter Ganzkörperschwäche oder bei lebensbedrohlichen systemischen Komplikationen (z.B. akute Myokarditis, interstitielle Lungenerkrankung). Bei Dermatomyositis und Polymyositis wird Prednison initial hoch dosiert (1–1,5 mg/kg KG p.o./d bis zu 100 mg/d). Nach 2–4 Wochen erfolgt eine Dosisreduktion, wobei 100 mg alternierend jeden zweiten Tag verordnet werden. Anschließend erfolgt die Dosisreduktion alle 2–3 Wochen um jeweils 5 mg. Wenn eine Dosis von 20 mg jeden zweiten Tag erreicht ist, erfolgt eine weitere Dosisreduktion um 2,5 mg alle 2–3 Wochen. Wenn Patienten nach 4–6 Monaten nicht auf Prednison ansprechen oder eine Verschlechterung des Zustands unter Dosisreduzierung auftritt, sollte die Prednisondosis sofort verdoppelt werden (Maximaldosis: 100 mg/d). Zusätzlich kann ein Medikament der zweiten Wahl (Methotrexat [MTX], Azathioprin, intravenöses Immunoglobulin [IVIg] verabreicht werden. MTX wird häufig dem Azathioprin vorgezogen, da es bei Patienten mit Dermatomyositis und Polymyositis eine schnellere Besserung bewirkt. Die Anfangsdosis beträgt 7,5 mg p.o./Woche (3-mal 2,5 mg/d alle 12 h).

Reservemedikamente sind:
- Cyclophosphamid: 1,0–2,0 mg/kg p.o./d, oder 1 g/m² i.v./Monat
- Chlorambucil: 4 mg p.o./d
- Fludarabin: 20 mg/m² i.v./Monat
- Ciclosporin: Dosierung einschleichen, beginnend mit 3,0–4,0 mg/kg KG p.o./d in zwei Einzeldosen und langsame Steigerung auf 6,0 mg/kg KG/d
- Tacrolimus: 0,1–0,2 mg/kg KG p.o./d in zwei Portionen
- Mycophenolat Mofetil: 2-mal 1,0 g p.o./d
- Tumornekrose-Faktor-α-Blocker (Etanercept, Infliximab)

14.1.2 Behandlung allergologischer Erkrankungen

Histamininduzierte Reaktionen

Hauptindikation für Antihistaminika sind H1-Rezeptor vermittelte histamininduzierte Reaktionen:
- Allergische Rhinitis
- Urtikaria
- Anaphylaktische oder anaphylaktoide Nahrungs-, Arznei- oder Kontrastmittelreaktionen
- Histamininduzierter Juckreiz

Antihistaminika der 1. Generation (Clemastin, Dimetindenmaleat) haben neben der erwünschten peripheren auch eine unerwünschte zentrale sedierende Wirkung. Zusätzlich zur sedierenden Wirkung wird auch eine dopaminerge, serotinerge und anticholinerge Wirkung hervorgerufen, wodurch Mundtrockenheit, Gewichtszunahme, Obstipation sowie Miktions- und Erektionsstörungen auftreten. Anthistaminika der zweiten Generation (Cetirizin, Loratidin) und dritten Generation (Fexofenadin, Desloratidin) zeichnen sich durch höhere Affinität und Selektivität für periphere H1-Rezeptoren aus. Die erhöhte Rezeptorspezifität resultiert in einer Reduktion der nicht durch H1-Rezeptoren vermittelten unerwünschten Wirkungen, z. B. der anticholinergen Nebenwirkungen.

Das pharmakokinetische Profil aller Antihistaminika ist ähnlich: Nach rascher Absorption vom Gastrointestinaltrakt binden sie zu 70–80% an Plasmaeiweiß. Der Wirkeintritt nach oraler Gabe beginnt nach ca. 35 min, bei i. v.-Gabe deutlich schneller. Antihistaminika unterdrücken nur die Wirkung von freiem Histamin (nicht von rezeptorgebundenem Histamin) und werden daher bei akuten lebensbedrohlichen Situationen (z. B. anaphylaktischer Schock) ausschließlich adjuvant verabreicht.

Therapie des **anaphylaktischen Schocks**:

1. Die Zufuhr von auslösenden Substanzen (z. B. Kontrastmittel) sofort beenden
2. Adrenalin 0,5–1 mg i. m. oder 0,25–0,5 mg i. v.
3. i. v.-Volumengabe (z. B. 0,9% NaCl)
4. Sauerstoff (hochkonzentriert FiO_2 28–40%)
5. Hydrocortison 100–200 mg i. v.
6. Antihistaminika i. v.
7. β_2-Mimetika inhalativ (bei Bronchospasmus)

Monografien

Nichtsteroidale Antirheumatika

Acetylsalicylsäure

Indikationen Fieber, Schmerzen, Entzündungen, rheumatische Erkrankungen, Sekundärprophylaxe nach myokardialen und zerebralen Ischämien.

Wirkung und Nutzen Analgetisch, antiphlogistisch, antipyretisch, thrombozytenaggregationshemmend (gerinnungshemmend, antithrombotisch) durch irreversible Acetylierung der COX.

Dosierung/Hinweise	Plättchenaggregationshemmung: initial 300 mg p. o./d, danach 100 mg p. o./d. Fieber und Schmerzen: 500–1000 mg 2- bis 3-mal p. o./d. Akutes rheumatisches Fieber: 4–6 g p. o./die verteilt auf 4–6 Einzelgaben; vorsichtige Dosierung bei Leberfunktionsstörungen.
Metabolisierung und Elimination	Hepatische Metabolisierung, renale Ausscheidung.
Unerwünschte Wirkungen	Bis 2 g/d ist der Arzneistoff gut verträglich; ab 3 g/d signifikante Erhöhung der Nebenwirkungen: Gastrointestinale Nebenwirkungen (Abdominalschmerzen, Übelkeit, Erbrechen, Blutungen), Nierentoxizität, Tinnitus.
Wechselwirkungen	Erhöhtes Blutungsrisiko bei gleichzeitiger Antikoagulation, kann renale MTX-Ausscheidung um 35 % reduzieren und dadurch eine lebensbedrohliche Panzytopenie auslösen.
Geeignete Kombinationen	Zum Beispiel Opiate zur Schmerztherapie.
Schwangerschaft und Stillzeit	Während Schwangerschaft und Stillzeit nicht empfohlen, Gefahr des vorzeigen Verschlusses des Ductus arteriosus des Kindes.

Ibuprofen

Kap. 10, S. 229

Celecoxib

Kap. 10, S. 234

Weitere relevante nichtsteroidale Antirheumatika

- **Diclofenac:** NSAR mit erhöhtem Risiko gastrointestinaler Nebenwirkungen
- **Naproxen:** NSAR mit erhöhtem Risiko renaler Funktionsstörungen bei gleichzeitiger ACE-Hemmer Gabe, vermehrt Hypoglykämien bei gleichzeitiger Sulfonylharnstoffgabe
- **Indometazin:** Potenter COX-Hemmstoff, Mittel der Wahl bei Hemicrania continua
- **Etoricoxib:** Selektiver COX-2 Hemmstoff

Immunsuppressiva

Glukokortikoide: Prednison

Indikationen	Organtransplantation, Kollagenosen, Colitis ulcerosa, Morbus Crohn, Autoimmunhepatitiden, Vaskulitiden und andere Autoimmunerkrankungen.
Wirkung und Nutzen	Antiphlogistisch, antiallergisch, immunsuppressiv.
Dosierung/Hinweise	Indikationsabhängig (z. B. 1 mg/kg KG p. o./d bei autoimmuner Vaskulitis), vorsichtige Dosierung bei schweren Leberfunktionsstörungen.
Metabolisierung und Elimination	Hepatische Glucuronidierung und Sulfatisierung.
Unerwünschte Wirkungen	Nebenniereninsuffizienz/-atrophie, Osteoporose, gastrointestinale Beschwerden, Glaukom.
Wechselwirkungen	Verstärkung von medikamentös induziertem Kaliumverlust (Amphotericin B, Laxanzien, Diuretika), Barbiturate, Diphenhydramin, Ephedrin und Rifampicin vermindern Glukokortikoidwirkung.
Geeignete Kombinationen	Azathioprin und weitere Immunsuppressiva.

Schwangerschaft und Stillzeit	Erhöhtes Abortrisiko, Teratogenität, Übertritt in die Muttermilch und damit mögliche Beeinflussung der Steuerung der Nebennierenachse des Neugeborenen.

Weitere relevante Glukokortikoide

- **Hydrocortison:** Zur Substitution bei Nebennierenrindeninsuffizienz
- **Methylprednisolon/Prednisolon:** Glukortikoid zur peroralen, topischen, intramuskulären oder i. v.-Gabe bei entzündlichen Autoimmunerkrankungen, bzw. bei Organtransplantation
- **Dexamethason:** Glukokortikoid mit langer biologischer Halbwertzeit
- **Budenosid:** Glukortikoid für die lokale Applikation

Basistherapeutika

Chloroquin, Hydoxychloroquin (Kap. 13.5, S. 329)

Indikationen	Malariaerkrankungen, rheumatoide Arthritis, juvenile rheumatoide Arthritis, systemischer Lupus erythematodes.
Wirkung und Nutzen	Immunsuppression (genauer Wirkmechanismus nach aktueller Studienlage nicht bekannt).
Dosierung/Hinweise	Chloroquinphosphat: 3,5–4 mg/kg KG p. o./d, Hydroxychloroquinsulfat: 6–6,5 mg/kg KG p. o./d, Hydroxychloroquin sollte wegen des günstigeren Risikoprofils bevorzugt werden. Dosisanpassung bei Leber- und Niereninsuffizienz.
Metabolisierung und Elimination	Zu 50 % hepatische Metabolisierung, renale Elimination und in geringem Umfang auch biliäre Ausscheidung.
Unerwünschte Wirkungen	Gastrointestinale Störungen, bei chronischer Anwendung: Kornea- und Linsentrübung, irreversible Retinopathie (bei einer kumulativen Gesamtdosis >50 g), Photosensibilisierung, Pruritus und Pigmentstörungen, hämolytische Anämie bei Glukose-6-Phosphat-Dehydrogenasemangel.

Wechselwirkungen	Metabolisierungs- und Ausscheidungsverzögerung durch Cimetidin, Resorptionsstörung durch Antazida, Reduktion der Bioverfügbarkeit von Ampicillin und Methotrexat, verstärkt hepatotoxische Wirkung anderer Arzneistoffe (z. B. Carbamazepin, Phenytoin, Ketoconazol), daher keine gleichzeitige Verabreichung mit hepatotoxischen Substanzen empfohlen; erhöhtes Risiko von Krampfanfällen bei gleichzeitiger Gabe von Mefloquin und Bupropion, Penicillamin verstärkt die Nebenwirkungen von Chloroqin und Hydroxychloroquin.
Geeignete Kombinationen	Methotrexat, Sulfasalazin.
Schwangerschaft und Stillzeit	Keine Verabreichung an Schwangere, Abstillen erforderlich.

Sulfasalazin

Indikationen	Rheumatoide Arthritis, Psoriasisarthritis, Spondylarthritis mit peripherer Gelenkbeteiligung, chronisch-entzündliche Darmerkrankungen.
Wirkung und Nutzen	Immunsuppressiv.
Dosierung/Hinweise	Dosierung einschleichend, Initialdosis: 500 mg p. o./d, Dosissteigerung: 500 mg p. o./Woche, Maximaldosis: 3-mal 1 g p. o./d, Dosisanpassung bei Niereninsuffizienz und Leberfunktionsstörung, Dosishalbierung bei Langsam-Acetylierern.
Metabolisierung und Elimination	Hepatische Acetylierung, Hydrolyse und Glucuronidierung, Enzymaktivität genetisch determiniert (Schnell- und Langsam-Acetylierer), renale Ausscheidung (10 % unverändert, 90 % in metabolisierter Form).
Unerwünschte Wirkungen	Übelkeit, Erbrechen, Bauchschmerzen, Kopfschmerzen, Exantheme, Oligospermie, reduzierte Folsäureresorption; hämolytische Anämie bei Glukose-6-Phosphat-Dehydrogenasemangel, Knochenmarkdepression.

Wechselwirkungen	Resorptionsminderung von Digoxin.
Geeignete Kombinationen	Hydroxychloroquin, Methotrexat.
Schwangerschaft und Stillzeit	Verabreichung während gesamter Schwangerschaft und Stillzeit möglich, Folsäuresubstitution erforderlich (0,4–0,8 mg p. o./d).

Azathioprin

Indikationen	Prophylaxe von Transplantatabstoßungen, allogene Nieren-, Leber- und Herztransplantation, als Steroidersatz oder als Ergänzungstherapie bei: • rheumatoider Arthritis • Morbus Crohn, Colitis ulcerosa • Sytemischen Lupus erythematodes (SLE) • Dermatomyositis
Wirkung und Nutzen	Immunsuppressiv (Purinsynthesehemmung).
Dosierung/Hinweise	Als Basitherapeutikum: Initialdosis: 1–2,5 mg/kg KG p. o./d Bei Organtransplantation: • Initialdosis: 5 mg/kg KG p. o./d • Erhaltungsdosis: 1–4 mg/kg KG p. o./d • Dosisanpassung bei Niereninsuffizienz, vorsichtige Dosierung bei Leberfunktionsstörungen (mangelnde Daten)
Metabolisierung und Elimination	Hepatische Metabolisierung (Xanthinoxidase), renale Ausscheidung.
Unerwünschte Wirkungen	Knochenmarkdepression, cholestatische Hepatitis, Alopezie, bei Langzeitbehandlung erhöhtes Risiko für lymphoproliferative Neoplasien.
Wechselwirkungen	Verstärkung hämatotoxischer Effekte von Sulfasalazin, Mesazalin und anderer Aminosalicylate sowie von Zytostatika.

Geeignete Kombinationen	Ciclosporin, Prednisolon.
Schwangerschaft und Stillzeit	In der Regel keine Verabreichung an Schwangere, in Ausnahmefällen nur nach strenger Nutzen-Risiko-Abwägung, Abstillen erforderlich.

Leflunomid

Indikationen	Rheumatoide Arthritis, Psoriasisarthritis.
Wirkung und Nutzen	Immunsuppressiv durch Hemmung der De-novo-Pyrimidinsynthese.
Dosierung/Hinweise	Initialdosis: 100 mg p.o./d über 3 Tage, Erhaltungsdosis: 10–20 mg p.o./d, keine Dosisanpassung bei Nierenfunktionsstörung erforderlich, bei Leberfunktionsstörung oder ALT über dem 2-Fachen der oberen Normgrenze kontraindiziert.
Metabolisierung und Elimination	Hydrolysierung zu einem aktiven Metaboliten (A771726) in der Darmwand und in der Leber, Ausscheidung zu 50 % unverändert fäkal, zu 50 % renal als A771726 zusammen mit Leflunomidglucuroniden.
Unerwünschte Wirkungen	Übelkeit, Erbrechen und Diarrhoe, reversibler Haarausfall, Knochenmarkdepression, hepatotoxisch, Hypokaliämie.
Wechselwirkungen	Additive Effekte bei gleichzeitiger Gabe von Substanzen mit immunsuppressiver, myelo- oder hepatotoxischer Wirkung.
Geeignete Kombinationen	Methotrexat.
Schwangerschaft und Stillzeit	Keine Verabreichung an Schwangere, Abstillen erforderlich.

Methotrexat (MTX)

Indikationen	Rheumatoide Arthritis und andere chronisch-entzündliche Gelenkerkrankungen, chronisch-entzündliche Darmerkrankungen, Bindegewebserkrankungen, Tumorerkrankungen.
Wirkung und Nutzen	Durch Folsäureantagonismus antiproliferativ und immunsuppressiv wirksam.
Dosierung/Hinweise	5–15 mg p.o./Woche (auch i.m.- und i.v.-Gabe ist möglich, bei peroraler Applikation kommt es zu Resorptionsschwankungen), Dosisanpassung bei Nieren- und mittelgradiger Leberinsuffizienz empfohlen, kontraindiziert bei schwerer Leberfunktionsstörung (Bilirubin > 5 mg/dl).
Metabolisierung und Elimination	Zu 80 % renale Ausscheidung, v.a. unverändert als Methotrexat.
Unerwünschte Wirkungen	Stomatitis mit oralen Ulzera, Diarrhoe, Knochenmarkdepression (megaloblastäre Anämie/makrozytäre Anämie), Hepatitis, Leberzirrhose, selten: Pneumonie, Nephrotoxizität, bei Langzeitbehandlung erhöhtes Risiko für lymphoproliferative Neoplasien.
Wechselwirkungen	Wirkungsverstärkung durch Probenecid und in geringerem Maße auch durch nichtsteroidale Antiphlogistika, Sulfonamide und Penicillin (MTX-Ausscheidung reduziert), Verstärkung unerwünschter hämatotoxischer Wirkungen von MTX durch p-Aminosalicylsäure, erhöhte Toxizität bei gleichzeitiger Kombination mit anderen Folsäure-Antagonisten, additive Effekte bei gleichzeitiger Gabe von Substanzen mit immunsuppressiver, myelo- oder hepatotoxischer Wirkung.
Geeignete Kombinationen	Leflunomid, Ciclosporin, Sulfasalazin, Hydroxychloroquin, Etanercept.
Schwangerschaft und Stillzeit	Keine Verabreichung an Schwangere, Abstillen erforderlich.

Etanercept

Indikationen	Rheumatoide Arthritis, Psoriasisarthritis, Spondylitis ancylosans.
Wirkung und Nutzen	Antiinflammatorisch, immunsuppressiv durch Tumornekrose-Faktor-α-Hemmung.
Dosierung/Hinweise	50 mg s. c. 1-mal/Woche.
Metabolisierung und Elimination	Elimination durch das retikulohistiozytäre/retikuloendotheliale System.
Unerwünschte Wirkungen	Erhöhtes Infektionsrisiko, v. a. Aktivierung einer Tuberkulose (Tuberkuloseausschluss erforderlich), Verschlechterung einer vorbestehenden Herzinsuffizienz.
Wechselwirkungen	Verstärkung von erwünschten und unerwünschten Wirkungen bei Kombinationstherapie mit Methotrexat, Glukokortikoiden und anderen Immunsuppressiva.
Geeignete Kombinationen	Methotrexat.
Schwangerschaft und Stillzeit	Keine Verabreichung an Schwangere und Abstillen empfohlen.

Mycophenolat Mofetil (MMF)

Indikationen	Alternative zu Azathioprin bei Organtransplantation.
Wirkung und Nutzen	Immunsuppressiv durch Purinsynthesehemmung.
Dosierung/Hinweise	2–3 g p. o./d, 2 Einzeldosen, keine Dosisanpassung bei Nieren- oder Leberfunktionsstörung erforderlich.

Metabolisierung und Elimination	Hepatische Glucuronidierung, unterliegt einem enterohepatischen Kreislauf, zu 90 % renale Ausscheidung.
Unerwünschte Wirkungen	Gastrointestinale Nebenwirkungen, hämatotoxisch, v. a. Anämie, erhöhtes virales Infektionsrisiko, Hyper- und Hypokaliämie, erhöhtes Risiko für lymphoproliferative Neoplasien.
Wechselwirkungen	Resorptionshemmung durch Antazida.
Geeignete Kombinationen	Ciclosporin, Glukokortikoide.
Schwangerschaft und Stillzeit	Keine Verabreichung an Schwangere, Abstillen erforderlich.

Ciclosporin

Indikationen	Organtransplantation, Glomerulonephritis mit nephrotischen Syndrom, rheumatoide Arthritis.
Wirkung und Nutzen	Immunsuppressiv durch Calcineurininhibition (Abb. 14.**1**).
Dosierung/Hinweise	Bei rheumatoider Arthritis: Initialdosis: 2,5–5 mg/kg KG p. o./d in 2 Einzeldosen. Bei Organtransplantation: Initialdosis: 10–14 mg/kg KG p. o./d, Dosisreduktion: nach 1–2 Wochen auf 2–6 mg/kg KG p. o./d. Bei Knochenmarktransplantation: Initialdosis: 12,5–15 mg/kg KG p. o./d, Dosisreduktion: nach 6 Monaten, über 1 Jahr stufenweise Reduktion bis zum Absetzen. Engmaschige Überwachung und evtl. Dosisanpassung bei schwerer Leberinsuffizienz.
Metabolisierung und Elimination	Metabolisierung über CYP3A4, biliäre Elimination.

Unerwünschte Wirkungen
Nephrotoxizität, Hypertonie, Cholangitis (meist reversibel nach Dosisreduktion), gastrointestinale Nebenwirkungen, Parästhesien, Gingivahyperplasie, Hypertrichose, nach Langzeitimmunsuppression erhöhtes Risiko für lymphoproliferative Neoplasien.

Wechselwirkungen
Erhöhte Plasmakonzentrationen bei gleichzeitiger Gabe von Substanzen, die CYP3A4 hemmen (z. B. Allopurinol, Makrolide, Omeprazol, Ketoconazol, Kalziumkanalblocker, orale Kontrazeptiva); erniedrigte Plasmakonzentrationen bei gleichzeitiger Gabe von Substanzen, die CYP3A4 induzieren (z. B. Rifampicin, Metamizol, Antiepileptika, Johanniskraut).

Geeignete Kombinationen
MMF, Glukokortikoid.

Schwangerschaft und Stillzeit
Verabreichung während gesamter Schwangerschaft und Stillzeit nach sorgfältiger Risiko-Nutzen-Bewertung möglich.

Tacrolimus (FK-506)

Indikationen
Organtransplantation (Leber, Niere), atopische Dermatitis (lokale Applikation).

Wirkung und Nutzen
Immunsuppression durch Calcineurininhibition (Abb. 14.**1**).

Dosierung/Hinweise
Initialdosis: 0,1–0,3 mg/kg KG p. o./d in 2 Einzeldosen, Maximaldosis: 0,4 mg/kg KG p. o./d, Dosisanpassung bei Leberinsuffizienz empfohlen.

Metabolisierung und Elimination
Metabolisierung über CYP3A4, biliäre Elimination.

Unerwünschte Wirkungen
Nebenwirkungen dem Ciclosporin ähnlich (Hypertonie, Cholangitis), jedoch höhere Nephrotoxizität und dosisabhängige Neurotoxizität, Diabetes mellitus, Hyper- und Hypokaliämie, nach Langzeitgabe erhöhtes Risiko für lymphoproliferative Neoplasien.

Wechselwirkungen Erhöhte Plasmakonzentrationen von Tacrolimus durch Substanzen, die CYP3A4 hemmen (z. B. Allopurinol, Makrolide, Omeprazol, Ketoconazol, Kalziumkanalblocker, orale Kontrazeptiva, Grapefruitsaft); erniedrigte Plasmakonzentrationen von Tacrolimus durch Substanzen, die CYP3A4 induzieren (z. B. Rifampicin, Metamizol, Antiepileptika, Johanniskraut).
Tacrolimus hemmt den Abbau von Ciclosporin und oralen Kontrazeptiva, erhöhte Nephrotoxizität bei gleichzeitiger Gabe von nichtsteroidalen Antiphlogistika und anderen nephrotoxischen Medikamenten, erhöhte Neurotoxizität bei gleichzeitiger Gabe von neurotoxischen Medikamenten (z. B. Aciclovir).

Geeignete Kombinationen Vorzugsweise Monotherapie.

Schwangerschaft und Stillzeit Keine Verabreichung an Schwangere, Abstillen erforderlich.

Sirolimus

Indikationen Zur Prophylaxe der Nierentransplantatabstoßung in Kombination mit Ciclosporin und Prednisolon.

Wirkung und Nutzen Immunsuppressiv durch Inhibition von T- und B-Lymphozyten, strukturell mit Tacrolimus verwandt, Wirkmechanismus Calcineurin-unabhängig (Abb. 14.**1**).

Dosierung/Hinweise Initialdosis: 6 mg p. o. sofort nach Transplantation, Erhaltungsdosis: durchschnittlich 2 mg/d p. o., individuelle Anpassung entsprechend der Plasmakonzentration, Dosisanpassung bei Leberinsuffizienz empfohlen.

Metabolisierung und Elimination Metabolisierung über CYP3A4 in Darmwand und Leber, biliäre Elimination.

Unerwünschte Wirkungen Blutbildungsstörungen, Hypertonie, Hypokaliämie, bei Langzeit-Immunsuppression erhöhtes Risiko für lymphoproliferative Neoplasien, Osteonekrosen, Pankreatitis.

Wechselwirkungen Erhöhte Plasmakonzentrationen von Sirolimus durch Substanzen, die CYP3A4 hemmen (z.B. Allopurinol, Makrolide, Omeprazol, Ketoconazol, Kalziumkanalblocker, orale Kontrazeptiva): erniedrigte Plasmakonzentrationen von Sirolimus durch Substanzen, die CYP3A4 induzieren (z.B. Rifampicin, Metamizol, Antikonvulsiva, Johanniskraut).

Geeignete Kombinationen Vorzugsweise Monotherapie.

Schwangerschaft und Stillzeit Keine Verabreichung an Schwangere, Abstillen empfohlen.

Cyclophosphamid

Indikationen Therapieresistente rheumatoide Arthritis, systemischer Lupus erythematodes, Kollagenosen, schwere Psoriasisarthritis, hämatoonkologische Erkrankungen.

Wirkung und Nutzen Antineoplastisch und immunsuppressiv durch DNA-Alkylierung.

Dosierung/Hinweise 1–2 mg/kg KG p.o./d, Therapie der Glomerulonephritis bei SLE: 0,5–1 g/m^2 i.v./4 Wochen, nach der 6. Gabe: Verlängerung des Dosisintervalls auf 3 Monate, Dosisanpassung bei Nieren- und schwerer Leberinsuffizienz empfohlen.

Metabolisierung und Elimination Hepatische Metabolisierung, renale Elimination.

Unerwünschte Wirkungen Übelkeit, Erbrechen, Alopezie, Knochenmarkdepression, Neoplasien der Haut, Harnblase und des hämatopoetischen Systems, hämorrhagische Zystitis, Kardiomyopathie.

Wechselwirkungen	Verstärkung der kardiotoxischen Wirkung von Anthrazyklinen.
Geeignete Kombinationen	Vorzugsweise Monotherapie.
Schwangerschaft und Stillzeit	Keine Verabreichung an Schwangere, Abstillen erforderlich.

Weitere relevante Basistherapeutika

- **Auranofin/Natriumaurothiomalat:** Goldpräparat zur peroralen (Auranofin) oder parenteralen (Natriumaurothiomalat) Anwendung
- **Chlorambucil:** Reservebasistherapeutikum mit hoher Onkogenität und ausgeprägter Knochenmarkdepression
- **Anakinra:** Interleukin-1-Typ-1-Rezeptorantagonist zur kombinierten Gabe mit MTX bei therapierefraktärer rheumatoider Arthritis
- **Infliximab:** Tumornekrose-Faktor-α-Hemmstoff
- **Adalimumab**: Tumornekrose-Faktor-α-Hemmstoff

H1-Rezeptorantagonisten

Clemastin

Indikationen	Anaphylaktische oder anaphylaktoide Reaktionen, Angioödem.
Wirkung und Nutzen	H1-Rezeptorantagonist mit sedierender Wirkung.
Dosierung/Hinweise	2-mal 1 mg p.o./d (auch i.v.-Gabe möglich), vorsichtige Dosierung bei Leberinsuffizienz.
Metabolisierung und Elimination	Extensive hepatische Metabolisierung, renale Elimination in metabolisierter Form.
Unerwünschte Wirkungen	Müdigkeit, Mundtrockenheit, Kopfschmerzen, Schwindel, Obstipation.

Wechselwirkungen	Verstärkung der sedierenden Effekte von Psychopharmaka und Alkohol.
Geeignete Kombinationen	Glukokortikoide.
Schwangerschaft und Stillzeit	Nur bei strenger Indikationsstellung und nicht während des ersten Trimenons, Abstillen empfohlen.

Loratadin

Indikationen	Allergische Rhinitis, idiopathische Urtikaria.
Wirkung und Nutzen	Nicht sedierender H1-Rezeptorantagonist.
Dosierung/Hinweise	10 mg p. o./d, Dosisanpassung bei Leberfunktionsstörung (10 mg jeden 2. Tag).
Metabolisierung und Elimination	Hepatische Metabolisierung (über CYP3A4 und CYP2D6), renale und fäkale Elimination in überwiegend metabolisierter Form.
Unerwünschte Wirkungen	Müdigkeit, Kopfschmerzen.
Wechselwirkungen	Ketoconazol und Erythromycin erhöhen die Plasmakonzentration von Loratidin.
Geeignete Kombinationen	Vorzugsweise Monotherapie.
Schwangerschaft und Stillzeit	Keine Verabreichung an Schwangere, Abstillen erforderlich.

Desloratadin

Indikationen	Allergische Rhinitis, Urtikaria.
Wirkung und Nutzen	Nicht sedierender H1-Rezeptorantagonist, aktiver Metabolit von Loratadin, antiallergisch wirksam.
Dosierung/Hinweise	5 mg p. o./d, vorsichtige Dosierung bei Leberinsuffizienz.
Metabolisierung und Elimination	Metabolisierung zu 3-Hydroxy-Desloratadin und anschließende renale und fäkale Elimination.
Unerwünschte Wirkungen	Müdigkeit, Kopfschmerzen.
Wechselwirkungen	Nicht bekannt.
Geeignete Kombinationen	Abschwellendes Nasenspray bei Rhinitis.
Schwangerschaft und Stillzeit	Keine Verabreichung an Schwangere, Abstillen erforderlich.

Fexofenadin

Indikationen	Allergische Rhinitis, Urtikaria.
Wirkung und Nutzen	Aktiver Metabolit von Terfenadin.
Dosierung/Hinweise	120 mg–180 mg p. o./d.
Metabolisierung und Elimination	Hepatische Metabolisierung (über CYP3A4 und CYP2D6), überwiegend fäkale Ausscheidung, < 10 % erscheinen unverändert im Urin.
Unerwünschte Wirkungen	Müdigkeit, Kopfschmerzen, Schwindel, Übelkeit.

Wechselwirkungen	Ketoconazol und Erythromycin erhöhen die Plasmakonzentrationen von Fexofenadin.
Geeignete Kombinationen	Abschwellendes Nasenspray bei Rhinitis.
Schwangerschaft und Stillzeit	Keine Verabreichung an Schwangere, Abstillen erforderlich.

Weitere relevante H1-Rezeptorantagonisten

- **Dimetindenmaleat**: H1-Rezeptorantagonist der 1. Generation mit sedierenden Eigenschaften
- **Cetirizin:** Nicht sedierender H1-Rezeptorantagonist der 2. Generation

15 Intensivmedizinische Arzneitherapie

N. Corti

Das folgende Kapitel gibt eine Übersicht über die am häufigsten in der intensivmedizinischen Behandlung eingesetzten Sedativa, Neuroleptika und Vasoaktiva. Antiinfektiva, Antihypertensiva und Antiarrhythmika sind bereits in Kap. 4 und Kap. 13 besprochen, ein Großteil der Analgetika in Kap. 10. Im aktuellen Kapitel werden ergänzend Substanzen genannt, die vorwiegend i.v. auf Intensivstationen zur Anwendung kommen. Die Empfehlungen stützen sich primär auf die Leitlinien von Jacobi J et al. 2002 (Clinical Practice Guidelines for the Sustained Use of Sedatives and Analgesics in the Critically ill Adult) und den S3-Leitlinien der deutschen Fachgesellschaft für Anästhesiologie und Intensivmedizin und der Deutschen interdisziplinären Vereinigung für Intensiv- und Notfallmedizin 2010.

Der erste Teil der jeweiligen Kapitel zu den einzelnen Substanzgruppen enthält allgemeine praktische Hinweise zur Anwendung im klinischen Alltag, im zweiten Teil sind die Monografien der einzelnen Medikamente dargestellt.

15.1 Sedativa

Intensivmedizinische Patienten sollten optimal sediert und schmerzfrei sein. Ein optimales Management der Sedation ist wesentlich für den Langzeitverlauf. Die wichtigsten Indikationen zur Sedation sind endotracheale Intubation respektive mechanische Ventilation und Kreislaufstabilisierung. Am häufigsten kommen hier Benzodiazepine oder Propofol meist in Kombination mit einem Opioid-Analgetikum, in der Regel Fentanyl oder Sufentanil, zur Anwendung. Bei einer erwarteten Sedationszeit von bis zu 7 Tagen sollte bevorzugt Propofol eingesetzt, für eine Sedationsdauer von mehr als 7 Tagen sollte Midazolam verwendet werden.

Benzodiazepine sind Mittel der Wahl beim Alkoholentzugssyndrom, sollten aber nicht primär beim Delir anderer Genese eingesetzt werden. Aufgrund ihrer antikonvulsiven Eigenschaft zeigen sie eine gute Wirkung bei der Behandlung des generalisierten Krampfanfalls. Typischerweise bewirken Benzodiazepine eine anterograde Amnesie ohne retrograde Amnesie. Die Halbwertzeit respektive die Aufwachzeit können durch hohe Dosen, Langzeitanwendung und bei betagten und adipösen Patienten oder Patienten mit Leberfunktionsstörungen aufgrund einer Akkumulation im Gewebe verlängert sein. Benzodiazepine sollten primär als Bolus verabreicht werden, da die Gefahr der Übersedierung durch die kontinuierliche Gabe erhöht ist und das regelmäßige Unterbrechen der Benzodiazepin-induzierten Sedation mit verkürzten Beatmungszeiten assoziiert ist. Toleranzentwicklung kann bei Benzodiazepinen wie auch Opioiden innerhalb von Tagen auftreten, was einen höheren Dosisbedarf bis zum Erreichen des gewünschten Effekts zur Folge haben kann. Die Beendigung einer länger andauernden Sedation sollte ausschleichend erfolgen, um Entzugssymptome zu vermeiden und einem deliranten Syndrom vorzubeugen.

Sedativa und sedierende Opioide werden in der Regel entsprechend der notwendigen Sedationstiefe eintitriert. Die Sedationstiefe kann durch verschiedene Scores quantifiziert werden – „Riker Sedation-Agitation Scale“ (SAS), „Motor Activity Assessment Scale“ (MAAS) und „Ramsay Scale“ – und muss regelmäßig reevaluiert und angepasst werden.

Eine weitere Indikation zur Sedation ist das Delir, welches bei 30–80% der intensivpflichtigen Patienten auftritt. Das Screening auf delirante Symptome kann mittels Delir-Scores – z. B. „Confusion Assessment Methode for the Intensive Care Unit“ (CAM-ICU) oder „Intensive Care Delirium Screening Checklist“ (ICDSC) – durchgeführt werden. Zur Behandlung des akuten Delirs hat sich Haloperidol etabliert. Die i.v.-Gabe wurde allerdings weltweit wegen der Gefahr von Torsades de pointes vom Markt genommen, weshalb man sich bei der i.v.-Anwendung im „off-label“ Bereich bewegt. Alternativ können atypische Neuroleptika wie Risperidon oder Olanzapin verwendet werden. Additiv können α-2-Agonisten wie Clonidin oder Benzodiazepine (v.a. beim Entzugsdelir) zum Einsatz kommen.

Monografien

Midazolam

Indikationen

Akute Agitation, diagnostische Eingriffe, Kurzzeitsedation bei kreislaufinstabilen Patienten (<24 h), Langzeitsedation (>7 Tage).

Wirkung/Nutzen

Durch Potenzierung der ZNS-inhibitorischen Wirkung des Neurotransmitters GABA haben Benzodiazepine einen hypnotischen, sedierenden, antikonvulsiven und anxiolytischen Effekt. Midazolam hat von allen Benzodiazepinen die kürzeste Halbwertzeit und den schnellsten Wirkungseintritt (1–5 min).

Dosierung/Hinweise

Bolusgabe: 0,01–0,05 mg/kg i. v. entspricht ca 0,5–4 mg i. v., schrittweise Wiederholung bis zum gewünschten Sedationsgrad alle 10–15 min.
Dauerinfusion: Initiale Infusionsrate 0,02–0,1 mg/kg/h (entspricht 1–7 mg/h), dann evtl. erhöhen bis zur gewünschten Sedationstiefe (maximal 30 mg/h).
Dosisreduktion bei schwerer Niereninsuffizienz auf ca. 50 %.

Elimination und Metabolisierung

Midazolam wird praktisch vollständig in der Leber über Cytochrom 3A4 metabolisiert. Der Hauptmetabolit in Urin und Plasma ist das pharmakologisch aktive α-Hydroxymidazolam, welches vorwiegend renal eliminiert wird und bei Niereninsuffizienz akkumuliert. Weniger als 1 % der Dosis erscheint im Urin als unveränderte Substanz. Die Halbwertzeit beträgt beim Gesunden 1,5–3,5 h, kann aber bei intensivpflichtigen Patienten deutlich verlängert sein.

Unerwünschte Wirkungen

Anterograde Amnesie, paradoxe Wirkung, Agitiertheit. In seltenen Fällen Bradykardie, Hypotonie, Herzstillstand und vasodilatatorische Wirkungen (Risikofaktoren: schnelle Infusion und vorbestehende Lungen- und Herzinsuffizienz). Bei abruptem Absetzen nach längerem Verabreichung Entzugserscheinungen und Krampfanfälle.

Wechselwirkungen

Cytochrom-3A4-Inhibitoren, z. B. Azolantimykotika, Makrolidantibiotika oder Proteaseinhibitoren können die Midazolam-Exposition erhöhen und so zu einer Wirkungsverstärkung und -verlängerung führen. Mit CYP3A4-Induktoren, z. B. Rifampicin, ist von einer Wirkungsabschwächung von Midazolam auszugehen.

Geeignete Kombinationen

Zur Analgosedation: Koadministration mit Opioiden, Clonidin.

Schwangerschaft und Stillzeit Schwangerschaftskategorie D, sollten in der Schwangerschaft nur bei strenger Indikation verabreicht werden. Nach längerfristiger Anwendung im ersten Trimenon sollte eine sonografische Feindiagnostik zur Bestätigung einer unauffälligen fetalen Entwicklung durchgeführt werden. Bei Behandlung unmittelbar vor der Geburt auf Symptome beim Neugeborenen achten, da bei abruptem Absetzen nach längerer Einnahme bei Mutter und Kind Entzugssymptome auftreten können.

Weitere Benzodiazepine

- **Lorazepam**: Etwas längere Halbwertzeit als Midazolam. Als Bolus oder kontinuierlich i. v. verabreichen. Cave: Akkumulation des Lösungsmittels Propylenglycol bei Niereninsuffizienz.

Propofol

Indikationen Diagnostische Eingriffe, Kurzzeitsedation (<7 Tage).

Wirkung/Nutzen Propofol hat einen sehr schnellen Wirkungseintritt und hat im Vergleich zu Benzodiazepinen bereits bei niedrigeren Dosen eine sedative Wirkung. Aufgrund der kurzen Halbwertzeit ist die Aufwachzeit kurz und es wird praktisch kein Überhang beobachtet. Propofol ist besser titrierbar als Benzodiazepine und sollte primär bei einer Sedationsdauer von <7 Tagen eingesetzt werden.

Dosierung/Hinweise Bolusgabe: 40 mg i. v. alle 10 sek. bis zur gewünschten Sedation, in der Regel insgesamt 1,5–2,5 mg/kg. Kontinuierliche Gabe beim beatmeten Patienten: 0,3 bis maximal 4,0 mg/kg/h. Keine Dosisanpassung bei Niereninsuffizienz.

Elimination und Metabolisierung Hauptsächlich hepatisch über CYP2B6 und Glucuronidierung. Die Halbwertzeit beträgt 30–60 min.

Unerwünschte Wirkungen	Anterograde Amnesie, Hypotonie (Risikofaktoren: Volumenmangel, schnelle Bolusgabe, hohe Dosen) und Bradykardie. Hypertriglyceridämie und Pankreatitis unter Langzeitgabe. Bradykarde Rhythmusstörung bis hin zum Herzstillstand, metabolische Azidose und Rhabdomyolyse können sehr selten im Rahmen des Propofol-Infusionssyndroms auftreten (Risikofaktoren: Dosierung >4 mg/kg/h, Langzeitsedation, Katecholamine, Steroide).
Wechselwirkungen	Bradykardie unter Propofol und Succinylcholin ohne vorangegangene Atropin-Gabe. Fentanyl kann die Propofol-Spiegel erhöhen.
Geeignete Kombinationen	Zur Analgosedation: Koadministration mit Opioiden.
Schwangerschaft und Stillzeit	Schwangerschaftskategorie B, kann in der gesamten Schwangerschaft verabreicht werden.

Neuroleptika

- **Haloperidol:** Stark antipsychotisch wirksam (starke Hemmung der Dopamin-D2-Rezeptoren). Erste Wahl beim Delir bei intensivpflichtigen Patienten. Intravenöse Anwendung „off label" nur unter EKG-Monitoring wegen Gefahr der QTc-Zeit-Verlängerung.
- **Risperidon:** Weniger starke D2-hemmende Potenz im Vergleich zu Haloperidol. Geringeres Risiko für extrapyramidale Bewegungsstörungen. Nur perorale und intramuskuläre Verabreichungsformen verfügbar.
- **Olanzapin:** Etwas stärker sedierend als Haloperidol oder Risperidon, anticholinerge Wirkung; nur perorale und intramuskuläre Verabreichungsformen verfügbar.

15.2 Analgetika

Bei der Langzeit-Analgosedation kommen primär intravenöse Opioide zum Einsatz. Bei kürzer dauernder Analgosedation (<72 h) eignen sich gut steuerbare Opioide wie Sufentanil oder Remifentanil. Bei länger dauerndem Analgetikabedarf kann Morphin, Sufentanil oder Fentanyl angewendet werden, welches alles reine µ-Agonisten sind. Zusätzlich zum analgetischen Effekt haben Opioide je nach Substanz dosisabhängig einen ausgeprägten sedativen (Sufentanil) und atemdepressiven Effekt. Die opioidinduzierte gastrointestinale Hypomotilität bis hin zum Ileus ist die häufigste Ursache für eine Obstipation bei intensivpflichtigen Patienten. Die prophylaktische Gabe von Laxanzien und lokal wirksamen Opioid-Antagonisten (Naloxon oral oder Methylnaltrexon s.c.) wirken diesem Effekt entgegen. Bereits nach mehrtägiger Opiat-Verabreichung kann eine Gewöhnung auftreten, die mit einem erhöhten Dosisbedarf und nach Beendigung der Analgosedation mit Entzugserscheinungen assoziiert ist. Entzugserscheinungen manifestieren sich mit Agitiertheit, Hypertonie, Tachypnoe und Schwitzen, was differenzialdiagnostisch von einem Delir abzugrenzen ist.

In Abhängigkeit der klinischen Situation und möglicher Kontraindikationen können auch Nicht-Opioid-Analgetika wie nichtsteroidale Antirheumatika (NSAR) oder Paracetamol, aber auch Ketamin oder Clonidin zum Einsatz kommen. Der zusätzliche Einsatz von Clonidin reduziert die Dosis von anderen Analgetika und Sedativa.

Das Monitoring des aktuellen Grades der Analgesie sollte regelmäßig dokumentiert und anhand von Scores, z.B. dem „Behavioral Pain Scale (BPS)“, und klinischen Kriterien wie Mimik, Herz-Atemfrequenz, Tränenfluss oder Schweißsekretion quantifiziert werden.

Monografien

Opioide

Fentanyl

Indikationen

Analgosedation, Analgesie in der Allgemeinanästhesie, Neuroleptanalgesie, Behandlung der starken akuten und chronischen Schmerzen.

Wirkung/Nutzen

Neben Sufentanil das am häufigsten verwendete Opiat in der intensivmedizinischen Analgosedation. Ist 80- bis 100-fach potenter analgetisch als Morphin, hat eine ausgeprägte atemdepressive und antitussive Wirkung, ist aber kaum sedierend. Aufgrund der höheren Fettlöslichkeit hat es auch einen rascheren Wirkungseintritt und eine kurze Halbwertzeit. Durch Akkumulation im Fettgewebe nimmt die Plasma-Elimintionshalbwertzeit mit Dauer der Verabreichung zu (kontextsensitive Halbwertzeit).

Dosierung/Hinweise

Bolusweise i.v. 0,35–1 µg/kg alle 0,5–1 h. Als Dauerinfusion i.v. 0,7–10 µg/kg/h. Pflasterapplikation bei chronischen Schmerzen 12–25 µg/h alle 72 h, Dosissteigerung nach Bedarf. Keine Dosisanpassung bei Niereninusffizienz.

Elimination und Metabolisierung

Hauptsächlich hepatisch über das Cytochrom 3A4 inaktiviert. Die Halbwertzeit beträgt 1–10 h und kann bei Betagten und bei Langzeitanwendung deutlich verlängert sein.

Unerwünschte Wirkungen

Minuten bis Stunden nach Fentanyl-Infusion kann Muskelrigidität, v. a. im Bereich der Thoraxwand- bzw. der Atemmuskulatur („wooden chest") auftreten. Fentanyl hat einen geringen Einfluss auf den Blutdruck, kann aber eine Bradykardie verursachen.

Wechselwirkungen

Cytochrom-3A4-Inhibitoren, z. B. Azolantimykotika, Makrolidantibiotika oder Protease-Inhibitoren können zu einer Wirkungsverstärkung und -verlängerung von Fentanyl führen. Mit CYP3A4-Induktoren, z. B. Rifampicin, ist von einer rascheren Elimination und einer Wirkungsabschwächung auszugehen.

Geeignete Kombinationen

Zur Analgosedation: Kombinieren mit Propofol oder Midazolam.

Schwangerschaft und Stillzeit

Schwangerschaftskategorie C. Fentanyl kann bei gegebener Indikation in der Schwangerschaft verabreicht werden, allerdings können bei Gabe vor der Geburt Atemdepression und/oder Entzugssymptome beim Neugeborenen auftreten.

Sufentanil

Indikationen

Analgosedation, Analgesie in der Allgemeinanästhesie, Neuroleptanalgesie, Behandlung der starken akuten und chronischen Schmerzen.

Wirkung/Nutzen

Neben Fentanyl ist Sufentanil ein sehr häufig verwendetes Opiat in der intensivmedizinischen Analgosedation. Ist 100-fach potenter analgetisch als Fentanyl und 1000-mal potenter als Morphin und hat wie Fentanyl einen geringen hämodynamischen Effekt. Sufentanil ist bei Dosen >5 μg/kg stark sedierend, weshalb in gewissen Fällen sogar auf ein zusätzliches Sedativum verzichtet werden kann. Der Wirkungseintritt ist sehr rasch. Aufgrund der deutlich geringeren Akkumulation im Fettgewebe im Vergleich zu Fentanyl nimmt die Plasma-Eliminationshalbwertzeit mit der Dauer der Verabreichung im Vergleich zu Fentanyl deutlich weniger zu (kontextsensitive Halbwertzeit).

Dosierung/Hinweise

Bolusweise i.v. 10–20 μg i.v., bei Bedarf wiederholen. Als Dauerinfusion i.v. bis 40 μg/h. Keine Dosisanpassung bei Niereninsuffizienz.

Elimination und Metabolisierung

Hauptsächlich hepatisch über das Cytochrom 3A4. Die Halbwertzeit beträgt 1–4 h und kann bei Betagten und bei Langzeitanwendung verlängert sein.

Unerwünschte Wirkungen

Nach Applikation von hohen Dosen und schneller Sufentanil-Infusion kann Muskelrigidität, v.a. im Bereich der Thoraxwand- bzw. Atemmuskulatur („wooden chest") auftreten. Gelegentlich kann Hypotonie, Bradykardie und AV-Block ausgelöst werden.

Wechselwirkungen

Cytochrom-3A4-Inhibitoren, z.B. Azolantimykotika, Makrolidantibiotika oder Protease-Inhibitoren können theoretisch zu einer Wirkungsverstärkung und -verlängerung von Sufentanil führen. Mit Cytochrom-3A4-Induktoren, z.B. Rifampicin, ist von einer rascheren Elimination und einer Wirkungsabschwächung auszugehen.

Geeignete Kombinationen	Zur Analgosedation: Kombination mit Sedativa, z. B. Propofol oder Midazolam, möglich.
Schwangerschaft und Stillzeit	Schwangerschaftskategorie C. Sufentanil kann bei gegebener Indikation in der Schwangerschaft verabreicht werden, allerdings können bei Gabe vor der Geburt Atemdepression und/oder Entzugssymptome beim Neugeborenen auftreten.

Remifentanil

Indikationen	Analgesie in der Allgemeinanästhesie, direkt postoperative Analgesie.
Wirkung/Nutzen	Remifentanil, der neuste reine µ-Agonist, ist in etwa so potent wie Fentanyl und wird zurzeit selten auf der allgemeinen Intensivstation eingesetzt. Aufgrund der sehr kurzen Halbwertzeit und fehlenden Akkumulation eignet es sich zur Analgesie in der chirurgischen Anästhesie. Wegen der kurzen Aufwachphase kann es bei neurochirurgischen Intensivpatienten und zur kurzfristigen Analgosedation (<72 h) auf der Intensivstation zum Einsatz kommen.
Dosierung/Hinweise	Beim intubierten Patienten in der Regel als kontinuierliche Infusion mit 0,025–2,0 µg/kg/min mit vorangehender Bolusgabe von 1 µg/kg (mindestens über 30 sek.). Zur postoperativen Schmerzkontrolle kontinuierliche Infusion von 0,1 µg/kg/min. Cave: Atemdepression! Keine Dosisanpassung bei Niereninsuffizienz.
Elimination und Metabolisierung	Remifentanil hat einen sehr schnellen Wirkungseintritt von ca. 1 min und die kürzeste Halbwertzeit und Wirkdauer von allen Opioiden mit 3–10 min unabhängig von der Therapiedauer. Remifentanil wird rasch durch Plasmaesterasen inaktiviert, weshalb die Elimination unabhängig von Leber oder Nierenfunktion ist.

Unerwünschte Wirkungen	Häufig Muskelrigidität. Durch Zugabe eines Hypnotikums oder nach Absetzen von Remifentanil rasch reversibel. Remifentanil ist wenig sedativ und stark atemdepressiv. Aufgrund des vagotonen Effekts tritt häufig Hypotonie und Bradykardie auf.
Wechselwirkungen	Da Remifentanil durch Plasmaesterasen metabolisiert wird, sind keine Wechselwirkungen mit Cytochrom-Hemmern oder -Induktoren zu erwarten. Kardiopressive Substanzen wie β-Blocker oder Kalzium-Antagonisten können eine Remifentanil-bedingte Hypotonie oder Bradykardie verstärken.
Geeignete Kombinationen	Zur Analgosedation: Kombination mit Sedativa, z. B. Propofol oder Midazolam, möglich.
Schwangerschaft und Stillzeit	Schwangerschaftskategorie C. Remifentanil kann bei gegebener Indikation in der Schwangerschaft verabreicht werden, allerdings können bei Gabe vor der Geburt Atemdepression und/oder Entzugssymptome beim Neugeborenen auftreten.

Weitere Opioide

- **Afentanil:** Ca. 25 % der analgetischen Potenz von Fentanyl, schnellerer Wirkungseintritt, kürzere Halbwertzeit.
- **Morphin:** Kap. 10, S. 237.

15.3 Inotropika und Vasoaktiva

Von den Vasopressoren werden Katecholamine bei gleichzeitig genügender Volumensubstitution zur Kreislaufstabilisierung als medikamentöse First-line-Therapie bei verschiedenen Schockformen (kardiogen, anaphylaktisch, septisch, hypovolämisch) eingesetzt. Ziel ist es, durch Aufrechterhalten eines mittleren arteriellen Blutdrucks von > 65 mmHg die Durchblutung und Sauerstoffversorgung der Organe zu gewährleisten. Die vier wichtigsten auf Intensivstationen eingesetzten Katecholamine sind Dobutamin, Noradrenalin, Adrenalin und in gewissen Fällen Dopamin. Der therapeutische Effekt ist dosisabhängig und wird durch die unterschiedliche Rezeptoraffinität an β- und/oder α-Rezeptoren definiert.

Beim septischen wie auch beim kardiogenen Schock aufgrund eines Myokardinfarkts wird empfohlen, zunächst mit dem vorwiegend inotrop wirksamen Dobutamin zu beginnen und bei fehlender Kreislaufstabilisierung trotz Volumensubstitution primär Noradrenalin oder aber auch Adrenalin einzusetzen. Katecholamine sollten nur so lange wie notwendig und in der unbedingt erforderlichen Dosierung eingesetzt werden. Bei fehlender Wirkung der Katecholamine können andere Vasokonstriktoren wie Terlipressin oder Vasopressin eingesetzt werden.

Monografien

Noradrenalin

Indikationen

Zur Behandlung akuter hypotensiver Zuständen bei Schock, nach Herzstillstand oder zur Reanimation. Septischer Schock bei ungenügendem Ansprechen auf Volumen.

Wirkung/Nutzen

Noradrenalin ist identisch mit den endogenen Katecholaminen. Durch die adrenerge Wirkung auf α- und β_1-Rezeptoren wirkt es von allen Katecholaminen am stärksten vasokonstriktorisch mit Erhöhung des systolischen und diastolischen Blutdrucks und positiv inotrop auf das Herz. Die Durchblutung von Nieren, Leber, Haut und der Skelettmuskulatur ist vermindert.

Dosierung/Hinweise

Anfangsdosis 0,5–1 µg/min mit Titration bis zur erwünschten Wirkung. Die durchschnittliche Erhaltungsdosis beträgt 2–4 µg/min. Patienten mit refraktärem Schock können bis zu 30 µg/min benötigen. Möglichst nur temporärer Einsatz.

Elimination und Metabolisierung

Abbau über Katecholamin-O-Methyltransferase (COMT) und Monoaminooxidase (MAO). 4–6 % werden unverändert renal eliminiert.

Unerwünschte Wirkungen	Dosisabhängige Hypertonie mit Reflexbradykardie, periphere Ischämie bis zu Gangrän, Rückgang der Diurese insbesondere bei Hypovolämie.
Wechselwirkungen	Verstärkte sympathomimetische Wirkung mit starkem Blutdruckanstieg in Kombination mit MAO-Hemmern, trizyklischen Antidepressiva, Ergotaminen und dem MAO-hemmenden Antibiotikum Linezolid. Das Risiko für Rhythmusstörungen ist mit Anästhetika wie Cyclopropan und Halothan erhöht.
Geeignete Kombinationen	Kombination mit Dobutamin, um einen genügenden mittleren arteriellen Blutdruck zu erreichen.
Schwangerschaft und Stillzeit	Noradrenalin kann zu Uteruskontraktionen und Konstriktion des uterinen Blutflusses mit konsekutiver Hypoxie des Fetus führen.

Dobutamin

Indikationen	Kreislaufversagen durch ungenügende Herzleistung. In Kombination mit Volumensubstitution kann Dobutamin bei septischem Schock verabreicht werden.
Wirkung/Nutzen	Dobutamin erhöht die myokardiale Kontraktilität und das Schlagvolumen durch relativ selektive adrenerge β_1-Stimulation und geringere β_2-Stimulation. Aufgrund der nur schwachen stimulierenden Wirkung auf α-Rezeptoren ist die Wirkung auf die peripheren Gefäße und auf den Blutdruck eher gering.
Dosierung/Hinweise	Infusionsraten von 2,5–15 µg/kg/min. Dosissteigerung bei Bedarf bis zu 40 µg/kg/min.
Elimination und Metabolisierung	Dobutamin wird hauptsächlich in Leber und anderen Geweben über Glucuronidierung und 3-O-Methylierung durch die O-Methyltransferase (COMT) inaktiviert.

Unerwünschte Wirkungen	Dosisabhängig Tachykardie und Arrhythmien, Blutdruckanstieg v. a. bei vorbestehender Hypertonie. Erhöhtes Risiko für Myokardischämie bei schwerer Koronarsklerose. Kontraindiziert bei obstruktiven Kardiomyopathien.
Wechselwirkungen	Blutdruckanstieg in Kombination mit MAO-Hemmern, und dem MAO-hemmenden Antibiotikum Linezolid. Wirkungsverminderung durch β-Blocker wie Metoprolol oder Carvedilol. In Kombination mit α-Blockern kann es zur Tachykardie und peripheren Vasodilatation mit Hypotonie kommen.
Geeignete Kombinationen	Kombination mit Noradrenalin, um einen genügenden Perfusionsdruck zu erreichen, falls Dobutamin alleine nicht ausreicht.
Schwangerschaft und Stillzeit	Schwangerschaftskategorie B. Anwendung mit Vorsicht. Es liegen keine Daten zum Übertritt in die Muttermilch vor.

Weitere Inotropika und Vasopressoren

- **Adrenalin:** Einsatz v. a. bei kardiopulmonaler Reanimation empfohlen. Stärkere beta-adrenerge Wirkung als Noradrenalin v. a. in niedrigeren Dosen.
- **Dopamin:** Einsatz bei kardiogenem und septischem Schock. Erhöht die Nierendurchblutung in tiefen Dosen, erhöht das Schlagvolumen in mittleren Dosen, periphere Vasokonstriktion bei sehr hohen Dosen.
- **Vasopressin:** Kann als Zusatz bei ungenügender Wirkung von Noradrenalin bei septischem Schock eingesetzt werden. Erhöht die Wirksamkeit von Katecholaminen und erniedrigt den portalen Blutdruck. Alternative: Terlipressin.
- **Levosimendan:** Positiv inotrope Wirkung durch Erhöhung der myokardialen Kalziumsensitivität. Einsatz beim akuten, katecholaminrefraktären kardiogenen Schock.
- **Enoximon, Milrinon:** Phsophodiesterasehemmer, zweite Wahl nach Levosimendan beim katecholaminrefraktären kardiogenen Schock.

16 Anhang

Tab. 16.**1** Arzneimittel, die im vorliegenden Buch im Rahmen der Monografien genannt werden mit Wirkstoffbezeichnung und Handelsnamen.

Wirkstoffbezeichnung	Handelsname
5-Fluorouracil (5-FU)	Onkofluor, 5-FU medac
6-Mercaptopurin	Puri-Nethol
6-Thioguanin	Thioguanin-GSK
Abacavir	Ziagen
Acarbose	Glucobay, Acarbose-CT
Acetylsalicylsäure	Aspirin, Acesal, ASS STADA
Aciclovir	Zovirax, Aciclovir-ratiopharm
Adalimumab	Humira
Adrenalin	Adrenalin-Jenapharm
Agomelatin	Valdoxan
Ajmalin	Gilurytmal
Aldesleukin	Proleukin
Alemtuzumab	MabCampath
Alendronsäure	Fosamax, Alendron-HEXAL
Aliskiren	Rasilez
Allopurinol	Zyloric, Uribenz, Allopurinol AL
Alpha-Methyldopa	Dopegyt, Presinol, Methyldopa STADA
Alprazolam	Cassadan, Alprazolam-Ratiopharm
Amantadin	Adekin, Amantadin STADA
Ambrisentan	Volibris
Ambroxol	Mucosolvan, Pädiamuc, Ambroxol-CT
Amikacin	Amikacin Fresenius
Amiodaron	Cordarex, Cornaron, Amiodaron AL
Amisulprid	Solian, Amisulprid acis

Tab. 16.**1** (Fortsetzung).

Wirkstoffbezeichnung	Handelsname
Amitriptylin	Saroten, Amitriptylin-CT
Amlodipin	Norvasc, Amlodipin – 1 A Pharma, Amlocard
Amoxicillin	Baktocillin, Infectomox, Amoxicillin STADA.
Amphotericin B	Ampho-Moronal
Ampicillin	Ampicillin-ratiopharm
Amsacrin	Amsidyl
Anakinra	Kineret
Anastrozol	Arimidex, Anastrozol AL
Aprepitant	Emend
Aripiprazol	Abilify
Artemether	Riamet
Articain	Ultracain
Atazanavir	REYATAZ
Atenolol	Tenormin, Juvental, Atenolol-CT
Atorvastatin	Sortis
Atovaquon	Wellvone
Azathioprin	Imurek
Azithromycin	Zithromax, Azithromycin Winthrop
Beclometason	Beconase, Rhinivict, Beclometason-CT
Benazepril	Cibacen
Bendamustin	Ribomustin
Benperidol	Glianimon, Benperidol-neuraxpharm
Benzbromaron	Benzbromaron AL
Benzylpenicillin	Infectocillin
Bevacizumab	Avastin
Bezafibrat	Cedur, Bezafibrat Sandoz
Bicalutamid	Casodex, Bicalutamid medac

Tab. 16.**1** (Fortsetzung).

Wirkstoffbezeichnung	Handelsname
Biperiden	Akineton, Biperiden-neuraxpharm
Bisacodyl	Dulcolax, Laxans AL, Stadalax
Bisoprolol	Concor, Jutabis, Bisoprolol AL
Bleomycin	BLEO-cell, Bleomedac
Bornaprin	Sormodren
Bortezomib	Velcade
Bosentan	Tracleer
Brivudin	Zostex
Bromhexin	Bisolvon, Bromhexin Krewel Meuselbach
Bromocriptin	Pravidel, Parlodel, Bromocriptin-CT
Budesonid	Pulmicort, Miflonide, Budes
Bupivacain	Carbostesin, Bucain-Actavis
Buprenorphin	Subutex, Temgesic
Bupropion	Zyban, Elontril
Buserelin	Profact
Busulfan	Busilvex
Cabazitaxel	Jevtana
Cabergolin	Dostinex, Cabaseril, Cabergolin-CT
Candesartan	Atacand, Blopress
Capecitabin	Xeloda
Captopril	Lopirin, Tensostad, ACE-Hemmer ratiopharm
Carbamazepin	Tegretal, Timonil, Carbamazepin HEXAL
Carbimazol	Car, Neo-Thyreostat
Carboplatin	Axicarb, Ribocarbo, Carbo Cell
Carvedilol	Dilatrend, Dimetil, Carvedilol AL
Catumaxomab	Removab
Cefalexin	Cephalexin-ratiopharm, Cephalex-CT

Tab. 16.1 (Fortsetzung).

Wirkstoffbezeichnung	Handelsname
Ceftazidim	Fortum, Ceftazidim-Ratiopharm
Ceftriaxon	Rocephin, Ceftriaxon Kabi
Cefuroxim	Elobact, Cefuroxim-Ratiopharm
Celecoxib	Celebrex
Cetirizin	Zyrtec, Cetirizin-Ratiopharm
Cetuximab	Erbitux
Chinidin	Cordichin
Chinin	Limptar
Chlorambucil	Leukeran
Chloroquin	Resochin
Chlorprothixen	Truxal, Chlorprothixen-neuraxpharm
Chlortalidon	Hygroton
Ciclesonid	Alvesco
Ciclosporin	Sandimmun, Ciclosporin HEXAL
Cimetidin	Tagamet, H2Blocker-ratiopharm, Cimetidin AL
Ciprofloxacin	Ciprobay, Gyracip, Ciprofloxacin AbZ
Cisplatin	Cisplatin medac, Cis Gry.
Citalopram	Cipramil, Citalopram AWD
Cladribin	Litak, Leustatin
Clarithromycin	Klacid, Biaxin, Clarithromycin dura
Clemastin	Tavegil
Clindamycin	Sobelin, Clindabeta
Clomipramin	Anafranil, Clomipramin Sandoz
Clonazepam	Rivotril, Antelepsin
Clonidin	Catapresan, Haemiton, Clonistada
Clopidogrel	Plavix
Clozapin	Elcrit, Leponex, Clozapin HEXAL

Tab. 16.**1** (Fortsetzung).

Wirkstoffbezeichnung	Handelsname
Codein	Tryasol, Codeintropfen-CT
Colecalciferol	Vigantoletten, Dekristol
Cotrimoxazol	Berlocid, Cotrimstada
Cyclophosphamid	Endoxan
Cyproteronacetat	Androcur, Cyproteron TAD
Cytosinarabinosid (Cytarabin)	DepoCyte, ARA-cell
Dacarbazin	Detimedac
Dasatinib	SPRYCEL
Daunorubicin	Daunoblastin
Desloratadin	Aerius
Desmopressin	Octostim, Nocturin, Desmopressin Teva
Dexamethason	Fortecortin, DexaHEXAL
Dextromethorphan	Silomat, Hustenstiller-Ratiopharm Dextromethorphan
Diazepam	Valium, Faustan, Diazepam STADA
Diclofenac	Voltaren, Diclofenac-Ratiopharm
Didanosin	Videx
Digitoxin	Digimed, Digimerck, Digitoxin AWD
Digoxin	Lenoxin, Lanicor, Digacin
Dihydroergocryptin	Almirid, Cripar
Diltiazem	Dilzem, Dilsal, Diltiazem AL
Dimetindenmaleat	Fenistil
Diphenhydramin	Dolestan, Moradorm
Dobutamin	Dobutamin-Ratiopharm
Docetaxel	Taxotere, Docetaxel Actavis
Dolasetron	Anemet
Domperidon	Motilium, Domperidon AL
Donepezil	Aricept

Tab. 16.**1** (Fortsetzung).

Wirkstoffbezeichnung	Handelsname
Dopamin	Dopamin-Ratiopharm
Doxazosin	Cardular, Doxazosin dura, Uriduct
Doxepin	Aponal, Doneurin, Doxepin STADA
Doxorubicin (Adriamycin)	Adriblastin, Caelyx, Myocet, DOXO-cell
Doxycyclin	Doxycyclin STADA, Doxycyclin AL
Dronedaron	Multaq
Duloxetin	Cymbalta
Efavirenz	Sustiva
Enalapril	XANEF, Corvo, Benalapril
Enfuvirtid	Fuzeon
Enoximon	Perfan
Entacapon	Comtess
Epirubicin	Axirubicin, Farmorubicin, EPI-cell
Eplerenon	Inspra
Eprosartan	Emestar, Eprosartan-ratiopharm, Eprosartan-CT
Erlotinib	Tarceva
Ertapenem	Invanz
Erythromycin	Infectomycin, Paediathrocin, Erythro-CT
Escitalopram	Cipralex
Esomeprazol	Nexium, ESOMEP, Esomeprazol TAD
Etanercept	Enbrel
Ethambutol	Myambutol, EMB-Fatol
Ethosuximid	Suxilep, Petnidan
Etofibrat	Lipo-Merz
Etoposid	Vepesid, Eto-Gry
Etoposidphosphat	Etopophos
Etoricoxib	Arcoxia

Tab. 16.**1** (Fortsetzung).

Wirkstoffbezeichnung	Handelsname
Exemestan	Aromasin
Exenatid	BYETTA
Ezetimib	EZETROL
Famciclovir	Famvir
Famotidin	FADUL, Famotidin-CT
Febuxostat	Adenuric
Felodipin	Munobal, Modip, Felodipin AbZ
Fenofibrat	Lipidil, Fenofibrat AL
Fenoterol	Berotec
Fentanyl	Actiq, Durogesic, Fentanyl-Actavis
Fexofenadin	Telfast
Filgrastim	Neupogen, Filgrastim HEXAL
Flecainid	Tambocor, Flecainid-Sandoz
Fluconazol	Diflucan, Fungata, Fluconazol STADA
Flucytosin	Ancotil
Fludarabin	Fludara, Fludarabin HEXAL
Fludrocortison	Fludrocortison, Astonin
Flunitrazepam	Rohypnol, Flunitrazepam-ratiopharm
Fluoxetin	Fluctin, Fluoxetin HEXAL
Flupentixol	Fluanxol, Flupentixol-neuraxpharm
Fluphenazin	Dapotum, Lyogen, Fluphenazin-neuraxpharm
Flurazepam	Dalmadorm, Flurazepam, Staurodorm
Flutamid	Fugerel, Flutamid AL
Fluticason	Flutide, Atemur
Fluvastatin	LOCOL, Cranoc
Folinsäure	Leucovorin
Formoterol	Foradil, Formoterol-Ratiopharm

Tab. 16.**1** (Fortsetzung).

Wirkstoffbezeichnung	Handelsname
Fosamprenavir	Telzir
Fosfomycin	Monuril
Fosinopril	Fosinorm, FOSINO-TEVA, Fosinopril Basics
Fulvestrant	Faslodex
Furosemid	Lasix, Furorese, Furosemid Sandoz
Gabapentin	Neurontin, Gabapentin HEXAL
Galantamin	REMINYL
Gefitinib	IRESSA
Gemcitabin	Gemzar, Gemcitabin HEXAL
Gemfibrozil	Gevilon, Gemfi – 1 A Pharma
Gentamicin	Refobacin, Genta-CT
Glibenclamid	Maninil, Gliben-CT
Gliclazid	Diamicron Uno
Glimeperid	Amaryl, Magna, Glimepirid TAD
Gliquidon	Glurenorm
Glyceroltrinitrat	Nitrolingual, Trinitrosan, Nitrangin
Goserelin	Zoladex
Granisetron	Kevatril, Granisetron STADA
Haloperidol	Haldol, Haloperidol-neuraxpharm
Hydrochlorothiazid	Esidrix, Disalunil, HCT AL
Hydrocortison	Hydroson, Hydrocortison Hoechst
Hydroxychloroquin	Quensyl
Ibandronsäure	Bonviva, Bondronat
Ibuprofen	Imbun, Analgin, Ibuprofen Sandoz
Idarubicin	Zavedos
Ifosfamid	Holoxan, IFO-cell
Imatinib	Glivec

Tab. 16.**1** (Fortsetzung).

Wirkstoffbezeichnung	Handelsname
Imipenem	Zienam
Imipramin	Tofranil, Imipramin-neuraxpharm
Indacaterol	Onbrez
Indapamid	Natrilix, Indapamid-Actavis, INDA-PUREN
Indinavir	CRIXIVAN
Indometacin	Indo-CT, Indomet-Ratiopharm
Infliximab	Remicade
Insulin aspart	Novorapid
Insulin detemir	Levemir
Insulin glargin	Lantus
Insulin glulisin	Apidra
Insulin lispro	Humalog, Liprolog
Interferon alpha-2a	Roferon
Interferon alpha-2b	IntronA
Interferon beta-1a	Rebif
Interferon beta-1b	Extavia, Betaferon
Interferon gamma-1b	Imukin
Ipratropiumbromid	Atrovent, Ipratropium Teva
Irbesartan	Aprovel, Karvea
Irinotecan (CPT-11)	Campto, Irinotecan cell pharm
Isoniazid	ISOZID
Isosorbiddinitrat	Nitrosorbon, Isoket, ISDN HEXAL
Isosorbidmononitrat	Ismo, Turimonit
Itraconazol	Siros, Sempera, Itraconazol AWD
Ivabradin	Procoralan
Jodid	Jodinat, Mono-Jod, Jod beta
Kaliumcanrenoat	Aldactone

Tab. 16.**1** (Fortsetzung).

Wirkstoffbezeichnung	Handelsname
Ketoconazol	Nizoral, Terzolin
Lactulose	Bifiteral, Lactulose-ratiopharm
Lamivudin	Zeffix, Epivir
Lamotrigin	Lamictal, Elmendos, Lamotrigin AL
Lansoprazol	Agopton, Lansosiga, Lansoprazol dura
Lapatinib	Tyverb
Leflunomid	Azathioprin dura
Lenograstim	Granocyte
Lercanidipin	Carmen, Corifeo, Lercandipin Heumann
Letrozol	Femara
Leuprorelin	Eligard, Trenantone, Enantone Leupro-Sandoz
Levetiracetam	Keppra, Levetiracetam Winthrop
Levodopa	Madopar, Levopar, Levodopa/Benserazid-CT
Levofloxacin	Tavanic
Levothyroxin-Natrium	Euthyrox, L-Thyrox, Berlthyrox
Lidocain	Xylocitin
Liraglutid	Victoza
Lisurid	Dopergin
Lithium	Hypnorex, Quilonum
Loperamid	Imodium, Loperamid AL
Lopinavir	Kaletra
Loratadin	LISINO, Loratadin-CT
Lorazepam	Tavor, Tolid
Lormetazepam	Noctamid, Lormetazepam-TEVA
Losartan	LOORZAAR, Losartan Atid, Losartan HEXAL
Lovastatin	MEVINACOR, Lovastatin Stada
Lumefantrin	Riamet

Tab. 16.**1** (Fortsetzung).

Wirkstoffbezeichnung	Handelsname
Macrogol	Laxofalk
Maprotilin	Ludiomil, Maprotilin-CT
Mefloquin	Lariam
Melphalan	Alkeran
Memantin	Axura
Mepivacain	Scandicain, Mecain
Meropenem	Meronem, Meropenem HEXAL
Mesalazin	Asacol, Salofalk
Mesuximid	Petinutin
Metamizol	Analgin, Novalgin
Metformin	Glucophage, Siofor, Metformin Sandoz
Methadon	Methaddict
Methimazol	Methizol, Thiamazol
Methotrexat	MTX dura, Methotrexat-Gry
Metixen	Tremarit
Metoclopramid	Paspertin, Gastrosil, MCP Sandoz
Metoprolol	Beloc-Zok, MetoHexal, Metoprolol AWD
Metronidazol	Flagyl, Clont, Metronidazol HEXAL
Mezlocillin	Baypen, Mezlocillin Carino
Mianserin	Mianeurin, Mianserin-CT
Midazolam	Dormicum, Midazolam ratiopharm
Mifepriston	Mifegyne
Miglitol	Diastabol
Minocyclin	Minakne, Minocyclin-Ratiopharm
Mirtazapin	Remergil, Mirtazapin-CT
Mitomycin	Mitem, Mitomycin medac
Mitoxantron	Onkotrone, Novantron, Mitoxantron HEXAL

Tab. 16.**1** (Fortsetzung).

Wirkstoffbezeichnung	Handelsname
Moclobemid	Aurorix, Moclobemid AL
Mometason	Nasonex
Montelukast	Singulair
Morphin	MST Continus, Capros
Moxifloxacin	Avalox
Moxonidin	Cynt, Physiotens, Moxonidin Abz
Mycophenolat Mofetil	Cellcept, Mycophenolatmofetil Winthrop
N-Acetylcystein	Fluimucil, ACC, Acemuc
Naloxon	Naloxon-Ratiopharm
Naproxen	Aleve, Naproxen-CT, Proxen
Nateglinid	Starlix
Natriumaurothiomalat	Tauredon
Natriumperchlorat	Irenat
Nebivolol	Nebilet, Nebivolol Abz , Nebivolol STADA
Nelfinavir	VIRACEPT
Nevirapin	Viramune
Nifedipin	Adalat, Corinfar, Nifedipin STADA
Nimodipin	Nimotop, Nimodipin HEXAL
Nitrazepam	Dormalon, Radedorm, Nitrazepam-neuraxpharm
Nitrendipin	Bayotensin, Nitrendimerck, Nitrepress
Nitrofurantoin	Furadantin, Nitrofurantin
Noradrenalin	Arterenol
Normalinsulin	Actrapid, Protaphane, Huminsulin Basal, Berlinsulin
Nortriptylin	Nortrilen
Noscapin	Capval
Octreotid	Sandostatin, Octreotid HEXAL
Ofatumumab	Arzerra

Tab. 16.**1** (Fortsetzung).

Wirkstoffbezeichnung	Handelsname
Ofloxacin	Tarivid, Ofloxacin AL
Olanzapin	Zyprexa
Olmesartan	Votum
Olsalazin	Dipentum
Omeprazol	Antra MUPS
Ondansetron	Zofran, Cellondan, Ondansetron HEXAL
Opipramol	Insidon, Opipramol AL
Oseltamivir	Tamiflu
Oxaliplatin	ELOXATIN, Croloxat, Medoxa
Oxazepam	Adumbran, Oxazepam AL
Oxcarbazepin	Trileptal, Timox
Oxycodon	Oxygesic, Oxycodon-HCl-Ratiopharm
Paclitaxel	TAXOL, Taxomedac
Paliperidon	INVEGA
Palonosetron	Aloxi
p-Aminosalicylsäure	Pas Fatol
Panitumumab	Vectibix
Pankreas-Pulver (Schwein)	Kreon, Pankreatin Stada
Pantoprazol	Zurcal S, Rifun, Pantozol
Paracetamol	Ben-u-ron, Perfalgan
Parecoxib	Dynastat
Paroxetin	Tagonis, Euplix, Paroxetin beta
Pegfilgrastim	Neulasta
Pegvisomat	Somavert
Pemetrexed	Alimta
Pentaerithrityltetranitrat	Pentalong, Nirason
Pentostatin	Nipent

Tab. 16.**1** (Fortsetzung).

Wirkstoffbezeichnung	Handelsname
Pentoxyverin	Sedotussin, Silomat
Perazin	Taxilan, Perazin-neuraxpharm
Pergolid	Parkotil, Pergolid AbZ
Perphenazin	Decentan, Perphenazin-neuraxpharm
Pethidin	Dolantin
Phenobarbital	Luminal, Phenobarbital-neuraxpharm
Phenoxybenzamin	Dibenzyran
Phenoxymethylpenicllin	Arcasin, Infectocillin, Penicillin V STADA
Phenytoin	Zentropil, Phenhydan, Phenytoin AWD
Pimozid	Orap
Pioglitazon	Actos
Pipamperon	Dipiperon, Pipamperon Sandoz
Piperacillin	Piperacillin Fresenius, Piperacillin HEXAL
Piretanid	Arelix, Piretanid Sandoz
Piribedil	Clarium
Prajmalin	Neo-Gilurytmal
Pramipexol	Sifrol, Pramipexol-CT
Pravastatin	Mevalotin, Pravastatin dura
Prazosin	Adversuten, Prazosin Atid
Prednisolon	Dermisolon, Prednisolon Jenapharm
Prednison	Decortin, Prednison Ratiopharm
Pregabalin	Lyrica
Prilocain	Xylonest
Primidon	Mylepsinum
Probenecid	Probenecid
Procarbazin	Natulan
Procyclidin	Osnervan

Tab. 16.**1** (Fortsetzung).

Wirkstoffbezeichnung	Handelsname
Proguanil	Paludrine
Propafenon	Rytmonorm, Cuxafenon, Propafenon AL
Propofol	Disoprivan, Propofol-Ratiopharm
Propylthiouracil	Propycil
Protionamid	PETEHA
Pyrazinamid	Pyrafat
Pyrimethamin	Daraprim
Quetiapin	Seroquel
Quinagolid	Norprolac
Rabeprazol	Pariet
Raloxifen	Evista, Optruma
Ramipril	Delix, RamiLich, Ramipril-CT
Ranibizumab	Lucentis
Ranitidin	Zantic, Sostril, Ranitidin STADA
Rasagilin	Azilect
Reboxetin	Edronax
Remifentanil	Ultiva
Repaglinid	NovoNorm, Repaglinid AbZ
Rifampicin	EREMFAT
Risedronsäure	Actonel, Risedronsäure-CT
Risperidon	RISPERDAL, Risperidon Winthrop
Ritonavir	Norvir
Rituximab	MabThera
Rivastigmin	Exelon
Ropinirol	REQUIP, ADARTREL, Ropinirol-CT
Ropivacain	Naropin
Rosuvastatin	Crestor

Tab. 16.**1** (Fortsetzung).

Wirkstoffbezeichnung	**Handelsname**
Rotigotin	Neupro
Roxithromycin	Roxibeta, Roxithromycin-Ratiopharm
Salbutamol	Sultanol, Epaq, SalbuHEXAL
Salmeterol	Aeromax, Serevent
Saquinavir	INVIRASE
Saxagliptin	Onglyza
Scopolamin	Scopoderm TTS
Selegilin	Xilopar, Movergan, Selegilin-neuraxpharm
Sertralin	Zoloft, Sertralin-CT
Simeticon	Dimeticon, Elugan
Simvastatin	ZOCOR, Simvabeta
Sirolimus	Rapamune
Sitagliptin	JANUVIA
Somatotropin	Genotropin, Humatrope, Norditropin
Sorafenib	Nexavar
Sotalol	Darob, Favorex, Sotastad
Spironolacton	Osyrol, Aldactone, Spirogamma
Stavudin	Zerit
Streptomycin	Strepto
Strontiumranelat	Protelos
Sucralfat	Ulcogant
Sufentanil	Sufenta
Sulbactam	Combactam, Sulbactam HEXAL
Sulfasalazin	Pleon, Azulifidine, Sulfasalazin HEXAL
Sunitinib	SUTENT
Tacrolimus	Advagraf, Modigraf, Tacrolimus HEXAL
Tamoxifen	Nolvadex, Tamoxifen AL

Tab. 16.**1** (Fortsetzung).

Wirkstoffbezeichnung	**Handelsname**
Tegafur	UFT
Teicoplanin	Targocid
Telmisartan	Micardis, Kinzalmono
Temozolomid	TEMODAL, Temozo cell
Teriparatid	Forsteo
Theophyllin	Solosin, Uniphyllin, Theophyllin STADA
Tiotropiumbromid	Spiriva
Tolcapon	Tasmar
Topiramat	TOPAMAX, Topiramat dura
Topotecan	Hycamtin
Torasemid	Torem, Unat, Toracard
Toremifen	Fareston
Tramadol	Tramal, Tramundin
Tranylcypromin	Jatrosom
Trastuzumab	Herceptin
Treosulfan	Ovastat
Triazolam	Halcion
Trihexyphenidyl	Artane, Parkopan
Trimipramin	Stangyl, Trimipramin STADA
Triptorelin	Pamorelin, Decapeptyl
Tropisetron	Navoban
Urapidil	Ebrantil
Valaciclovir	Valtrex, Valaciclovir HEXAL
Valproinsäure	Ergenyl, Convulex, Orfiril, Valproat STADA
Valsartan	Diovan, Provas, Cordinate
Vancomycin	Vancomycin Lederle, Vancomycin HEXAL
Venlafaxin	Trevilor, Venlafaxin Atid

Tab. 16.**1** (Fortsetzung).

Wirkstoffbezeichnung	**Handelsname**
Verapamil	Isoptin, Falicard, Durasoptin
Vildagliptin	Galvus
Vinblastin	Vinblastinsulfat-TEVA
Vincristin	Cellcristin, Vincristinsulfat-Gry
Vindesin	Eldisine
Vinflunin	Javlor
Vinorelbin	Navelbine, Navirel, Vinorelbin NC
Voriconazol	VFEND
Xipamid	Aquaphor, Aquex, Xipagamma
Zaleplon	Sonata
Zanamivir	Relenza
Zidovudin	Retrovir
Ziprasidon	ZELDOX
Zoledronsäure	Zometa, Aclasta
Zolpidem	Stilnox, Zolpidem STADA
Zopiclon	Ximovan, Zopiclon Sandoz
Zuclopenthixol	Ciatyl-Z, Clopixol

17 Sachverzeichnis

A

Abhängigkeitspotenzial 102
Abhusten 101
Abortrisiko 345
Absence 264
Acarbose 159
ACE-Hemmer 58, 60, 68
Acetylcholin-Freisetzung 250
Acetylcholinesterase-hemmstoff 285, 286
Acetylcholinrezeptor-Antagonist 253
Acetylsalicylsäure 57, 335, 342
Aciclovir 317
ACTH 135
Adalimumab 120
Addison-Krankheit 138, 139
Addison-Krise 136
ADH = antidiuretisches Hormon 124
ADH-Agonisten 128
ADH-Mangel 128
ADR = adverse drug reaction 36
Adrenalin 242, 342, 371
Adrenogenitales Syndrom 136, 138
Adrenokortikoide 135
Adriamycin 190
Adsorbenzien 118
AE = adverse event 36
Afentanil 368
Affektive Störung
- bipolare 266, 274, 280
- Rückfallprophylaxe 265, 274, 280
Affektverflachung 278
Agitation 260, 360
Agomelatin 274
Agonist 13
Agranulozytose 67, 131, 234
AIDS 216
Ajmalin 84, 88
Akathisie 279
Akinese 247
Akromegalie 126, 127
Aktionspotenzial
- Verkürzung 88
- Verlängerung 87, 88
Aktivkohle 117
Aldesleukin 218
Aldosteron 136
Aldosteron-Antagonisten 60, 73
Aldosteronmangel 139
Aldosteronsekretion, Abnahme 67
Alemtuzumab 205
Alendronat 141, 143
Aliskiren 69
Alkaloide 195
Alkoholentzugssyndrom 256, 359
Alkylanzien 176, 182
Allergen 241
Allergie 341
Allergische Reaktion 33, 72, 145
- Ciprofloxacin 305
- Ibuprofen 230
- Konservierungsstoff 241
- Makrolide 300
- Penicillin 293, 295, 296
Allopurinol 170, 171, 173
Alopezie 177, 192, 196
- Etoposid 202
- Paclitaxel 198
α1-Rezeptorblocker 63, 75, 78, 79, 159, 250, 267, 273, 280, 369
Alprazolam 283
Alter 5
Aluminiumoxid 110
Alzheimer-Demenz 285
Amantadin 248, 250, 322
Ambrisentan 77
Ambroxol 102
Amidtyp-Lokalanästhetika 241
Amikacin 327
Aminoacylpenicilline 295
Aminogluthetimid 135
Aminoglykoside 303
Aminopenicillin 290, 294
Amiodaron 86, 88
Amitriptylin 267
Amlodipin 57, 60, 65
Amnesie 284, 363
- Benzodiazepine 263, 283, 359, 361

Amoxicillin 105, 290, 294
Amoxicillin-Clavulansäure 289, 293
Amphotericin B 313, 314
Ampicillin 294
Ampicillin-Sulbactam 289
Amylase 122
Anaerobier 295, 308, 311
Anakinra 338, 355
Analgetika 228
Analgosedation 237, 363
Anämie 77
- hämolytische 211, 329
- megaloblastäre 262
Anaphylaxie 198
Anastrozol 220
Androgenrezeptorblocker 221
Anfallsprophylaxe 255, 256
Angina pectoris 54, 56, 57, 80
Angiogenesehemmer 210
Angioödem 76
Angststörung 270
Antagonist 13
Antazida 110
Anthrazykline 190
Antiandrogene 175, 221
Antiarrhythmika 84
- membranstabilisierende 88
Antibiotika 14
- MAO-hemmende 370
- zytostatische 190
Antibiotikatherapie 289
- kalkulierte 292
Anticholinergika 115, 248, 254
- inhalative 90, 92, 98
Anticholinesterase 200
Antidementiva 265, 285
Antidepressiva 228, 265, 266
- atypische 273
- tetrazyklische 268
- trizyklische 267
Antidiabetika, orale 148, 154
- insulinotrope 155, 157
Antidiarrhoika 116
Antiemetika 112
Antiepileptika 228, 254, 274
Antihistaminika 342
Antihypertensiva 54, 78
Antikoagulanzien 60
- orale 17
Antikörper
- gegen Acetylcholinrezeptor 340
- gegen Tumor-Nekrose-Faktor-α 120
- monoklonale 203
Antimalariamittel 328, 332
Antimetabolite 182
Antimykotika 313
Antiöstrogene 175, 218
Antipsychotika 265, 277, 279
- atypische 281
Antirheumatika, nichtsteroidale 170, 229, 342
- Arthritis, rheumatoide 334
- Schmerztherapie 234
Antituberkulotika 323, 327
Antitussiva 101, 102
Antriebsmangel 266
ApoE-Allel 18
Apoptose 203
Appetitsteigerung 259, 274, 280
Applikation
- inhalative 9
- intraarterielle 8
- intravenöse 7
- orale 4, 6
- rektale 7
Aprepitant 114
Aromatasehemmer 175, 220
Arrhythmie 114, 300, 306
- supraventrikuläre 63
Artemether 332
Arthritis 229
- rheumatoide 120, 182, 333
- - Antikörpertherapie 203
- - Entzündungshemmung 233
- - Exazerbation 226
- - Stufentherapieschema 334
Arthrose 233
Articain 242
Arzneimittel
- antiinflammatorische 333
- antiretrovirale 318
- Qualitätsmängel 41
- Rezeptorbindung 13
- Strukturspezifität 13

Arzneimittelexposition 43, 44
Arzneimittelkombination 51
Arzneimittelreaktion, anaphylaktische 341
Arzneimittelrisiko, Warnzeichen 38
Arzneimittelsicherheit 27
– Informationsquelle 29
– Studie, klinische 35
Arzneimittelwechselwirkung 3, 19
– Therapiealternative 52
Arzneimittelwirkung, unerwünschte 3, 27, 30
– Definition 32, 36
– dosisabhängige 33
– dosisunabhängige 33
– Einzelbericht 38
– extrinsische Evidenz 41
– Häufigkeit 32
– intrinsische Evidenz 41
– Kausalitätsbeurteilung 41
– Klassifizierung 32
– Kosten 32
– Mechanismus 32
– Meldekriterien 39
– Risikofaktor 34
– schwerwiegende 36, 39
– tödlich verlaufende 32
Arzneistoff
– amphiphiler 9
– Freisetzung 6
– hydrophiler 9
– lipophiler 6, 7, 9
Arzneistoff-Clearance 12
Arzneistoffkonzentration 3
Arzneitherapie 54
– intensivmedizinische 359
Asthma bronchiale 90
– allergisches 91
– persistierendes 90, 97, 100
– schwergradiges 91
Asthmaanfall 91, 94
Aszites 73
– maligner 179, 188, 212
AT1-Rezeptorantagonisten 58, 60, 69
Ataxie 257, 259
Atemantrieb 96
Atemdepression 103, 283
– Opioide 235, 367
Atemnot 90, 92, 98
Atemwegserkrankung, obstruktive 95
Atemwegsinfektion, bakterielle 289
Atemzentrum, Hemmung 102
Atenolol 63
Atorvastatin 167
Atovaquon 328, 332
Aufstoßen 107, 108, 311
Auranofin 337, 355
Ausscheidung 11
Ausscheidungshalbwertzeit 2
Autoimmunerkrankung 176, 333, 340, 344
AV-Block 61, 64, 83, 329
AV-Überleitung 63, 89
Azathioprin 120, 171, 337
– Transplantatabstoßung 347
Azithromycin 291, 302

B

B-Zell-Lymphom 203
Bahn, akzessorische 85
Bakteriostase 299, 323
Bakterizidie 293, 296, 303, 308
– Metronidazol 311
Barbiturate 262
Basedow-Krankheit 129
Basistherapeutika 334, 336, 345, 355
BEACOPP-Schema 196
Bechterew-Krankheit 233
Beclometason 98
Belastungsangina 63
Belastungsinkontinenz 271
Bendamustin 179
Benzbromaron 172
Benzodiazepin-Analoga 284
Benzodiazepine 281, 282, 359
Benzothiazepin 64
Benzylpenicilline 293, 296
β-Rezeptorenblocker 56, 60, 61, 90, 244, 290, 298, 369, 370
– Herzrhythmusstörung 88

- inhalative 90, 92
- Wirkung 93
Betäubungsmittelrezept 235
Bevacizumab 210
Bewusstlosigkeit 235
Bezafibrat 168
Bias 46
Bicalutamid 222
Biguanide 154
Bioäquivalenz 4
Biomodulation 188
Biotransformation 10
Bioverfügbarkeit 12
Biperiden 248, 254
Bisacodyl 118
Bisoprolol 62
Blähungen 159
Blasenatonie 196
Blasenkarzinom 187
Blasten, leukämische 226
Blastenkrise 215
Bleomycin 194
Blut-Liquor-Schranke 9
Blutdruckerhöhung 272, 287, 369, 370
Blutdrucksenkung 57, 58, 234
- Aliskiren 69
- Diuretika 70, 71
- Furosemid 70
- lebensbedrohliche 56
Blutkultur 289
Blutung 211, 229, 231, 335
Blutungsrisiko 230, 245, 343
Bornaprin 254
Borreliose 302
Bortezomib 212
Bosentan 76
Bowen-Karzinom 188
Bradykardie 33, 61, 64
- Lokalanästhetika 244, 245
- Midazolam 361
- Opioide 365, 368
- Propofol 363
Brechreflex 113
Breitspektrum-Antibiotikum 299, 301, 307
Brivudin 317
Bromhexin 102
Bromocriptin 128, 250
Bronchialkarzinom 179, 182, 190
- Bevacizumab 210
- Etoposid 201
- Paclitaxel 197
Bronchialschleim, Viskositätssenkung 101
Bronchitis, chronische 94
Bronchodilatation 92, 93, 95, 100
Bronchokonstriktion, Hemmung 99
Bronchospasmolytikum 96
Bronchospasmus 99, 196, 202
Brucellose 302, 307
Budesonid 97, 345
Bupivacain 244
Buprenorphin 235
Buserelin 223
Busulfan 182

C

Cabazitaxel 199
Cabergolin 127, 128, 250
Calcineurininhibition 336
Candesartan 68
Candidose 98
Capecitabin 188, 190
Captopril 68
Carbamazepin 255, 256
Carbapeneme 290, 308
Carbimazol 131
Carbo medicinalis 117
Carboplatin 180, 182
Carvedilol 63
Catumaxomab 212
CBA = Kosten-Nutzwert-Analyse 24
CD20-Antikörper 203
CD52-Antikörper 205
CDSS Software 49
CEA = Kosten-Effektivitäts-Analyse 23
Cefalexin 293, 296
Cefazolin 290, 298
Cefepim 290
Cefotaxim 290
Ceftazidim 290, 298
Ceftriaxon 290, 297
Cefuroxim 290
Cefuroxim-Axetil 298
Celecoxib 234, 335
Cephalosporine 290, 296
Cetirizin 342, 358
Cetuximab 212
Chemotherapie 174, 175
- myeloablative 174

– palliative 175, 188
Chinidin 85, 88
Chinin 328
Chinolone 304
Chlamydienpneumonie 290
Chlorambucil 178, 179, 337, 341, 355
Chloroquin 328, 329, 337, 345
Chlorprothixen 279
Chlortalidon 72
Cholecalciferol 141
Cholestase 85, 203, 300
Cholesterinkonzentration, Senkung 57, 165, 167
Cholesterinresorptionshemmer 168
Cholestyramin 142, 144
Cholinerges Syndrom 200
Cholinesterasehemmer 340
Cholinesterasemangel 242
CHOP-Schema 178
Chorionkarzinom 183
Ciclesonid 98
Ciclosporin 336, 341, 351
– Arthritis, rheumatoide 334, 337
Cimetidin 110
Ciprofloxacin 291, 304, 327
Cisplatin 179
Citalopram 269
Cladribin 187
Clarithromycin 105, 290, 291, 300
Clavulansäure 289
Clazosentan 78
Clearance, mukoziliäre 94, 96
Clemastin 342, 355
Clindamycin 291, 310
Clinical Decision Support System 30, 49
Clofibrat-Analogon 168
Clomipramin 269
Clonazepam 263
Clonidin 79
Clopidogrel 57
Clozapin 18, 19, 21, 281
CMF-Schema 186, 190
Codein 102, 240
Colitis ulcerosa 120, 344
COMT-Hemmstoff 248, 252, 253
Confounding 47
Conn-Krankheit 136
COPD-Therapie 92
COPP-Schema 178
Cotrimoxazol 292, 307
COX2-Hemmer 229, 233, 234, 335, 344
Crohn-Krankheit 120, 344
cross-links 176, 180
CUA = Kosten-Nutzen-Analyse 23
Cushing-Syndrom 135, 137, 138
Cyclooxygenasenhemmung 229, 335
– nichtselektive 231, 335
Cyclophosphamid 176, 337, 341, 354
CYP2C9 17, 21
CYP2D6 17
CYP3A4 16, 20, 22, 354
Cyproteronacetat 222
Cytarabin 190
Cytochrom-P450 7, 11, 16
– Induktion 20, 21
– Inhibition 21
Cytochrom-P450-Isoenzym 21
Cytosinarabinosid 190

D

D-Penicillamin 337
Dacarbazin 182
Darmerkrankung, chronisch-entzündliche 120, 346
Darmperistaltik 112, 118
Darreichungsform 4
Dasatinib 214
Datenbank 25, 39, 42
Daunorubicin 193
Decarboxylashemmstoff 247
Dechallenge 41
Defäkationsreflex 118
Delir 360, 363
δ-Welle 85
Demenz 285, 286
Depression 266, 275
Dermatitis, atopische 352
Dermatomyositis 340
Desloratadin 342, 357
Desmopressin 128
Dexamethason 138, 345
Dexamethasonhemmtest 138

Dextromethorphan 103
Diabetes
– insipidus 72, 128
– mellitus 66, 69
– – Typ I 147
– – Typ II 148
Diagnosestellung 49
Diarrhoe 116, 158, 200
Diazepam 283
Diclofenac 231, 344
Differenzialdiagnose 49
Digitalisglykoside 83
– Toxizität 142
Digitoxin 83
Digoxin 84
Dihydropyridin 57, 66
– kurzwirksames 65
– retardiertes 65
Diltiazem 64
Dimetindenmaleat 342, 358
Dipeptidyl-Peptidase-4-Inhibitor 163
Disproportionalitätsanalyse 38, 39
Dithranol 339
Diuretika 60, 70, 155
DMARD = disease-modifying antirheumatic drugs 336
DNA, Synthesehemmung 180, 193, 316, 317
DNA-Polymerase 318
DNA-Strangbruch 176, 190, 199, 201
Dobutamin 369, 370
Docetaxel 199
Dolasetron 115
Domperidon 115
Donepezil 286
Dopamin 371
– Wiederaufnahme-Hemmung 250, 267, 271
Dopamin-Agonisten 127, 248, 250
Dopamin-Antagonisten 115, 128
Dopamin-Typ-2-Rezeptor 277
Doppelbilder 255
Dosierung 2
Dosierungsintervall 2
Dosis-Wirkungs-Beziehung 15
Dosisanpassung 5
Dosisfraktion, extrarenale 12
Doxazosin 75
Doxepin 269
Doxorubicin 190, 198
Doxycyclin 290, 302, 332
Drogenabhängigkeit 102
Dronedaron 88
Drug Monitoring 3
Ductus-arteriosus-Botalli-Verschluss, vorzeitiger 231
Duloxetin 271
Dysarthrie 259, 261
Dyskinesie 248
Dyspepsie 107, 109
Dysphorie 234

E

ED = Einzeldosis 15
ED50 15
EEG, Anfallsbereitschaft 254
Eflizumab 339
EGFR-Antikörper 212
Einnahmecompliance 2
Einschlusskörpermyositis, sporadische 340
Ejektionsfraktion 59
Elektrolythaushalt, Störung 119
Elimination 7, 10
Eliminationshalbwertzeit 12
EMD = maximale Einzeldosis 15
Enalapril 68
Endometriumkarzinom 181
Endothelin-Antagonisten 76, 78
Enfuvirtid 321
Enoximon 371
Entacapon 252
Enterobakterien 302
Enterokolitis, pseudomembranöse 312
Enterokolitisrisiko, Antibiotika-assoziiertes 310
Entscheidungsunterstützung, elektronische 51
Entzugsdelir 360
Entzugssymptom 361, 364
Entzugssyndrom, neonatales 237
Entzündungshemmung 233
Entzündungsmediator 95, 96, 229
Enzephalopathie, hepatische 119

Enzyminduktion 11, 20
Enzyminhibition 14, 20
Eosinophilie 145, 257, 326
EpCAM-Antikörper 212
EpiCO-Schema 196
Epilepsie 254
Epirubicin 193
Eplerenon 73
Epoxide 74
Eprosartan 69
Erbrechen 112
– Prävention 114
Ereignis, unerwünschtes 36
Ergotaminalkaloide 128
Erguss, maligner 184
Erkrankung
– allergologische 341
– atherothrombotische 66
– bronchopulmonale 90
– endokrinologische 124
– gastrointestinale 104
– hämatologische 174
– immunologische 333
– kardiovaskuläre 54
– manisch-depressive 266
– neurologische 247
Erlotinib 216
Erregungszustand 282
Ertapenem 309
Erythromycin 299
Escitalopram 270
Esomeprazol 104, 109
Estertyp-Lokalanästhetika 241
Etanercept 338, 339, 350
Ethambutol 323, 324
Ethosuximid 264
Etofibrat 168
Etoposid 201
Etoricoxib 233, 344
Euphorie 234
Ewingsarkom 183
Exanthem 67, 185, 257
Exenatid 162
Exkretion 11
Exon-14-Skipping-Mutation 189
Extrapyramidal-motorische Störung 113, 277, 279
Ezetimib 168, 169

F

FAC-Schema 193
Fachinformation 37
Fall-Kontroll-Studie 44, 46
Famciclovir 317
Famotidin 110
Farbsehstörung 83
FdUMP = Fluorodesoxyuridin-Monophosphat 188
Febuxostat 172
FEC-Schema 190
Felodipin 66
Feminisierung 222
Fenofibrat 167
Fenoterol 95
Fentanyl 240, 363, 364
Fertigarzneimittel 4
Fettstoffwechselstörung 165
FEV1 = Einsekundenkapazität 90
Fexofenadin 342, 357
Fibrate 167
Fieber 200
Filgrastim 225
Filtrationsrate, glomeruläre 11, 12
First-pass-Metabolismus 7
Fistel 211
Flecainid 88
flu-like syndrome 217
Fluconazol 135, 313, 314
Flucytosin 313, 315
Fludarabin 186, 341
Fludrokortison 136, 139
Fluorchinolone 291
5-Fluorouracil 187, 189
Fluoxetin 18, 21, 270
Fluphenazin 279
Flush 64, 65, 76, 169
Flüssigkeitsretention 77, 139, 215, 219
Flutamid 221
Fluticason 98
Fluvastatin 167
FOLFIRI-Schema 200
Folinsäure 183, 188
FOLOX-Schema 190
Folsäure-Antagonisten 182
Folsäuremangel 308
Folsäuresubstitution 347
Formel nach Sauer 184
Formoterol 95
Fosfomycin 293
Fosinipril 68
Fotosensibilität 87, 222, 345

Frakturrisiko 141, 145, 161
Fulvestrant 220
Furosemid 70
Fusionshemmstoff 321

G

Gabapentin 255, 259
Galantamin 287
Gallenblasen-Sludge 297, 298
Gammaaminobuttersäure 276
Ganzkörperschwäche 341
Gastroparese, diabetische 112
GCP-Richtlinie 35
Gedächtnisstörung 261, 262
Gefäßwiderstand
– peripherer 63, 67
– systemischer 76, 78
Gemcitabin 190
Gemfibrozil 168
Generika 4
Genmutation 19
Genpolymorphismus 16, 19
Gentamicin 303
Geruchsstörung 301
Geschmack, metallischer 134, 244, 311
Geschmacksstörung 213
Gesundheitsökonomie 25
Gicht 170, 338
Gichtanfall, akuter 170, 171
Gichtarthritis 233
Gingivahyperplasie 255, 352
Glibenclamid 155, 157
Gliclazid 157
Glimepirid 156
Glinide 157
Glioblastom 210
Gliptine 163
Gliquidon 157
Glitazone 160
Glomerulonephritis 354
Glucagon-like-Peptide-1-Rezeptoragonisten 162
Glukagonausschüttung 126, 162
Glukokortikoide 97, 135, 344
– Arthritis, rheumatoide 335
– inhalative 90, 92, 97
– Nebenwirkung 137
– Wirkung, antiphlogistische 334
– Wirkungsverstärkung 137
Glukose-6-Phosphat-Dehydrogenase-Mangel 232, 246
Glukosetoleranz, verminderte 72, 125
Glyceroltrinitrat 80
Glykopeptidantibiotika 291, 312
Goldpräparat 337, 355
Goserelin 224
Grand-Mal-Anfall 255
Granisetron 115
Granulozyten-stimulierender Faktor 225
Granulozytennadir 177, 194
Granulozytopenie 207, 318, 331
Grippeähnliches Syndrom 217
Guillain-Barré-Syndrom 339
Gynäkomastie 73, 74, 222
Gyrasehemmer 304, 307

H

H1-Rezeptor 267, 273, 342
H1-Rezeptorantagonisten 280, 355, 358
H2-Rezeptorantagonisten 105, 109
Haarausfall 219, 221, 331, 348
Haarzell-Leukämie 187, 216
Halluzination 277
Haloperidol 278, 360, 363
Hämodynamik 10
Hand-and-Foot-Syndrome 185, 189
Harnblasenkarzinom 177, 181, 186
Harnsäureausscheidung 170, 172, 338
Harnsäurebildung, Hemmung 170, 338
Harnsäureretention 72
Harnsäurespiegel, erhöhter 170, 172, 173
Harnwegsinfektion 292

Hauttoxizität 189
Hb-Abfall 76
HDL-Konzentration 165, 167, 169
Helicobacter-pylori-Eradikation 105, 107, 108
Hepatitis 218
Hepatotoxizität 77, 232, 276, 348
- Verstärkung 330, 346
HER2-Antikörper 207
Herpes zoster 213
Herpesvirus-Infektion 317
Herzfrequenzsenker 61, 62, 82
Herzglykoside 60
Herzinsuffizienz 58, 60
- Digitalisglykoside 83
- Mortalitätssenkung 68
Herzrhythmusstörung 62, 84, 86
- arzneimittelinduzierte 83, 202, 370
Herzstillstand 245, 361, 363
Herztod, plötzlicher 85
Herzzeitvolumen 76
Hirnödem 138
Hirsutismus 73, 74, 255
His-Purkinje-System 84
Histamin 342
Hitzewallungen 144, 219, 222
HIV-Infektion 316, 320, 321
HMG-CoA-Reduktasehemmer 57
HNO-Infektion 290, 302
Hochdruckbehandlung 54
Hodentumor 176, 179, 181, 203
Hodgkin-Lymphom 178, 182, 196, 201
Hormon, luteinisierendes 223
Hormontherapie 175, 218
5HT3-Rezeptor-Antagonist 113, 273, 277, 280
Husten 92, 102
Hustenreflex, Hemmung 102
Hydoxychloroquin 345
Hydrochlorothiazid 71
Hydrokortison 136, 345
Hydrophilie 9, 10
Hydroxychloroquin 334, 337
Hydroxyurea 217
Hyperaldosteronismus 73, 136
Hypercholesterinämie 165
Hypereosinophiles Syndrom 214
Hyperglykämie 94, 126, 214, 280
Hyperkaliämie 67, 68, 73
Hyperkalzämie 142
- tumorinduzierte 144
Hyperlipidämie 165, 167
Hyperprolaktinämie 113, 127
Hyperreagibilität, bronchiale 97, 100
Hyperthyreose 129
Hypertonie, arterielle 54, 58, 63
- pulmonale 76, 77
Hypertriglygeridämie 167
Hyperurikämie 170
Hypnotika 265, 281
Hypoglykämie 150, 156, 158, 159, 344
- fetale 95
Hypokaliämie 71
Hypokalziämie 141, 143
Hypoparathyreoidismus 141
Hypophosphatämie 143
Hypophysenadenom 135
Hypothalamisch-hypophysäres System 124
Hypothyreose 125, 133
Hypotonie 74, 245, 363
- überschießende 67

I

Ibandronat 144
Ibuprofen 229
ICER = Kosten-Effektivitäts-Ratio 24
Idarubicin 193
Idiosynkrasie 3
Ifosfamid 179
Ileus 196
Imatinib 214
Imipenem 290, 309
Imipramin 269
Immunbiologika 338
Immunglobulin, intravenöses 339, 341
Immunsuppression 139, 176

Immunsuppressiva 336, 340, 344
Indacaterol 95
Indapamid 72
Index, therapeutischer 15
Indinavir 316, 320
Indometacin 234, 344
Infektion 289
– nosokomiale 303
– opportunistische 207, 302
– postpartale 308
Infiltrationsanästhesie 241
Infliximab 120, 339
Influenzavirus 316, 322
Informationsbias 47
Inhibiting-Hormon 124
Injektion 8
Inkretine 162
Inotropika 368
Insomnie 267, 281
– medikamentös bedingte 270, 273
Instabilität, posturale 247
Insulin 148
– aspart 148, 152
– detemir 148, 154
– glargin 148, 153
– glulisin 148, 153
– lispro 148, 153
– Wirkungsminderung 150
– Wirkungsverstärkung 150
Insulin-Analogon 148
– lang wirkendes 153
– schnell wirkendes 152
Insulinbedarf 147, 150
Insulinfreisetzung
– Hemmung 126
– Stimulation 155, 157, 162
Insulininfusion, subkutane, kontinuierliche 147
Insulinom 126, 187
Insulinresistenz 160
Insulinsynthese, Steigerung 164
Insulintherapie, konventionelle 147
– intensivierte 147
Intensivmedizin 359
Interaktion, siehe Arzneimittelwechselwirkung
Interferon 216
Interferon-α-2a 218
Interferon-α-2b 218
Interferon-β-1a 218
Interferon-β-1b 218
Interferon-γ-1b 218
Interleukin-1 333
Interleukin-1-Rezeptorantagonist 338
Interleukin-2 338
Interleukin-6 333
Intoxikation 282
Intubation 359
Ionenkanal 14
Ipratropiumbromid 91, 98
Irbesartan 69
Irinotecan 199, 211
Isoenzym 16
Isoniazid 323
Isosorbiddinitrat 81
Isosorbidmononitrat 82
Ivabradin 82

J

Jod 132
Jod-Expositionsprophylaxe 131
Jodaufnahme 129, 132, 134
Jodid 134
Jodinationshemmer 130, 131
Jodisationshemmer 130
Jodmangelstruma 133, 134
Juckreiz 132, 204, 238, 341
– Chloroquin 345

K

Kaliumcanrenoat 74
Kaliumkanalblocker 87, 88
Kaliumsekretion 70, 73
Kaliumverlust 344
Kalzium 140
Kalziumabsorption 141
Kalziumkanalblocker 57, 63, 89
Kalziumoxalatstein 171
Kaposi-Sarkom 218
Kardiomyopathie 203
Kardiotoxizität 191, 209, 245
Karzinoid 126
Karzinom 176
Katecholamine 368
Keime
– Gram-negative 294, 297, 302, 304, 309

– Gram-positive 294, 302, 312
– multiresistente 289
Keratinozytenproliferation 339
Ketoconazol 135
Kiefernekrose 210
Klasse-I-Antiarrhythmika 88
Klasse-II-Antiarrhythmika 88
Klasse-III-Antiarrhythmika 87, 88, 244
Klasse-IV-Antiarrhythmika 89
Klebsiella pneumoniae 296
Kleinhirnsymptom 189
Kleinwuchs 125
Knöchelödem 66
Knochendichte 98, 140, 145
Knochenmarktoxizität, siehe Myelotoxizität
Knochenmarktransplantation 176, 351
Knochenmineralisierung 141
Knochenschmerzen 226
Knochenstoffwechsel 140
Knochentoxizität 303
Knospe-Schema 178
Ko-Analgetika 228
Kognitive Störung 285
Kohlenhydratresorption 159, 162
Kohortenstudie 44
Kollagenose 344, 354
Kolonie-stimulierender Faktor 225
Kolorektalkarzinom 187, 188, 190, 199
– Bevacizumab 210
– EGFR-Antikörper 212
– FOLFIRI-Schema 200
Koma 187
Kombinationsinsulin 147
Kombinationspräparat 4
Kompartiment 9
Kompartimentschranke 9
Konservierungsmittel 244
Kontrastmittelreaktion, anaphylaktische 341
Kopf-Hals-Karzinom 183, 187, 212
Koronare Herzkrankheit 54, 63
– Morbidität 57
Koronarspasmus 80
Koronarsyndrom, akutes 158
Kortikosteroide 135
Kortikotropin 135
Kosten-Effektivitäts-Analyse 23
Kosten-Effektivitäts-Ratio 24
Kosten-Nutzen-Analyse 23
Kosten-Nutzwert-Analyse 24
Kostmann-Syndrom 225
Krampfanfall 254, 279, 330, 359
Kreatinin-Clearance 11
Kreatininplasmakonzentration 11
Kreislaufstabilisierung 368
Kreislaufversagen 370
Kreon 123
Krise
– hypertensive 70, 76, 80
– – medikamentös bedingte 243, 249
– thyreotoxische 130
Kryptokokkenmeningitis 314

L

LADME-Prinzip 5
Laktatazidoserisiko 154
Laktulose 119
Lamotrigin 258, 275
Lansoprazol 104, 109
Laxanzien 118
LD5/ED95-Quotient 15
LD50 15
LD50/ED50-Quotient 15
LDL-Cholesterinkonzentration 57, 72, 165
– Senkung 165, 167
Lebensqualität 24
Leberenzymerhöhung 221, 222, 231
Leberfunktionsstörung 304, 309, 356
Lebermetastase 187
Leberpassage 7
Leberzellschädigung 300
Leflunomid 334, 338, 348
Leitungsanästhesie 242

Lenograstim 227
Lercanidipin 66
Letrozol 221
Leucovorin 183, 184, 188
Leukämie
– akute 176, 182, 195
– – lymphatische 187
– – myeloische 187, 201
– chronische, lymphatische 178, 186, 205
– Philadelphiachromosom-positive 214
Leukenzephalie 185
Leukotrienrezeptor-Antagonisten 90, 99
Leukozytennadir 181, 202
Leukozytopenie 202, 257
Leuprorelin 224
Levetiracetam 260
Levodopa 247, 248
Levofloxacin 291, 307
Levosimendan 371
Levothyroxin 133
Lewy-Körperchen-Demenz 286
LH-RH-Analoga 175, 222, 223
Liberation 6
Lidocain 85, 88, 243
Lincosamide 291, 310
Linezolid 291, 370
Linksherzinsuffizienz 58, 80
Linksverschiebung 226
Linsentrübung 345
Lipase 122
Lipidsenker 58
Lipodystrophie 150
Lipophilie 6, 9
Liraglutid 163
Lisurid 128, 250
Lithium 130, 134, 275
– Toxizität, erhöhte 68
Lokalanästhetika 241
– Kontraindikation 243
– ZNS-Toxizität 244
Loperamid 116
Loratadin 342, 356
Lorazepam 362
Losartan 69
Lovastatin 167
Lugol'sche Lösung 132
Lumefantrin 332
Lungenödem 70
Lungenschädigung, interstitielle 292
Lymphom, malignes 176, 190, 195
Lymphozytendepletion 207

M

M-VAC-Schema 186
Maaloxan 110
Machover-Schema 188
Macrogol 120
Magen-Darm-Medikament 104
Magen-Darm-Perforation 211
Magenatonie 112
Magenentleerung
– beschleunigte 112
– verzögerte 238
Magenkarzinom 208, 209
Magenschmerzen 231
Magnesiumhydroxid 110
MAHA = mikroangiopathische hämolytische Anämie 211
Makrolide 291, 299
Makuladegeneration, neovaskuläre 212
Malaria 328
Malariaprophylaxe 328, 331
– Atovaquon 332
Mammakarzinom 178, 183, 186, 187, 190
– Bevacizumab 210
– Hormontherapie 218, 220, 223
– Kombinationstherapie 193, 198
– metastasiertes 191
– Paclitaxel 197
– Trastuzumab 207
Manie 275
MAO-A-Hemmstoff 272
MAO-B-Hemmstoff 248, 251, 252
MAO-Hemmstoff 273, 370
Maprotilin 268
Markov-Modell 25
Matching 48
Medikamentenverschreibung, elektronische 30
Mefloquin 328, 330
Melanom, malignes 179, 182, 195, 218
Meldeformular 39
Melphalan 179, 213
Memantin 285, 287

Membranpotenzial 14
Meningeosis leucaemica 182, 183
Meningitis 308
Meningokokkenmeningitis 303
Mepivacain 246
6-Mercaptopurin 120, 171, 187
Meropenem 308
Mesalazin 122
Mesna 177
Mesuximid 264
Metabolisierung
– hepatische 20
– oxidative 16
Metamizol 234
Metformin 148, 154
Methadon 240
Methimazol 130
Methotrexat 120, 182, 349
– Arthritis, rheumatoide 334, 337
– Polymyositis 341
Methotrexattoxizität 230
Metixen 253
Metoclopramid 112
Metoprolol 61
Metronidazol 105, 311
Metyrapon 135
Mezlocillin 295
MHC = Major Histocompatibility Complex 34
Mianserin 18, 269
Midazolam 283, 359, 360
Mifepriston 135
Miglitol 160
Milrinon 371
Mineralokortikoide 135, 136
Mineralokortikoidmangel 136
Minocyclin 303
Miosis 200, 235
Mirtazapin 273
Missbildung 128, 131
Mitomycin 193
Mitose, Arrest 195
Mitosehemmstoffe 195
Mitotan 135
Mitoxantron 194
Moclobemid 272
Molsidomin 56
Mometason 98
Monoaminooxidase 272, 369
Monoethylglycinxylidid 86
Monte-Carlo-Simulation 25
Montelukast 100
Morbidität, kardiovaskuläre 57
Morbus, siehe Eigenname
Morphin 237
Mortalitätsrisiko, kardiovaskuläres 73
Motilitätsstörung, gastrointestinale 112, 116
Moxifloxacin 290, 291, 305
Moxonidin 78
MRSA 291
mTOR = Mammalian Target of Rapamycin 336, 338
μ-Rezeptor 234, 236, 238
Mukolytika 101
Mukositis 179, 185, 202
Multi-Drug-Resistance 7
Multiple Sklerose 218
Mundtrockenheit 342
Muskarinrezeptor 280
Muskelkrampf 75
Muskelrigidität 365, 367
Muskelschwäche 263, 275, 283, 340
Muttermilch 88, 239, 240
Myasthenia gravis 340
Mycophenolat Mofetil 337, 341, 350
Myelom, multiples 196, 212
Myelosuppression 177, 187, 198
– Interferon 217
Myelotoxizität 131, 179, 192
– Cisplatin 181
– Etoposid 202
– Mitomycin 194
Mykobakterien 323
Mykoplasmen 290, 302
Myokardhypertrophie 67
Myokardinfarkt 60
– Sekundärprävention 66
– Sterblichkeit 56, 58
Myokardinfarktrisiko 57, 69
Myokardischämie 370
Myokarditis-Perikarditis-Syndrom 192
Myopathie 166
Myositis 340

Myotonolytika 200
Myzetom 307

N

N-Acetylcystein 101
Nachlastsenkung 63, 80
Nahrungsmittelreaktion, anaphylaktische 341
Naloxon 235, 236, 238
Naproxen 234, 344
Nateglinid 158
Natriumaurothiomalat 337, 355
Natriumeinstrom, Hemmung 84, 86
Natriumperchlorat 131
Nebennierenadenom 135, 136
Nebennierenhyperplasie, bilaterale 136
Nebennierenrindeninsuffizienz 136
Nebivolol 63
Negativ-Symptom 278
Neostigmin 340
Nephroprotektion 67, 68
Nephrotoxizität 71, 194, 297, 303
– Cisplatin 181
– Methotrexat 185
– Vancomycin 313
– Verstärkung 230, 314
Neuralrohrdefekt 277
Neuraminidase 316, 322
Neuroblastom 195, 201
Neuroleptika 265, 277
– atypische 274, 277, 280
– Intensivmedizin 363
– typische 277, 278
Neuropathie 150, 181, 195
– Etoposid 202
Neurotoxizität 195, 352
Neutrales-Protamin-Hagedorn-Insulin 148, 151
Neutropenie 198
– angeborene 225
– Bevacizumab 211
– Irinotecan 200
Neutropeniedauer, Verkürzung 225
Nevirapin 319
Nicht-Nukleoside 319
Nicht-Opioidanalgetika 228, 229
Nierenfunktionsparameter 11
Nierenversagen 70
Nierenzellkarzinom 210, 218
Nifedipin 65
Nimodipin 66
Nitrate 56, 80
Nitratkopfschmerz 80
Nitrattoleranz 56
Nitrazepam 282
Nitrendipin 66
Nitrofurantoin 292
Nitroimidazole 311
NMDA-Rezeptorantagonist 285
Non-Hodgkin-Lymphom 178, 183, 196, 201
– follikuläres 203
– niedrigmalignes 186, 216
Noradrenalin 369
– Wiederaufnahmehemmung 267
Noradrenalin-Wiederaufnahmehemmstoff, selektiver 271
Normalinsulin 147, 150
Nortriptylin 269
Noscapin 103
Notfall, hypertensiver 65
NPH-Insulin 148, 151
NSAR, siehe Antirheumatika, nichtsteroidale, Schmerztherapie
Nucleosidanaloga 316, 317
Nucleotidanaloga 316
Nutzen 44
NYHA 60

O

Oberflächenanästhesie 241
Obstipation 118, 238, 364
Octreotid 126
Odds Ratio 46
Ödem 64, 70, 72
– periorbitales 215
Ofatumumab 205
Off-laber-use 41
Olanzapin 280, 363
Oligurie 70
Olmesartan 69
Olsalazin 122
Omeprazol 104, 107
Ondansetron 113
Opioid-Antagonist 235

Opioidabhängigkeit 235, 240
Opioide 116, 228, 234
– Analgosedation 363, 364
Opioidrezeptor 234
Opioidvergiftung 235
Opipramol 273
Optikusneuritis 324
Orbitopathie, endokrine 131
Organtransplantation 344, 347, 350
Orientierungsstörung 285
Originalpräparat 4
Orthostase 67, 78
Oseltamivir 316
Ösophagitis, erosive 104, 105
Ösophagusblutung 126
Ösophaguskarzinom 181
Osteoklastenhemmung 143
Osteomalazie 141
Osteonekrose 143
Osteoporose 140
Osteosarkom 179, 182, 183, 190
Östrogene 137
Östrogenrezeptor-Antagonisten 218
Östrogenrezeptor-Modulator 144
Otitis media 304
Ototoxizität 71, 181, 326
– Vancomycin 313
Outcome 47
Ovarialkarzinom 178, 179, 196
Oxaliplatin 182
Oxazolidinone 291
Oxcarbazepin 257
Oxycodon 238
Oxytocin 124

P

p-Aminosalicylsäure 323, 327
P-Glykoprotein 7
Paclitaxel 196
Paget-Krankheit 143
Palonosetron 115
Palpitation 66, 75
Pangrol 123
Panikstörung 269, 270
Panitumumab 212
Pankreasenzympräparat 122
Pankreatin 122
Pankreatitis 163, 235, 354
Pantoprazol 104, 108
Panzytopenie 207, 215, 343
Para-Aminobenzoesäure (PABA) 241
Paracetamol 232
Paracetamol-Intoxikation 101, 232
Parästhesie 125, 195, 261, 276
Paravasat 191, 193
Parecoxib 234
Parkinson-Syndrom 113, 127, 247, 286
Parkinsonmittel 247
Patienteninformation 37, 47
PEB-Schema 203
PEF = peak expiratory flow 90
Pegfilgrastim 227
Pegvisomat 127
PEI-Schema 203
Pemetrexed 186
Penicillin G 293
Penicillin V 296
Penicilline 293
Penicillinüberempfindlichkeit 291
Pentaerithrityltetranitrat 82
Pentostatin 187
Pentoxyverin 103
Pepsinsekretion 109
Pergolid 248, 250
Periduralanästhesie 242
Perikarderguss 192
Periodic Safety Update Reports (PSUR) 28
Pethidin 241
Phäochromozytom 76
Pharmakodynamik 12
Pharmakoepidemiologie 42
Pharmakogenetik 16
Pharmakokinetik 5
– Variabilität, genetisch begründete 16
Pharmakoökonomie 23
Pharmakovigilanz 27, 38, 39
Phase-I-Reaktion 10
Phase-I-Variabilität 16
Phase-II-Reaktion 10
Phase-II-Variabilität 17
Phase-III-Reaktion 10
Phase-III-Variabilität 17

Phasenprophylaktika 265, 274
Phenobarbital 261
Phenothiazin 279
Phenoxybenzamin 76
Phenylalkylamin 63
Phenytoin 88, 255
Phobie, soziale 270
Phosphat 140
Phosphene 82
Phytopharmaka 20
Pilzerkrankung 313
Pioglitazon 161
Piperacillin 296
Piperacillin-Tazobactam 290
Piretanid 71
Piribedil 250
Plasmaeiweißbindung 20
Plasmapherese 339, 340
Plasmodien 328
Plasmozytom 176, 178, 191, 216
Pneumocystis carinii 206, 307
Pneumokokken 291, 293, 306
Pneumokokkenimpfung 92
Pneumonie
– ambulant erworbene 289
– nosokomiale 291
Pneumonitis 194
Polyarthritis 329, 333
Polydipsie 128
Polymyositis 340
Polyneuropathie 213
Polyradikuloneuropathie 339
Polyurie 128
Pooling, venöses 70, 80, 81
Poor Metabolizer 239
PPAR-γ 160
PPI, siehe Protonenpumpeninhibitoren
Prajmalin 84, 88
Pramiprexol 249
Pravastatin 167
Prazosin 76
Prednisolon 345
Prednison 344
Pregabalin 259
Prilocain 246
Primaquin 328
Primidon 262
Prinzmetal-Angina 63, 65
Probenecid 173
Probiotika 118
Procarbazin 182
Procyclidin 254
Prodrug 106
Proguanil 328, 331
Prolaktin 124
Prolaktinom 127
Propafenon 88
Propensity Scores 48
Propofol 359, 362
Propofol-Infusionssyndrom 363
Propylthiouracil 131
Prostaglandin-Synthesehemmer 234
Prostaglandinsynthese 229
Prostatahyperplasie 75
Prostatakarzinom 199, 221, 223
Protease 122
Proteasehemmstoff 316, 320, 321
Proteasomen-Inhibitor 212
Proteinbindung 10, 20
Proteus mirabilis 296
Protionamid 327
Protonenpumpeninhibitoren 104, 106
Pseudoallergie 33
Pseudomonas 290, 291, 296, 297
Psoriasis 339
Psychopharmaka 265
Psychose, medikamentös induzierte 251, 312, 324
Psychostimulanzien 265
Psychotherapie 266
Pubertas praecox 223
Purinanaloga 186
PUVA 339
Pyelonephritis 292
Pylorusstenose, spastische 300
Pyridostigmin 340
Pyrimethamin 328, 332
Pyrimidinanaloga 187

Q

Q-Fieber 290
QALY = Quality Adjusted Life Year 23
Qo Wert 12
QT-Zeit-Verlängerung 82, 305, 306, 329
– kongenitale 19

R

R-CHOP-Schema 193
RAAS-Inhibitor 66
Rabeprazol 104, 109
Rachitis 141
Radiojodexposition 134
Raloxifen 141, 144
Ramipril 66
Ranibizumab 212
Ranitidin 109
Rapid-Metabolizer 17
Rasagilin 252
Raucherentwöhnung 271
Raynaud-Syndrom 65
RCHOP-Schema 196
Re-PUVA 339
Reanimation 371
Rebound-Hypertension 78
Rebound-Insomnie 283, 284
Rebound-Phänomen 14, 281
Refluxkrankheit, gastroösophageale 104, 109
Refluxösophagitis 107, 108, 112
Regionalanästhesie 242
Regressionsmodell, multivariates 48
Reizbarkeit 273
Reizhusten 67, 102
Releasing-Hormon 124
Reliever 93, 98
Remifentanil 367
Renin-Antagonist 69
Repaglinid 157
Reproterol 91
Resorption 6
Resorptionsbeeinträchtigung 20, 111
Resorptionsgeschwindigkeit 6
Respiratorische Insuffizienz 93
Restless-Legs-Syndrom 248
Restriktion 48
Retardpräparat 2
Retinopathie 142, 330, 345
Reverse-Transkriptase-Inhibitor 316, 318, 319
Rezeptor-Down-Regulation 14
Rezeptor-Up-Regulation 14
Rezeptoragonist, melatonerger 274
Rezeptorinteraktion 13
Rhabdomyolyse 166, 168
Rheumatisches Fieber 343
Rhinitis 75, 77, 129
– allergische 341, 356
Rickettsia-conori-Infektion 290
Rifampicin 323, 325
Rigor 247
Riopan 111
Risedronat 141
Risiko
– absolutes 44
– kardiovaskuläres 58, 229
– relatives 44
– thromboembolisches 233
Risiko-Nutzen-Abwägung 29
Risperidon 18, 281, 363
Rituximab 203
Rivastigmin 286, 287
Ropinirol 250
Ropivacain 246
Rosuvastatin 167
Rotigotin 250
Roxithromycin 302
Rückresorption, tubuläre 11
Ruhetremor 247

S

Safety Monitoring Board 36
Salbutamol 94
Salmeterol 95
Salzsäure, Neutralisation 110
Salzverlustsyndrom 138, 139
Sammelurin 11
Satz von Bayes 49
Sauerstoffverbrauch, myokardialer 56
Säuglingsalter 5
Säureaspirationssyndrom 109
Säuresekretionshemmung 105, 107, 109
Saxagliptin 164
Scharlach 310
Schilddrüsenautonomie 129
Schilddrüsenhormon 129

Schilddrüsensuppressionstest 133
Schizophrenie 277
Schlafstörung, siehe Insomnie
Schlaganfallrisiko 57, 69
Schleifendiuretika 71
Schleimhaut 7
Schmerztherapie 228, 269
Schock
- anaphylaktischer 342
- kardiogener 368
- katecholaminrefraktärer 371
- septischer 368
Schwangerschaft 5
- Aktivkohle 117
- Anitcholinergika, inhalative 99
- Antiepileptika 256, 257, 259, 262, 264
- Antituberkulotika 324, 325
- Blutdrucksenkung 62
- Digitalisglykoside 84
- Drogenabhängikeit 237
- Glukokortikoid, inhalatives 98
- Insulintherapie 150, 152
- Jodbedarf 134
- Lithium 276
- Lokalanästhetika 243, 244
- Midazolam 362
- Nifedipin 65
- Opioide 238, 239, 365, 367, 368
- Penicillin 295
- Probenecid 173
- Proguanil 331
- Protonenpumpeninhibitor 107
- Salbutamol 94
- Salmeterol 95
- Schilddrüsenhormon 134
- Schmerztherapie 233
- Sulfasalazin 347
- Theophyllin 97
- Tramadol 240
- Trimethoprim 292
- Verapamil 64
Schwarzwasserfieber 329
Schwermetallkomplexverbindung 179
Scopolamin 115
Scores 364
- intensivmedizinische 360
Sedationstiefe 360
Sedativa 359
Sedierung 238, 263, 283, 359
Sehstörung 87, 161, 324
Sekretolytika 101
Selegilin 251
Sepsis 298, 312
Serotonerges Syndrom 252, 276
Serotonin, Wiederaufnahmehemmung 267, 269
Serotonin-/Noradrenalin-Wiederaufnahmehemmstoff, selektiver 270
Serotonin-Wiederaufnahmehemmstoff, selektiver 269
Serotonintoxizität 240
Sertralin 22, 270
Shigellose 307
Simvastatin 165
Sinusknoten 82
Sinustachykardie 88
Sirolimus 336, 337, 353
Sitagliptin 163
Skelettmetastase 144
Sklerose, systemische 76
Slow-Metabolizer 17
SNRI = selektiver Noradrenalin-Wiederaufnahmehemmstoff 267, 271
Sodbrennen 107, 109, 110
Solumedrol 341
Somatostatinanalogon 126
Somatotropin 125
Soorinfektion 314
Sorafenib 216
Sotalol 63, 88
Spätdyskinesie 278
Spinalanästhesie 242
Spindelgift 197
Spironolacton 73
Spondylarthritis 346
Sprache, verwaschene 189, 255
Sputumvolumenvermehrung 93
SSNRI = selektiver Serotonin-/Noradrenalin-Wiederaufnahmehemmstoff 267, 270
SSRI = selektiver Serotonin-Wiederaufnahmehemmstoff 267, 269

Stammzelltransplantation 182, 225
Staphylokokken-Enterokolitis 312
Statine 57, 165
Steatorrhö 122
Stevens-Johnson-Syndrom 33, 171
Stickstofflostderivate 176
Stillzeit 5, 65, 72
– Digitalisglykoside 84
Stimmungsstabilisator 274, 281
Stomatitis 189, 192
Strahlensensitizer 180
Stratifizierung 48
Streptomycin 323, 326
Stressulkusprophylaxe 109
Strontiumranelat 141, 145
Strophanthin 84
Struma 133
Studie
– klinische 29, 30, 35
– pharmakoepidemiologische 43, 46
Studiendesign 37
Studienergebnis, Verzerrung 47
Studienprotokoll 35
Stufentherapieschema 59, 90, 228, 334
Sturzgefahr 283
Succinimide 264
Suchtkrankheit 265
Sucralfat 111
Sufentanil 364, 366
Suizidalität 268
Sulbactam 289, 298
Sulfamethoxazol 292, 307
Sulfasalazin 120, 346
– Arthritis, rheumatoide 334, 337
Sulfonylharnstoffe 155
Sunitinib 211, 216
Sympathikusaktivität 78, 79
Symptom
– grippeähnliches 204
– vegetatives 247
Synergismus 21
– additiver 21
– überadditiver 21
Synkope 75, 76

T

T-Zell-Aktivierung 336
T-Zell-Lymphom 218
TAC-Schema 193
Tachyarrhythmia absoluta 83
Tachykardie
– AV-junktionale 84, 86
– fetale 84, 95
– supraventrikuläre 63, 86, 88
– ventrikuläre 85
Tacrolimus 336, 337
– Organtransplantation 352
– Polymyositis 341
Talcid 111
Tamoxifen 218
Taxane 196
Tazobactam 290
TD = Tagesdosis 15
Tegafur 190
Teicoplanin 313
Telmisartan 69
Temozolomid 182
Teratogenität 77, 83, 175
– Metronidazol 312
– Mitomycin 194
– Prednison 345
Terbutalin 91
Teriparatid 141
Tetracycline 290, 302
Tetrahydrofolsäure 182
Theophyllin 90, 96
– retardiertes 91, 92
Therapeutische Breite 15
Therapiealternative 52
Therapieauswahl 49
Therapiekosten 23
Thiaziddiuretika 72, 142
6-Thioguanin 187
Thioxanthen 279
Thromboembolie 233
Thrombophlebitis 314, 317
Thromboxansynthese 229
Thrombozytenaggregationshemmer 57, 335, 343
Thrombozytennadir 181, 192, 202
Thrombozytopenie 198, 200, 202
– Bortezomib 213
– Levetiracetam 260
– Rifampicin 325
– Tamoxifen 219
Thymektomie 340

Thyreostatika 130
Tinnitus 276, 301, 308
Tiotropiumbromid 99
TMD = maximale Tagesdosis 15
Tolcapon 253
Toleranzentwicklung 14, 283, 360
Topiramat 260
Topoisomerase-I-Hemmer 199
Topoisomerase-II-Hemmer 201
Torasemid 71
Toremifen 220
Torsade de Pointes 300
Toxizität 189
Tramadol 239
Tranquillizer 265, 281
Transaminasenerhöhung 76, 87
Transplantatabstoßung 347, 353
Transportsystembeeinflussung 15
Tranylcypromin 273
Trastuzumab 207
Traubenzucker 159
Tremor 248, 253
– medikamentös bedingter 259, 261, 275
Treosulfan 182
Triglyceridkonzentration, Senkung 166, 167
Trihexyphenidyl 254
Trimethoprim 292, 307
Tripel-Therapie 105
Triptorelin 224
Tropisetron 115
Tuberkulose 323
Tubulusnekrose 194
Tumeszenz-Lokalanästhesie 242
Tumor
– Chemotherapie 174
– gastrointestinaler 126, 214
Tumorlysesyndrom 203
Tumornekrose-Faktor-α 333
Tumornekrose-Faktor-α Hemmstoff 338
Tumornekrose-Faktor-α-Hemmstoff 341, 355
Typ-A-Nebenwirkung 33, 34
Typ-B-Nebenwirkung 33, 34
Tyrosinkinase-Inhibitoren 214

U

UAW, siehe Arzneimittelwirkung, unerwünschte
Übelkeit 112
Überempfindlichkeitsreaktion 198
Überleitungsstörung 87, 198
Ulcus duodeni et ventriculi 107, 109
Ulkusrisiko 234
Ultra-Rapid-Metabolizer 17
Unverträglichkeit 3, 213, 310
Urapidil 80
Urikostatika 170
Urikosurika 172
Urin
– Alkalisierung 184
– blutiger 176
– Dunkelfärbung 311
Urothelkarzinom 196
Urtikaria 150, 238, 325
– Therapie 341, 356, 357
Uteruskontraktion 370

V

VAD-Schema 191, 196
Valaciclovir 317
Valproinsäure 255, 257, 276
Valsartan 69
Vancomycin 291, 312
Varizellavirus 317
Vaskulitis 344
Vasoaktiva 368
Vasodilatation 63, 81
– arterielle 64, 65, 75
– arterioläre 65
– Candesartan 68
– venöse 75
Vasokonstriktoren 241, 368
Vasopressin 371
Vasospasmus 78
VEGF-Antikörper 210
VELCADE 213
Venenreizung 313
Venlafaxin 270
Verapamil 63
Vergiftung 117
Verhalten, aggressives 263, 282

Verkehrstüchtigkeit 202, 220
Verschwommensehen 213, 244, 253
Verstimmung, depressive 79
Verteilung 9
Verteilungsvolumen 12
Verwirrtheit 81, 257, 259, 287
Verzögerungsinsulin 147, 148, 151
Vildagliptin 164
Vinblastin 196
Vincristin 195
Vindesin 196
Vinorelbin 196
VIPom 126
Virusinfektion 316
Virustatika 316, 322
Vitamin B12-Mangel 155
Vitamin-D-Mangel 140
Vitamin-D-Präparat 339
Vorhofflimmern 63, 83, 84
Vorlastsenkung 70, 80
Vorläuferzellen 225

W

Wachstumsfaktor
- endothelialer, vaskulärer 210
- hämatopoetischer 225

Wachstumshormon 125
Wachstumshormonrezeptor-Antagonist 127
Wachstumsstörung 88, 139
Wahn 277, 278
Wahrscheinlichkeitsverteilung 49
Waldenström Makroglobulinämie 178
Warnmeldung 30
Wasserrückresorption 128
Wechselwirkung
- pharmakodynamische 19, 21
- pharmakokinetische 19, 20
- pharmazeutische 22

Weichteilinfektion 304, 305, 308
Weichteilsarkom 179, 190, 195
WHO-Stufenschema 228
Wilmstumor 195
Wirkmechanismus 13
Wirkprofil 13
Wolff-Chaikoff Effekt 132
wooden chest 365, 366
WPW-Syndrom 84, 86

X

Xanthinoxidase 170
Xipamid 72

Z

Zahnverfärbung 302
Zanamivir 322
Zidovudin 316, 318
ZNS-Toxizität 244
Zoledronat 141
Zollinger-Ellison-Syndrom 107, 109
Zolpidem 284
Zopiclon 284
Zulassung 30
Zulassungsstudie 36
Zwangsstörung 269
Zystitis 177, 293
Zytokine 216
- proinflammatorische 333

Zytokinfreisetzungssyndrom 203
Zytostatika
- Antiemetikagabe 112, 113
- Kombinationstherapie 178, 181
- Nebenwirkung 175
- Resistenz 174
- Tumorentstehung 175
- zellzyklus-phasenspezifische 174

Zytotoxizität 203